高等院校医学实验教学系列教材

实验病原生物学

第 2 版

主　编　黄　俊　马长玲

副主编　陈晓湘　袁竹青

编　者　（按姓氏笔画排序）

马长玲　朱郇悯　齐艳伟　麦璟莹　李美丽

杨　权　邱怀娜　沈二霞　张雪雁　陈晓湘

陈新宇　赵　珊　袁竹青　黄　俊　蔡铭升

魏海霞

科 学 出 版 社

北　京

内 容 简 介

本书从消毒灭菌、病原生物的分离培养技术、形态学检查、生物化学检查、免疫学检查、分子生物学检查和动物感染实验技术七个方面，全面综合地介绍了病原生物相关实验的原理和方法，列举了相应的基础性、综合性和设计性实验实例，并附有常用仪器的使用与维护和常用培养基的制备与应用方面的内容。

本书既可以作为基础、临床、预防、检验、麻醉、影像和护理等医学类专业的实验教材，也可以作为医药卫生专业人员的参考用书。

图书在版编目（CIP）数据

实验病原生物学/黄俊，马长玲主编．—2版．—北京：科学出版社，2022.12

高等院校医学实验教学系列教材

ISBN 978-7-03-073980-3

Ⅰ.①实… Ⅱ.①黄… ②马… Ⅲ.①病原微生物–实验–医学院校–教材 Ⅳ.① R37-33

中国版本图书馆 CIP 数据核字（2022）第 221438 号

责任编辑：胡治国/责任校对：宁辉彩
责任印制：赵　博/封面设计：陈　敬

科 学 出 版 社 出版
北京东黄城根北街 16 号
邮政编码：100717
http://www.sciencep.com

涿州市殷润文化传播有限公司印刷
科学出版社发行　各地新华书店经销
*
2014 年 1 月第　一　版　开本：787×1092　1/16
2022 年 12 月第　二　版　印张：13
2025 年 1 月第十次印刷　字数：380 000

定价：75.00 元
（如有印装质量问题，我社负责调换）

前　言

病原生物学主要研究感染人体的细菌、病毒、真菌和寄生虫等病原体，即传统的医学微生物学和人体寄生虫学，是一门实践性和应用性很强的学科，在基础医学领域占有着重要地位。充分了解病原生物学实验的基本要求，熟练掌握基本实验技能是培养合格医学生的基本要求。

《实验病原生物学》（第2版）从消毒灭菌、病原生物的分离培养技术、形态学检查、生物化学检查、免疫学检查、分子生物学检查和动物感染实验技术七个方面，全面综合地介绍了病原生物相关实验的原理和方法，并附有常用仪器的使用与维护和常用培养基的制备与应用方面的内容。目的是将实验病原生物学发展成为一门独立的综合性学科，使学生充分理解各种实验方法的原理、步骤和适用范围，牢固掌握各种实验技能，并能够应用于实践工作。

《实验病原生物学》（第2版）对原版的部分实验内容进行了整合和修改。在基础性实验部分，添加了许多我们在教学工作中收集的相关的实验结果图，使学生更加容易对自己的实验结果进行判断。在综合性实验部分，我们将原来的17个实验简化为5个。每个实验都从不同角度出发，使用多种不同的实验方法来诊断病原体感染。在创新性实验部分，我们列举3份示范标书。希望学生能够灵活运用掌握的基本实验方法和技能，并应用于科学研究，激发学生的科研兴趣。

同时，我们也希望通过《实验病原生物学》（第2版）的出版和发行，将我们的教学经验和教学改革的体会与同行分享，更希望得到同行的批评和指正。让我们共同努力，进一步促进实验病原生物学的教材建设。

编　者

2022年4月

目　　录

绪　论

病原生物是指可以侵犯人体，引起感染，甚至传染病的生物，或称病原体，包括病原微生物和人体寄生虫。

一、病原微生物

病原微生物是指与人类医学有关的、形体微小、数量繁多、肉眼看不见，需借助于光学显微镜或电子显微镜放大数百倍、上千倍，甚至数万倍，才能观察到的最低等的微小生物。具体包括真菌、细菌、螺旋体、支原体、立克次体、衣原体、病毒。

病原微生物生物学上可分为三大类。

（一）非细胞型微生物

非细胞型微生物为形体最小，以纳米（nm）为测量单位，结构最为简单，仅含有一种核酸RNA或DNA，或仅为传染性蛋白粒子，具有超级寄生性，仅在活的易感细胞中才能复制，且易变异的最低等生物体。此类微生物有病毒、朊粒等。

（二）原核细胞型微生物

原核细胞型微生物为单细胞微生物，大小以微米（μm）计，其细胞分化不完善，无完整细胞核及核膜、核仁，核质（或称拟核）由胞质内聚积的双链螺旋结构DNA和RNA构成，胞质内有核糖体，但缺少内质网、线粒体等细胞器。此类微生物包括细菌、支原体、衣原体、立克次体、螺旋体和放线菌六类。

（三）真核细胞型微生物

真核细胞型微生物为多细胞或单细胞微生物，其细胞分化完善，有细胞核和各种细胞器，故易在体外生长繁殖。真菌属此类微生物。

二、人体寄生虫

寄生虫（parasite）指神经系统和消化系统高度退化，一生中大多数时间寄生于其他动物（宿主）体内或体表的动物。人体寄生虫则是指以人体为宿主的寄生虫，包括医学原虫（medical protozoa）、医学蠕虫（medical helminth）、医学节肢动物（medical arthropod）。

（一）医学分类

1. 医学原虫　原虫为单细胞真核动物，种类较多，其中大部分营自生生活。医学原虫有40余种，较重要的医学原虫有疟原虫（plasmodium）、蓝氏贾第鞭毛虫（*Giardia lamblia*）等。

2. 医学蠕虫　蠕虫包括扁形动物门（Phylum Platyhelminthes）、线性动物门（Phylum Nemathelminthes）、棘头动物门（Phylum Acanthocephala）、环节动物门（Phylum Annelida）中的动物。具有医学意义的蠕虫有吸虫、绦虫、线虫，如血吸虫（schistosome）、猪带绦虫（*Taenia solium*）、蛔虫（*Ascaris lumbricoides*）等。

3. 医学节肢动物　节肢动物种类繁多，其中危害人畜健康的节肢动物称为医学节肢动物，常见的有蚊、蝇、蜱、恙螨等。

（二）以寄生虫与宿主的关系分类

1. 专性寄生虫（obligatory parasite）　生活史及各个阶段都营寄生生活，如丝虫；或生活史某个阶段必须营寄生生活，如钩虫，其幼虫在土壤中营自生生活，但发育至丝状蚴后，必须侵入宿主体内营寄生生活，才能继续发育至成虫。

2. 兼性寄生虫（facultative parasite） 既可营自生生活，又能营寄生生活，如粪类圆线虫（成虫）既可寄生于宿主肠道内，也可以在土壤中营自生生活。

3. 偶然寄生虫（accidental parasite） 因偶然机会进入非正常宿主体内寄生的寄生虫，如某些蝇蛆进入人肠内而偶然寄生。

4. 体内寄生虫（endoparasite）和体外寄生虫（ectoparasite） 前者如寄生于肠道、组织内或细胞内的蠕虫或原虫；后者如蚊、白蛉、蚤、虱、蜱等、吸血时与宿主体表接触，多数饱食后即离开。

5. 永久性寄生虫（permanent parasite）和暂时性寄生虫（temporary parasite） 前者如蛔虫，其成虫期必须过寄生生活；后者如蚊、蚤、蜱等，吸血时暂时侵袭宿主。

6. 机会性致病性寄生虫（opportunistic parasite） 如弓形虫、隐孢子虫等，在宿主体内通常处于隐性感染状态，但当宿主免疫功能受累时，可出现异常增殖且致病力增强。

研究病原生物的形态、结构、代谢活动、遗传和变异、致病机制、机体的抗感染免疫、实验室诊断及特异性预防等，对我们人类预防和治疗感染性及传染性疾病有着极其重要的意义。形态学实验方法、免疫学实验方法、生物化学实验方法、分子生物学实验方法和动物实验方法等是病原生物学研究的常用方法。

（黄　俊）

第一篇 病原生物学实验基础

第一章 病原生物学实验室生物安全与消毒灭菌

实验室生物危害是指任何导致实验工作人员健康问题的生物因素，包括有害的细菌、病毒、真菌（霉菌、酵母）、寄生虫等。而在病原生物学实验中，我们的实验对象就是细菌、病毒、真菌以及寄生虫，作为与医学相关的病原生物体，它们常常是致病性的以及条件致病性的病原生物体。如果在进行病原生物学相关的实验活动过程中，我们不注意做好自我保护的工作，那将会很容易感染到病原生物体，对我们自身的人体健康造成伤害，影响我们正常的生活、学习、工作，甚至会传染给身边的亲人、朋友、同事等。因此，加强病原生物学实验室的安全防范意识，是我们顺利进行病原生物学实验活动不可缺少的重要及首要任务。我们的实验工作，都应以"以人为本、安全第一"的准则为首要前提，在实验过程中，要以注意防范病原生物体感染人体，以及禁止病原生物体污染环境为首要原则。

在众多实验室安全管理的因素中，安全教育培训是第一道防线，风险评估及应急预案，是最后一道防线，而实验室废弃物的处理，则是对社会和自然环境保护的最后一道防线。因此本章内容除了介绍与病原生物学实验室安全管理相关的法规制度、病原微生物级别分类和实验室安全级别分类外，也会着重介绍消毒灭菌的知识，实验人员应通过本章节内容首要学会如何运用各种消毒灭菌手段去应对实验室中的日常安全防控处理以及突发应急事件。而安全教育培训，我们将融合在实验课的教育学习当中，以理论与实践相结合的方式让大家逐步掌握病原生物学实验室安全的基本知识。

在进入实验室进行实验操作前，实验人员首先必须要确认自己：穿好实验服，戴好手套，不可以穿拖鞋，不可以把食物和水杯带入实验室，不可以披头散发，日常生活用品要注意和实验用品分开，清楚实验室里消毒剂的放置位置。这是降低自己在实验过程中感染到病原生物体最基本的防护工作。

第一节 相关法律法规

目前我国已制定了较全面的实验室生物安全的相关法规，从多个层面对实验室生物安全进行了明确规范。其中法律法规有《中华人民共和国生物安全法》《中华人民共和国传染病防治法》《病原微生物实验室生物安全管理条例》；部门规章有《可感染人类的高致病性病原微生物菌（毒）种或样本运输管理规定》《人间传染的高致病性病原微生物实验室和实验活动生物安全审批管理办法》《人间传染的病原微生物菌（毒）种保藏机构管理办法》；国家和行业的技术标准有《实验室生物安全通用要求》《病原微生物实验室生物安全通用准则》《医学实验室–安全要求》《临床实验室生物安全指南》《临床微生物学检验标本的采集和转运》《人间传染的病原微生物名录》《人间传染病的病原微生物菌（毒）种保藏机构设置技术规范》《病原微生物实验室生物安全标识》《生物安全实验室建筑技术规范》《兽医实验室生物安全管理规范》等。

另外，世界卫生组织（WHO）出版的《实验室生物安全手册》以及由美国国立卫生研究院（NIH）和疾病预防控制中心（CDC）联合出版的《微生物和生物医学实验室生物安全》对我国制定相关的法律法规以及规章制度、技术指导等也有重要的参考意义。

这些法律条文及技术规范，是指引我们如何在安全的环境条件和操作规范下进行病原学实验，以及如何在某种特定活动下采取何种有效的防护工作程序的重要依据。因此在进行相应的病原生物学实验活动时，最好能习惯地先对相应的规章制度进行仔细查阅，依从行事，做到有法可依，有章可循。需要谨记的是，在从事相关工作、学习的时候，请以自己为首要安全责任人，在提高自己安全意识的同时，也对他人负有"注意义务"，以避免将他人置于危险之中。

第二节　病原微生物级别分类和实验室安全级别分类

一、病原微生物级别分类

病原体种类繁多，不少病原体可以导致严重的疾病，甚至致残、致死，尤其是当由某种未知病原微生物引起疾病暴发或者流行初期由于缺乏足够的认识和应对处理措施，可导致疾病的迅速流行，严重威胁人类生命健康和社会稳定，给国家、人民和社会带来巨大的经济损失。因此，只有通过对病原体、生物因子等危害程度进行等级分类，才能更好地做好预防和管理工作。为此，需要明确病原体、生物因子等危害等级分类、实验室生物防护屏障和生物安全水平分级。

根据《中华人民共和国生物安全法》和《病原微生物实验室生物安全管理条例》，我国对病原微生物危害评估和分类分级管理有明确的要求。结合《病原微生物实验室生物安全管理条例》和《病原微生物实验室生物安全通用准则》，国家根据病原微生物的传染性、感染后对个体或者群体的危害程度，将病原微生物从高到低分为四类。

第一类病原微生物，是指能够引起人类或者动物非常严重疾病的微生物，以及我国尚未发现或者已经宣布消灭的微生物。

第二类病原微生物，是指能够引起人类或者动物严重疾病，比较容易直接或者间接在人与人、动物与人、动物与动物间传播的微生物。

第三类病原微生物，是指能够引起人类或者动物疾病，但一般情况下对人、动物或者环境不构成严重危害，传播风险有限，实验室感染后很少引起严重疾病，并且具备有效治疗和预防措施的微生物。

第四类病原微生物，是指在通常情况下不会引起人类或者动物疾病的微生物。第一类、第二类病原微生物统称为高致病性病原微生物。

在技术标准《人间传染的病原微生物名录》中，对不同种的病毒和细菌有明确的危害级别说明，以及需要在何种级别的实验室、何种级别的生物安全柜进行操作的要求，进行何种级别的运输包装。任何实验室都可在开展相关病原微生物实验前查阅该目录。值得注意的是，2021年12月30日，国家卫健委办公厅关于征求《人间传染的病原微生物目录》（征求意见稿）意见的函，其中修订说明对2006年印发的《人间传染的病原微生物名录》进行了修订，为与《中华人民共和国生物安全法》一致更名为《人间传染的病原微生物目录》。将病原微生物分类与世界卫生组织分类接轨，按危害程度由高到低分为第四类（原第一类）、第三类（原第二类）、第二类（原第三类）、第一类（原第四类）。

二、实验室安全级别分类

根据《中华人民共和国生物安全法》和《病原微生物实验室生物安全管理条例》，国家对病原微生物的生物安全防护水平和病原微生物实验室实行分等级管理；国家实行统一的实验室生物安全标准，实验室应当符合国家标准和要求。

（一）实验室生物安全防护水平分级

根据《实验室生物安全通用要求》里关于实验室生物安全防护水平的分级指引，对所操作生物因子采取的防护措施，将实验室生物安全防护等级（biological safety level，BSL）分为一级、二级、三级和四级，一级防护水平最低，四级防护水平最高。以BSL-1、BSL-2、BSL-3、BSL-4表示仅从事体外操作的实验室相应生物安全防护水平。应依据国家相关主管部门发布的《人间传染的病原微生物目录》，在风险评估的基础上，确定实验室的生物安全防护水平。

1. 一级生物安全防护水平　适用于操作在通常情况下不会引起人类或者动物疾病的微生物。

2. 二级生物安全防护水平　适用于操作能够引起人类或者动物疾病，但一般情况下对人、动物或者环境不构成严重危害，传播风险有限，实验室感染后很少引起严重疾病，并且具备有效治疗和预防措施的微生物。

3. 三级生物安全防护水平　适用于操作能够引起人类或者动物严重疾病，比较容易直接或者间接在人与人、动物与人、动物与动物间传播的微生物。

4. 四级生物安全防护水平　适用于操作能够引起人类或者动物非常严重疾病的微生物，以及我国尚未发现或者已经宣布消灭的微生物。

（二）动物活体实验室生物安全防护水平分级

《兽医实验室生物安全管理规范》中第五点对微生物危害的四个分级如下。

1. 一级动物实验生物安全水平（ABSL-1）　能够安全地进行，没有发现肯定能引起健康成人发病的，对实验室工作人员、动物和环境危害微小、特性清楚的病原微生物感染动物工作的生物安全水平。

2. 二级动物实验生物安全水平（ABSL-2）　能够安全地进行，对工作人员、动物和环境有轻微危害的病原微生物感染动物的生物安全水平。这些病原微生物通过消化道和皮肤、黏膜暴露而产生危害。

3. 三级动物实验生物安全水平（ABSL-3）　能够安全地从事国内、外可能通过呼吸道感染、引起严重或致死性疾病的病原微生物感染动物工作的生物安全水平。与上述相近的或有抗原关系的但尚未完全认识的病原体感染，也应在此种水平条件下进行操作，直到取得足够的数据后，才能决定是继续在此种安全水平下工作还是在低一级安全水平下工作。

4. 四级动物实验生物安全水平（ABSL-4）　能够安全地从事国内、外能通过气溶胶传播，实验室感染高度危险、严重危害人和动物生命和环境的，没有特效预防和治疗方法的微生物感染动物实验工作的生物安全水平。与上述相近的或有抗原关系的，但尚未完全认知的病原体动物实验也应在此种水平条件下进行操作，直到取得足够的数据后，才能决定是继续在此种安全水平下工作还是在低一级安全水平下工作。

第三节　应急预案和废弃物处理

一、应 急 预 案

实验室的突发意外事故是指发生在实验室内，危害实验人员健康和社会公众健康，影响社会稳定的所有事故，这些突发事件轻则造成财产损失，重则造成人员伤亡。因此制订有效可行的应急预案对保障实验室安全尤其重要。

实验室突发意外事故可以分为生物安全事故、化学品安全事故、物理性安全事故、消防安全事故和辐射安全事故。在病原生物学实验室中尤以生物安全事故和消防安全事故为主。

（一）消防安全事故

消防安全事故多数出现在实验过程中，由于酒精灯使用不慎造成失火。火势不大时，应迅速用湿抹布进行隔离氧气盖灭，必要时则需要使用干粉灭火筒。注意在应对火灾事件时，仍然要以生命至上，当火势无法及时控制时，应第一时间呼叫同伴逃离现场，到安全的地方进行火警呼救。

（二）生物安全事故

生物安全事故主要是指病原生物体感染人体或者泄漏。在处理污染物泄漏的过程中，大多数需要使用化学消毒品，因此在进行病原生物学实验前，应先了解如何使用各类化学消毒剂，详细可见本章第四节。此外，在处理污物时，还特别需要注意防范气溶胶的产生，主要方法是对污染区域覆盖上纸巾或者抹布。

对于更多的事故情况，《实验室生物安全手册》（WHO）当中的微生物实验室应急程序有较为具体的指引可供参阅。

1. 刺伤、切割伤或擦伤 受伤人员应当脱下防护服，清洗双手和受伤部位，使用适当的皮肤消毒剂，必要时进行医学处理。要记录受伤原因和相关的微生物，并应保留完整适当的医疗记录。

2. 潜在感染性物质的食入 应脱下受害人的防护服并进行医学处理。要报告食入材料的鉴定和事故发生的细节，并保留完整适当的医疗记录。

3. 潜在危害性气溶胶的释放（在生物安全柜以外） 所有人员必须立即撤离相关区域，任何暴露人员都应接受医学咨询，应当立即通知实验室负责人和生物安全官员，为了使气溶胶排出和使较大的粒子沉降，在一定时间内（例如1小时内）严禁人员入内。如果实验室没有中央通风系统，则应推迟进入实验室的时间（例如24小时）。

4. 容器破碎及感染性物质的溢出 应当立即用布或纸巾覆盖受感染性物质污染或受感染性物质溢洒的破碎物品，在上面倒上消毒剂，并使其作用适当时间。然后将布、纸巾以及破碎物品清理掉，玻璃碎片应用镊子清理，再用消毒剂擦拭污染区域。如果用簸箕清理破碎物，应当对其进行高压灭菌或放在有效的消毒液内浸泡。用于清理的布、纸巾和抹布等应当放在盛放污染性废弃物的容器内。在所有这些操作过程中都应戴手套。如果实验表格或其他打印或手写材料被污染，应将这些信息复制，并将原件置于盛放污染性废弃物的容器内。

5. 未装可封闭离心桶的离心机内盛有潜在感染性物质的离心管发生破裂 如果机器正在运行时发生破裂或怀疑发生破裂，应关闭机器电源，让机器密闭（例如30分钟）使气溶胶沉积。如果机器停止后发现破裂，应立即将盖子盖上，并密闭（例如30分钟）。发生这两种情况时都应通知生物安全员。随后的所有操作都应戴结实的手套（如厚橡胶手套），必要时可在外面戴适当的一次性手套。当清理玻璃碎片时应当使用镊子，或用镊子夹着的棉花擦拭碎片。所有破碎的离心管、玻璃碎片、离心桶、十字轴和转子都应放在无腐蚀性的、已知对相关微生物具有杀灭性的消毒剂内。未破损的带盖离心管应放在另一个有消毒剂的容器中，然后回收。离心机内腔应用同种浓度的消毒剂擦拭两遍，然后用水冲洗并干燥。清理时所使用的全部材料都应按感染性废弃物处理。

6. 在可封闭的离心桶（安全杯）内离心管发生破裂 所有密封离心桶都应在生物安全柜内装卸。如果怀疑在安全杯内发生破损，应该松开安全杯盖子并将离心桶高压灭菌，或对安全杯采用化学消毒。

7. 生物安全柜内生物危害物溢出 马上停止实验，但让安全柜继续工作，等待至少5分钟，让安全柜充满气溶胶，清理时应穿防护服，戴防护眼镜和手套。使用浸泡消毒剂的消毒纸巾吸附溢出物，进行消毒处理应保证一定的接触时间（至少20分钟），并用同样的消毒纸巾擦拭安全柜内壁、工作台表面和柜内所有设备。按照正确的生物废弃物处理步骤处理被污染的物质，将可回收的被污染物品放入生物危害物回收袋，然后进行消毒处理。用消毒剂对无法进行高压灭菌的物品进行至少20分钟的消毒处理后再拿出安全柜。最后脱下个人防护服并放进污染物收集袋中进行高压灭菌处理。

二、废弃物处理

在进行病原生物学实验的时候，应避免或减少实验室内感染或潜在感染性生物因子对实验室工作人员、环境和公众造成危害。正确处置实验室废弃物是实验室的责任，也是保证实验人员自身安全的关键环节。

实验室常见废弃物类型有感染性废弃物、病理性废弃物、损伤性废弃物、药物性废弃物、化学性废弃物。其中感染性废弃物为病原生物学实验室常见废弃物类型，首要处理原则为先消毒灭菌后进行分类弃置，并以高压灭菌为首选方式。

同时根据《实验室生物安全手册》（WHO），对废弃物的处理如下：

（一）废弃物（是指要丢弃的所有物品）的处理

在实验室内，废弃物最终的处理方式与其污染被清除情况是紧密相关的。对于日常用品而言，很少有污染材料需要真正清除出实验室或销毁。大多数的玻璃器皿、仪器以及实验服都可以重复使用。废弃物处理的首要原则是所有感染性材料必须在实验室内清除污染、高压灭菌或焚烧。

用以处理潜在感染性微生物或动物组织的所有实验室物品，在被丢弃前应考虑的主要问题有：①是否已采取规定程序对这些物品进行了有效地清除污染或消毒？②如果没有，它们是否以规定的方式包裹，以便就地焚烧或运送到其他有焚烧设施的地方进行处理？③丢弃已清除污染的物品时，是否会对直接参与丢弃的人员，或对可能接触到丢弃物的人员造成任何潜在的生物学或其他方面的危害？

（二）清除污染

高压蒸汽灭菌是清除污染的首选方法，需要清除污染并丢弃的物品应装在容器中（如根据内容物是否需要进行高压灭菌和/或焚烧而采用不同颜色标记的可以高压灭菌的塑料袋）。也可采用其他可以除去和/或灭杀微生物的替代方法。

（三）污染性材料和废弃物的处理和丢弃程序

要对感染性物质及其包装进行鉴别并分别进行处理，相关工作要遵守国家和国际规定，废弃物可以分成以下几类。

1. 可重复或再使用，或按普通"家庭"废弃物丢弃的非污染（非感染性）废弃物。

2. 污染（感染性）锐器，例如皮下注射用针头、手术刀、刀子及破碎玻璃，这些废弃物应收集在带盖的不易刺破的容器内，并按感染性物质处理。

3. 通过高压灭菌和清洗以清除污染后重复使用的污染材料。

4. 高压灭菌后丢弃的污染材料。

5. 直接焚烧的污染材料。

（四）锐器

皮下注射针头用过后不应重复使用，包括不能从注射器上取下、回套针头护套、截断等，应将其完整地置于盛放锐器的一次性容器中。单独使用或带针头使用的一次性注射器应放在盛放锐器的一次性容器内焚烧，如需要可先高压灭菌。

盛放锐器的一次性容器必须是不易刺破的，而且不能将容器装得过满。达到容器的四分之三时，应将其放入"感染性废弃物"的容器中进行焚烧，如果实验室规程需要，可以先进行高压灭菌处理。盛放锐器的一次性容器绝对不能丢弃于垃圾场。

（五）高压灭菌后重复使用的污染（有潜在感染性）材料

任何高压灭菌后重复使用的污染（有潜在感染性）材料不应事先清洗，任何必要的清洗，修复必须在高压灭菌或消毒后进行。

（六）废弃的污染（有潜在感染性）材料

除了锐器按上面的方法进行处理以外，所有其他污染（有潜在感染性）材料在丢弃前应放置在防渗漏的容器（如有颜色标记的可高压灭菌塑料袋）中高压灭菌。高压灭菌后，物品可以放在运输容器中运送至焚烧炉。如果可能，即使在清除污染后，卫生保健单位的废弃物也不应丢弃到垃圾场。

如果实验室中配有焚烧炉，则可以免去高压灭菌：污染材料应放在指定的容器（如有颜色标记的袋子）内直接运送到焚烧炉中。可重复使用的运输容器应是防渗漏的，有密闭的盖子。这些容器在送回实验室再次使用前，应进行消毒清洁。应在每个工作台上放置盛放废弃物的容器、盘子或广口瓶，最好是不易破碎的容器（如塑料制品）。当使用消毒剂时，应使废弃物充分接触消毒剂（即不能有气泡阻隔），并根据所使用消毒剂的不同保持适当接触时间。盛放废弃物的容器在重新使用前应高压灭菌并清洗。

污染材料的焚烧必须得到公共卫生、环保部门以及实验室生物安全员的批准。

第四节　消毒灭菌

清洁、消毒、灭菌是实验室生物安全的一个重要环节。选择适宜的消毒灭菌方法，可保证实验结果的准确性、实验工作人员的健康及环境的安全。

一、基本概念

1. 灭菌（sterilization）　杀灭物体上所有微生物的方法，包括细菌芽孢、病毒、真菌在内的全部病原微生物和非病原微生物。

2. 消毒（disinfection）　杀灭物体上或环境中的病原微生物并不一定能杀死细菌芽孢或非病原微生物的方法。

3. 防腐（antisepsis）　抑制或防止微生物生长繁殖的方法。

4. 清洁（cleaning）　去除物体上或环境中的污垢、有机物和污渍的方法。

5. 无菌（asepsis）　物体上或环境中不存在活的微生物，往往是灭菌处理的结果。

二、消毒灭菌的方法

实验室常用的消毒灭菌方法多采用物理方法和化学方法两大类。

（一）物理消毒灭菌法

1. 热力灭菌法　是利用热能使微生物中的核酸或蛋白质变性的方法，可分为干热灭菌法和湿热灭菌法两种。湿热灭菌法以高温高压水蒸气为介质，蒸汽穿透力比干热强，有潜热存在，更容易使细菌菌体蛋白质变性或凝固，最终导致微生物的死亡，所以在同一温度下，该法的灭菌效率比干热灭菌法高。

（1）干热灭菌法

1）焚烧：指用直接点燃物品烧毁的方法灭菌，是一种彻底的灭菌方法。本法一般用于有感染性的动物尸体或废弃的污染物品等，需要在特定的焚烧炉内进行。

2）烧灼：指直接使用火焰灭菌的方法。微生物实验室的接种环、接种针、扩散棒、玻璃器皿口等一般使用酒精灯火焰烧灼灭菌。

3）干烤灭菌：利用干烤箱灭菌，一般可选择的灭菌温度为 160～180℃，作用 1～2 小时，适用于耐高温及不能和蒸汽接触的物品，如玻璃器皿、瓷器、金属器械等。使用此法灭菌的物品干燥，易于贮存。

4）红外线（infrared ray）：利用其热效应进行灭菌，如红外线灭菌器，对环境无污染、无明火、不怕风、使用安全，可应用于生物安全柜、超净工作台中进行微生物实验的接种环灭菌。最高灭菌温度为 930℃，在最高温度下仅需 2 秒即可完成灭菌工作，一般常用灭菌温度为 820℃，5 秒钟即可完成灭菌。

（2）湿热灭菌法

1）巴氏消毒法（pasteurization）：指用较低的温度杀死液体中的病原菌或一般的杂菌，保持物品中所需的不耐热成分不被破坏的方法。本法常用于牛奶和酒类等液体食品的消毒。

2）煮沸消毒法（boiling disinfection）：指将待消毒物品置于沸水中消毒的方法。消毒物品必须完全浸没在水中，煮沸 100℃，保持 5～10 分钟可杀死细菌繁殖体，保持 1 至数小时可杀死细菌芽孢。水中加入 2% 碳酸氢钠，既可提高其沸点达 105℃，增强杀菌作用，又可去污防锈。此法适用于食具、一般器械（刀、剪、注射器等）的消毒。

3）流通蒸汽灭菌法（flowing steam sterilization）：在 1 个大气压下利用 100℃的水蒸气进行消毒，保持 15 ～ 30 分钟可杀灭细菌繁殖体，保持 6 小时以上杀灭细菌芽孢。常用器械是普通蒸笼或专用流通蒸汽灭菌器［阿诺德（Arnold）消毒器］。消毒物品的包装不宜过大、过紧，以利于蒸汽穿透。在条件不便的疫区，可利用蒸笼对患者衣物、餐饮具进行消毒。经常性大量消毒可利用 Arnold 消毒器。

4）间歇蒸汽灭菌法（fractional sterilization）：利用反复多次的流动蒸汽间歇加热，可杀灭所有微生物，包括芽孢。一般使用流动蒸汽灭菌器，100℃加热 15 ～ 30 分钟，可杀死其中的繁殖体；但芽孢尚有残存。取出后放 37℃培养箱过夜，使芽孢发育成繁殖体，次日再蒸一次，同法重复三次以上，可达灭菌的效果。此法适用于不耐高温的含糖、含奶培养基的灭菌，如血清培养基。

5）高压蒸汽灭菌法（autoclaving）：通过较高的压力提高蒸汽的温度和穿透力，能有效地杀灭各种微生物达到灭菌的效果，需要在专门的压力蒸汽灭菌器中进行。此法是热力灭菌法中使用最普遍、效果最可靠的一种方法。灭菌的温度取决于蒸汽的压力，在 103.4kPa（1.05kg/cm^2）蒸汽压下，温度达到 121.3℃，保持 15 ～ 20 分钟，可杀灭包括细菌芽孢在内的所有微生物。本法适合于布类工作衣、各种器皿、金属器械、蒸馏水、一般培养液等耐高温、耐潮湿物品的灭菌。

2. 辐射杀菌法

（1）紫外线（ultraviolet ray，UV）法：波长为 240 ～ 300nm 的紫外线具有杀菌作用，其中以 265 ～ 266nm 最强。紫外线主要作用于细菌 DNA，使一条 DNA 链上相邻的两个胸腺嘧啶共价结合，形成胸腺嘧啶二聚体，从而干扰 DNA 的复制与转录，导致细菌变异或死亡。紫外线的穿透力弱，可被玻璃、普通纸张、尘埃等阻挡，常用于手术室、传染病房、无菌室、实验室生物安全柜及超净工作台的空气消毒。紫外线对人体皮肤、眼睛有损伤作用，应注意防护。

（2）电离辐射（ionizing radiation）法：利用 γ 射线或高能量电子束（β 射线）进行灭菌，是一种适用于不耐热物品的常温灭菌方法。其特点是不使物品升温，穿透力强、操作简便、成本低。射线的能量引起分子电离或激发，直接破坏微生物的核酸、蛋白、酶等，射线还会使水分子电离产生自由基，自由基再作用于微生物的核酸、蛋白、酶等。常见的辐射源有钴-60 的 γ 射线、电子加速器产生的高能电子束射线。本法常用于一次性医疗塑料物品、精密器械、生物制品、药品、食品的消毒。从经济角度考虑，只有辐射灭菌才适合大规模灭菌。

（3）微波（microwave）法：波长为 1 ～ 1000mm 的电磁波，不能穿透金属表面。主要用于食品、非金属器械、检验室用品、食品用具等消毒。微波主要靠热效应发挥作用，且必须在有一定含水量的条件下才能显示出来。

3. 滤过（filtration）除菌法　利用物理阻留的方法将液体或空气中的细菌除去，即滤菌器只允许小于孔径的液体和空气通过，而大于孔径的细菌不能通过，以达到除菌目的。滤菌器的种类繁多，常用的是薄膜滤菌器，由硝基纤维素制成薄膜，装于滤器上，用于除菌的孔径小于 0.45μm，但一般不能除去病毒和支原体。实验室中使用的超净工作台、生物安全柜也是利用滤过除菌法的原理去除进入工作台空气中的细菌。本法主要应用于一些不耐高温灭菌的血清、毒素、抗生素以及空气的除菌。

（二）化学消毒灭菌法

利用化学药物杀灭病原微生物的方法称为化学消毒灭菌法。用于消毒或灭菌的化学药物被称为化学消毒剂（chemical disinfectant）。化学消毒剂一般对人体组织有害，只能外用或用于环境消毒。但化学消毒剂种类繁多、适用性广、使用方便，在日常消毒与灭菌中占重要地位。

化学消毒剂按其杀菌能力可分为三大类：①高效消毒剂（high effect disinfectant）：可杀灭包括芽孢在内的微生物，如次氯酸钙、戊二醛、过氧乙酸等；②中效消毒剂（moderate effect disinfectant）：可杀灭细菌的繁殖体（包括结核分枝杆菌，但不包括细菌芽孢）、大多数真菌及病毒，如乙醇、碘伏等；③低效消毒剂（low effect disinfectant）：可杀灭大多数细菌的繁殖体及一些种类的真菌及病毒（不包括结核分枝杆菌及细菌芽孢），如苯扎溴铵、氯己定等。

化学消毒剂按其有效化学成分分类，可分为含氯消毒剂、含碘消毒剂、醇类消毒剂、醛类消毒剂、酚类消毒剂、氧化类消毒剂、季铵盐类消毒剂。各类常用化学消毒剂介绍如下。

1. 次氯酸钙　为含氯消毒剂（漂白剂），溶于水时会产生次氯酸，可干扰细胞代谢，有效杀灭各种微生物。本品适用于浸泡、擦拭、喷洒等方法，可用于墙面、地面、物体表面、玻璃器皿及污水等消毒，对金属制品有腐蚀作用。

2. 碘伏　为含碘消毒剂，有速效、低毒、稳定和对皮肤黏膜无刺激性的特点，适用于皮肤、黏膜消毒，使用方法为擦拭、冲洗等。

3. 乙醇　为醇类消毒剂，通过去除细菌胞膜中的蛋白质，使菌体蛋白变性从而杀菌。本品多用于皮肤消毒。

4. 戊二醛　为醛类消毒剂，通过对细菌蛋白质和核酸的烷化作用从而杀菌。本品具有广谱、高效杀菌作用，有气味、低毒。2% 戊二醛，对金属腐蚀小，适用于精密仪器、内镜的浸泡消毒。

5. 来苏尔　为酚类消毒剂，以复合酚使用最为广泛，呈酸性反应，具有很浓的来苏尔味，是广谱、中等效力的消毒剂，可杀灭细菌、霉菌和病毒，主要用于畜舍、笼具、场地、车辆消毒。本品为有机酸，禁止与碱性药物及其他消毒药物混用。

6. 过氧乙酸　为氧化类消毒剂，有强氧化力，能杀灭各类微生物。本品适用于耐腐蚀物品、环境及皮肤等的消毒。使用方法为浸泡、擦拭、喷洒。

7. 苯扎溴铵　为季铵盐类消毒剂，液体无色无臭、刺激性轻微。本品属阳离子表面活性剂，能吸附于细菌表面，改变胞壁通透性，使菌体内酶、辅酶、代谢中间产物溢出从而杀菌。苯扎溴铵可用于皮肤、黏膜、物品表面消毒。

三、消毒灭菌的影响因素

消毒灭菌的效果受多种因素影响，针对不同的情况，采取相应的消毒灭菌措施，可保证其效果，影响因素如下。

（一）微生物的种类、数量及生理状态

不同种类的微生物对各种物理、化学灭菌方法的敏感性不同，必须要根据消毒对象，选择合适的消毒灭菌方法。物品上微生物污染程度越高，消毒难度就越高，因此，处理污染严重的物品时，要适量增加药物用量（或药物浓度）或延长作用时间，方能达到消毒要求。在不同的生理状态下，芽孢比繁殖体抵抗力强。

（二）消毒剂的性质、浓度及作用时间

消毒剂种类繁多，不同种类的消毒剂对微生物的消毒灭菌效果也有差异。同一消毒剂浓度不同，消毒效果也不同，一般而言，同一消毒剂浓度越高，杀菌效果越好，降低到一定浓度时只有抑菌作用。但醇类消毒剂例外，70% 乙醇或 50% ～ 80% 异丙醇的效果最好，提高浓度杀菌力反而减弱。消毒剂在一定浓度下，作用时间越长，消毒效果越好。

（三）环境的温度、湿度、酸碱度及有机物

物理、化学消毒方法，一般都是温度越高，消毒效果越好。空气相对湿度对气体消毒剂也有影响，过低或过高均会影响杀菌效果。消毒剂的杀菌作用还会受酸碱度影响。环境中的有机物存在能显著影响消毒剂的效果。

更多与消毒灭菌有关的技术操作规范，可查阅 2012 年 4 月 5 日中华人民共和国卫生部发布的《医疗机构消毒技术规范》（WS/T 367—2012）。

（朱郇悯　麦璟莹）

第二章　病原生物的分离培养技术

从标本中分离获得病原体，并在体外大量培养扩增是进行病原生物学研究的基础。不同病原生物体的生物学性状不同，其培养条件存在一定的差异，在不同培养基上的生长方式也存在一定的差别。因此，可以根据病原体在不同培养基上生长情况的特点对病原体进行鉴别。

第一节　标本的采集、处理和保存

标本是能客观反映机体状况的检验材料，是进行临床实验室检验的物质基础。所有实验室检测的结果均与标本的质量、检测方法的可靠性以及检测人员的能力密切相关。

一、标本质量的重要性及意义

病原生物的实验室检查，要求在合适的时间采集准确的标本，并对标本的收集、处理及保存有明确的规定。标本质量的好坏直接决定了实验室检测的准确性与效率，从而影响医生对疾病的判断、疫情的评估及防控策略的制订等。针对感染性疾病的诊断、治疗以及流行病学调查等，均离不开对标本的病原学检测和鉴定。正确地采集、保存、运输标本是保证实验室检测结果准确可靠的前提。

二、采集标本的基本原则

进行病原学和血清学检测的标本采集，应遵循以下原则。

（一）早期采集

尽可能在疾病早期、急性期或症状典型期采集。对于分离培养的标本，应尽量在应用抗生素或抗病毒药物之前采集。

（二）无菌采集

标本采集时应严格执行无菌操作，尽量减少或避免标本受机体正常菌群及其他杂菌污染。对本身带有细菌或真菌等微生物或易受污染的标本（如粪便），进行病毒分离培养时，应使用抗生素抑制标本中的细菌或真菌等生长繁殖。

（三）安全采集

采集标本时不仅要防止皮肤和黏膜上正常菌群对标本的污染，同时也需注意采集者自身安全，防止病原体的传播和自身感染。

（四）根据不同疾病及疾病的不同时期采集目的标本

根据临床疑似疾病的发病特点，针对性地进行标本采集。如伤寒患者，发病第 1 周应采集血液标本，第 2 周应采集粪便和尿液标本，以提高检出率。

（五）采集的标本要有足够的量

采集量要足够，并且要具有代表性，否则会影响检出率。

（六）尽快送检

标本取材后立即送检。根据不同检验项目要求，合理保存和运送标本。

（七）标本应做好标记，填写采样单。

采样管贴上标签，注明患者姓名、样本种类、采样时间、采样人等信息，填写采样单，留档备查。

三、常见疾病标本的种类

病原生物可引起不同系统的感染，所采集的标本亦不同。呼吸道感染性疾病，如肺结核、百日咳、流行性感冒（流感）、麻疹、风疹等，需采集患者的咽拭子、痰液等标本。肠道感染性疾病，如细菌性痢疾、伤寒或副伤寒、甲型肝炎（甲肝）、胃肠炎等，需采集患者的粪便、血液、肛拭子等标本。泌尿系统感染性疾病，则主要采集尿液标本。中枢系统感染性疾病，如流行性脑脊髓膜炎（流脑）、流行性乙型脑炎（乙脑）等，则可采集脑脊液和血液等。皮肤感染性或创伤性疾病，如化脓性感染、疱疹等，可采集患者的脓液、疱疹液、瘀点和瘀斑的穿刺液等。如病原体入血，可采集血液标本。

四、常见标本的采集时间和方法

根据用途可以将标本分为两大类：病原学检测（包括检测病原体或其成分，如抗原、核酸及其代谢产物）的标本和血清学诊断（检测血清中某病原体的特异性抗体）的标本。前者标本包括血液、痰液、咽拭子、粪便、尿液以及脓液及创伤感染标本等；而后者标本则主要为血清和脑脊液。

（一）病原学检测的标本

1. 血液标本　血液培养是检查细菌性全身感染最常用的方法，于患者发热初期或发热高峰时采集，并尽量在抗菌药物治疗之前、下次给药前，或停用抗生素2天后采集，若24小时内采集2～3份标本可提高检出率。通常采集肘静脉血，必须严格无菌操作。

2. 痰液标本及支气管分泌物标本　支气管及肺部感染常取痰液检查。采集方法有自然咳痰法、特殊器械采集法和小儿取痰法。自然咳痰法：一般留取晨痰，多数患者清晨痰量较多，故较易留取。特殊器械采集法包括支气管镜采集法、经鼻导管吸痰法、防污染毛刷采集法、环甲膜穿刺经气管吸引法、经胸壁针穿刺吸引法等。小儿取痰法用于婴幼儿。尽可能在用抗菌药物之前采集标本。采集的痰液标本应尽快送检或4℃保存，以防口咽部的正常菌群迅速生长繁殖，而致病原微生物的检出率下降。

3. 咽拭子　用无菌棉拭子直接擦拭咽后壁、扁桃体或假膜边缘等处。咽拭子的采集最好在发病3日内，病原检测的阳性率相对较高。为防止正常菌群的生长繁殖，应尽快送检。

4. 粪便标本　尽可能在发病早期（3天以内）及应用抗生素之前采集。为提高检出率，采集新鲜粪便，挑取有脓血、黏液部分（液状粪便取絮状物）。用棉拭子挑取粪便插入磷酸盐甘油中送检，可提高病原菌的检出率。对不易获取粪便者或婴幼儿，可用肛拭子采集。因痢疾志贺菌在粪便内易死亡，取样后立即送检。

5. 尿液标本　一般多采集中段尿，最佳为早晨清洁中段尿，也可通过留置导尿管采集或膀胱穿刺法取尿液标本。中段尿采集简单易行，需注意避免会阴部细菌污染。对于需厌氧菌培养、婴幼儿中断尿采集困难、培养结果与病情不符时，可用膀胱穿刺法取尿，必须严格无菌操作从而避免导尿可能引起的膀胱逆行性感染。标本采集后立即送检。

6. 脓液及创伤感染标本　首先用无菌生理盐水清洗去除病灶表面的杂菌。对已破溃脓肿，用无菌棉拭子采取脓液及病灶深部的分泌物。未破溃脓肿可在患部皮肤消毒后，用无菌注射器抽取脓汁及分泌物，也可于切开排脓时以无菌棉拭子采取。

（二）血清学诊断的标本——血清

血清学诊断是检测机体感染病原生物后的免疫应答能力，即抗体的产生和浓度。需采集双份血清：在疾病早期和一周后；或急性期和恢复期分别采集一次。第二次抗体效价是第一次的4倍及4倍以上，方有诊断意义。一般采集静脉血，放入非抗凝管，贴上标签，采取急性期和恢复期血清瓶盖最好采用不同的颜色，以便区分。将静脉血于室温静置15～30分钟后完全凝固，离心取血清，用已知的抗原检测血清中特异性抗体，并测定其效价。

五、标本的保存和运输

（一）标本的保存

病原微生物标本保存的目的是确保待检病原微生物的存活并抑制其他微生物的过度生长，受到运送时间及不同病原微生物对干燥、温度、营养、pH耐受能力等的影响，应选择合适的容器和培养基、稳定的保存温度等进行保存。不能及时送检的标本要按检验规定的贮存条件将标本直立置于稳定、干燥、避光、密闭的环境中，避免振摇，以免标本遗洒或溶血影响检测结果。

用于分离培养细菌的标本，应保存于合适温度的运送培养基中。不同部位的标本，其保存容器可能不同。痰标本有专用的痰杯，粪便标本放在专用粪便培养基。培养目的不同则保存容器也可不同，如同是血液标本，用于需氧菌、厌氧菌及真菌培养的均需选择相应的专用容器。一般而言，若采集后立即送检（1～2小时），室温即可；若不能立即送检（超过2小时），尿液、粪便等标本需要保存在4℃；血液、脑脊液等标本则仍需室温保存。用于细菌培养的标本通常保存时间不应超过24小时。

用于分离病毒的标本，应置于含有病毒保存液的密闭容器内4℃保存，最好12小时内送检，最长不超过24小时。若不能立即分离病毒，应将标本于–20℃冷冻暂时保存且不可超过1周，或于–70℃长期储存。采集病毒拭子推荐使用灭菌人造纤维拭子（如聚酯纤维）和塑料棒。

采集的标本用于核酸检测时不能使用棉拭子和木质拭子棒，因这类材料中含有核酸扩增抑制剂。标本4℃保存需在12小时内送检，–20℃可暂时保存，需长期保存的标本存于–70℃及以下，防止核酸降解。

用于免疫学检测的标本，如血清标本可在4℃保存约一周，超过一周则必须在–20℃以下保存。用于检测抗原或抗体的其他标本可在4～8℃保存24～48小时，–20℃及以下可延长保存时间。

（二）标本的运输

标本必须放在大小合适的带螺旋盖、内有橡圈的塑料管里拧紧密闭，连同填写的标本送检登记表放入塑料袋密封。多个塑料管应分别包裹或隔离，以防彼此接触。然后放入专用标本运输箱内，合适的温度条件下运输。4℃需填充冰袋，–20℃需填充干冰等。所有容器须印有生物危险标识，并在外包装上标明寄送人和接收人的详细联系方式、包括日期和运输日期等。标本运送要求专人专车。

第二节　细菌的分离培养

细菌的分离培养需要供给细菌生长适宜的培养基和选择合适的培养方法。

一、培养基的分类

培养基（culture medium）是由人工方法配制而成的，专供微生物生长繁殖使用的混合营养制品。培养基种类很多，组分和形态各异，有几种不同分类方法。

（一）根据物理状态

根据物理状态，培养基可分为固体培养基、液体培养基和半固体培养基。固体培养基是在培养基中加入凝固剂（如琼脂）等，平板用于分离纯化细菌，固体斜面培养基用于增殖纯种细菌或短时间保存；液体培养基中不加任何凝固剂，用于大量繁殖细菌；半固体培养基是在液体培养基中加入少量凝固剂（含量比固体培养基少），可用于观察细菌的运动等。

（二）按照培养基的成分

按培养基的成分，培养基可分为合成培养基、天然培养基和半合成培养基。天然培养基是指利用动物、植物或细菌体或其提取液制成的培养基，优点是易获取、营养丰富、种类多、配制简单，缺点是不知其确切化学组分，不同批次的培养基成分不稳定。合成培养基是由化学成分完全溶解的物质配制而成，优点是成分精确，重复性好，利于保持培养基组分的一致，其缺点是价格较贵，配制繁杂。半合成培养基是既含有天然组分又含有纯化学试剂的培养基。

（三）按照培养基用途

按培养基用途，培养基可分为基础培养基、增菌培养基、选择培养基、鉴别培养基和厌氧培养基。基础培养基是含有一般微生物生长繁殖所需的基本营养物质的培养基，如牛肉膏蛋白胨培养基，是最常用的基础培养基。增菌培养基，是为了满足某些微生物的营养需求，在基础培养基中加入血、血清、动植物组织提取液制成的培养基。选择培养基是用来将某种或某类微生物从混杂的微生物群体中分离出来的培养基，在培养基中加入相应的特殊营养物质或化学物质，抑制不需要的微生物的生长，有利于所需微生物的生长。鉴别培养基是用于鉴别不同类型微生物的培养基，在培养基中加入某种特殊化学物质，使培养后会发生某种变化，从而区别不同类型的微生物。厌氧培养基是专门用来培养厌氧细菌的培养基。

二、培 养 法

一般细菌均可根据目的和细菌的种类选用最适宜的人工方法进行培养，以便进一步观察和研究其生物学特性。常用的培养方法有一般培养法、二氧化碳培养法和厌氧培养法。

（一）一般培养法

一般培养法，又称需氧培养法，是指需氧菌或兼性厌氧菌在有氧条件下的培养，将目的细菌接种在适宜的培养基后，置37℃孵箱中培养18～24小时。无特殊要求的细菌均可生长，于培养基上长成肉眼可见的培养物。对少数增殖缓慢的细菌，如结核分枝杆菌，需培养2～4周。为使孵育箱内保持一定的湿度，可在其内放置一杯水。对培养时间较长的培养基，接种后应将试管口用棉塞塞好或用石蜡–凡士林封固，以防培养基干裂。

（二）二氧化碳培养法

某些细菌（如脑膜炎球菌、淋病奈瑟球菌等）在初次分离培养时，须置于5%～10%CO_2环境才能生长。常用简便的方法是二氧化碳培养箱，可对二氧化碳的含量、温度和湿度进行调节，培养基置于孵育箱内一定时间后可直接观察生长结果。

（三）厌氧培养法

厌氧菌对氧敏感，在氧存在的情况下不能生长。因此，厌氧菌标本的采集及运送有特殊的要求及注意事项：应尽量少接触空气，避免正常菌群的污染，并立刻送检。厌氧菌的培养法可分为物理法、化学法、生物法以及混合法。

三、生 长 现 象

（一）液体培养基

液体培养基一般用来扩增细菌，细菌在液体培养基中有三种生长现象：浑浊生长、沉淀生长和表面生长。

1. 浑浊生长 细菌均匀浑浊生长在液体培养基中，大多数细菌（包括兼性厌氧菌）呈浑浊生长。

2.沉淀生长　细菌在液体培养基的底部呈絮状或颗粒状生长，如链状的细菌。

3.表面生长　专性需氧菌在液体培养基的表面形成菌膜，如结核分枝杆菌。

（二）固体培养基

固体培养基包括平板培养基和斜面培养基。平板培养基一般用来分离培养，将原混杂在一起的细菌分散在固体培养基表面，经过培养，形成单个菌落（colony）。菌落是单个细菌分裂繁殖形成的一堆肉眼可见的细菌集团。菌落有以下三种形态：①光滑型菌落：又称 S 型菌落，一般呈圆形、突起，表面光滑、湿润，边缘整齐，大多数细菌是光滑型菌落。②粗糙型菌落：又称 R 型菌落，表面粗糙、干燥，呈颗粒状，边缘不整齐，如结核分枝杆菌形成的粗糙型菌落。③黏液型菌落：又称 M 型菌落，表面黏稠、有光泽，似水珠样，以接种环触之可拉成丝状物，为"成丝试验"阳性，如厚荚膜的细菌。

（三）半固体培养基

半固体培养基一般用来鉴别细菌的动力。经过穿刺接种培养后，有鞭毛的细菌（即有动力）沿穿刺线呈扩散生长，周围浑浊；没有鞭毛的细菌无动力，沿穿刺线生长，周围透明。

第三节　病毒的分离培养

病毒的分离培养是研究病毒性状、疫苗制备、流行病学检测、临床诊断等方面重要的实验技术。病毒是在专性细胞内寄生，不能在无生命的培养基上生长，必须在活细胞内才能进行复制增殖。实验动物、鸡胚以及体外细胞成为人工培养病毒的场所。据此，用于分离和培养病毒的方法有动物培养法、鸡胚培养法和细胞培养法。

一、动物培养法

动物接种是最早的病毒培养方法，目前仍有病毒需用动物来进行分离培养。根据病毒种类及病毒对动物及组织细胞的亲嗜性来选择适宜的敏感动物及特定的接种部位。常用的动物有小鼠、大鼠、豚鼠、家兔和猴等，接种的途径有皮下、皮内、鼻内、脑内、腹腔内、静脉等。动物培养法的优点是操作简便、结果易于观察；缺点是动物本身可能有病毒的隐性感染，有些实验动物价格昂贵（如猴子、猩猩等）。一般来讲，幼龄动物比年长动物对病毒的敏感性高。

二、鸡胚培养法

鸡胚适于许多人类和动物病毒的生长增殖，是常用的病毒分离培养方法之一，可用于病毒的分离、鉴定，抗原和疫苗的制备等。目前，鸡胚培养在正黏病毒、副黏病毒、痘病毒、疱疹病毒及脑炎病毒，尤其在禽类病毒的研究上应用较多。鸡胚培养的优点为价格低廉，来源充足，操作简单，易感病毒谱较广；其缺点为多数病毒感染不会出现痘斑和鸡胚死亡等特异性感染指征，需用其他实验来测定病毒存在与否。而非无特定病原体（specific pathogen free，SPF）的鸡胚可能带有病毒。原则上应使用非免疫蛋来孵鸡胚，最好用 SPF 鸡胚。

鸡胚组织分化程度低，多种病毒可在其中增殖，收集囊膜及囊液可得到大量的病毒。根据病毒种类不同确定所需鸡胚的胚龄，将标本接种于鸡胚的羊膜腔、尿囊腔、卵黄囊或绒毛尿囊膜上。绒毛尿囊膜接种主要用于疱疹病毒和痘病毒等病毒的分离和培养，接种的病毒可在鸡胚绒毛尿囊膜上形成痘斑和病斑。绒毛尿囊膜接种的优点是收毒量高，缺点是操作不易成功。尿囊腔接种主要用于正黏病毒和副黏病毒，如禽流感病毒和新城疫病毒的分离和培养。卵黄囊接种主要用于虫媒披膜病毒以及鹦鹉热衣原体和立克次体的分离和培养。羊膜腔接种主要用于正黏病毒和副黏病毒的分离和培养，但操作比较困难。因鸡胚对流感病毒最敏感，故目前主要用于分离流感病毒。

三、细胞培养法

细胞培养法始于 20 世纪 50 年代的组织细胞分散技术，使组织培养变为细胞培养，得以应用于病毒学研究。由于细胞培养源自组织培养，现在组织培养和细胞培养基本看作是同义词，前者是包括后者在内的更广义的动物细胞、组织、器官的离体培养。细胞培养法是分离鉴定病毒最常用的方法，其特点包括：细胞培养中的每个细胞的生理特性基本一致，对病毒的易感性相等，且结果正确、敏感，较实验动物容易控制；可以用于实验的细胞数量远远超过动物或鸡胚，并且可以在无菌的条件下进行标准化的实验，可重复性良好；病毒增殖可通过观察细胞产生的变化（如细胞病变等）来判定，也可结合免疫学技术检测细胞内有无增殖的病毒；用细胞培养可从感染动物组织内分离病毒并进行病毒克隆，以分离获得纯化的单一毒株。

因病毒种类和感染细胞类型的不同，细胞感染病毒后会发生不同的改变：细胞病变效应（如细胞变圆、坏死、溶解、脱落），或可形成多核巨细胞，或形成包涵体。根据其来源、染色体特性及传代次数，用于培养的细胞可分为原代细胞、二倍体细胞株、传代细胞系。原代细胞（primary culture cell）：动物组织经胰蛋白酶等消化、分散，获得单个细胞，可于培养器皿培养生长。大多数组织均可制备原代细胞，但生长的速度及来源难易程度不等，肾和睾丸细胞最为常用。二倍体细胞株（diploid cell strain）：将长成的原代细胞消化分散成单个细胞，继续培养传代，传代细胞的染色体数目与原代细胞一样，均为二倍体细胞株。从样本中分离培养病毒，一般多采用此种细胞。传代细胞系：由肿瘤组织或转化细胞培育而成的染色体数目异常、可无限传代和性状稳定的细胞株。传代细胞系具有传代及培育简便、应用广泛等优点，但也具有对分离病毒不敏感、易于污染或隐性感染病毒等缺点。因此，传代细胞系一般不能用于制备疫苗，尤其是人用疫苗。细胞培养必须严格无菌操作，否则细胞不能贴壁生长，且迅速死亡。至今分离培养病毒的方法，没有任何一种可将全部或绝大多数病毒分离培养成功。所以，依据不同病毒的特性，选择合适的培养方法。

第四节　真菌的分离培养

真菌对营养的要求不高，常用的培养基是沙氏培养基（Sabouraud's medium），还有马铃薯糖琼脂培养基、黄豆芽汁培养基和豌豆琼脂培养基等。真菌在不同培养基中均能生长，但菌落及菌体形态有很大差异。为了统一标准，鉴定时以沙氏培养基上生长的真菌菌落形态为准。在沙氏培养基上，不同的真菌可形成以下三种不同的菌落：①酵母型菌落：是单细胞真菌的菌落形式。菌落为圆形，较大，灰白色或浅棕褐色，柔软而致密、光滑、湿润，无菌丝长入培养基，与细菌菌落相似。隐球菌落属于此型。②类酵母型菌落：也称酵母样菌落，是单细胞真菌的菌落形式。菌落外观上和酵母型菌落相似，呈白色奶油状，假菌丝长入培养基，在显微镜下可看到假菌丝。白念珠菌落属于此型。③丝状菌落：是多细胞真菌的菌落形式。菌落表面大都有气中菌丝，呈绒毛状、粉状、棉花样，菌落底部有营养菌丝长入培养基内，菌落正背两面呈不同的颜色。丝状菌落的形态和颜色常作为鉴定真菌的参考。

真菌分离培养应考虑所分离真菌的特性，配制合适的培养基，选择所需的气体环境。多数病原性真菌生长缓慢，培养 1～4 周才出现典型菌落，应防止培养基干燥或尽可能用试管；培养真菌的温度为 22～28℃，某些深部感染的真菌其最适生长温度为 37℃，最适酸碱度为 pH 4～6。同时，由于真菌分离材料常污染有大量细菌，所以可在培养基中加入抗生素并在分离培养过程中严格执行无菌操作。

一、真菌的培养方法——大培养法

大培养又称斜面培养法，常用沙氏（Sabouraud）斜面培养基。可以通过观察真菌菌落形态、颜色、有无气中菌丝和营养菌丝等，进行致病性真菌的菌种鉴定，辅助诊断。

二、真菌的培养方法——小培养法

小培养法又称小瓷片培养法，分为钢环法和小块琼脂玻片培养法，可以随时观察真菌的生长形态（如大分生孢子、小分生孢子及孢子柄等），还可以随时观察其生长发育的全部情况，有利于菌种的鉴定。

（沈二霞）

第三章 病原生物的形态学检查

病原生物的形态学检查主要是指用光学显微镜观察病原生物的大小、形状、结构（包括特殊结构）、颜色以及细胞排列方式等方面的特点。形态学检查是鉴定病原生物的基本方法，对于病原生物的鉴定起着重要作用。目前，临床上仍采用形态学检查对病原体进行初步鉴定，因此，掌握形态学的检查方法是准确鉴定病原体的可靠保证。

第一节 不染色标本的检查

不染色标本的检查主要是用直接镜检的方法对细菌、真菌及寄生虫的不染色标本进行镜下观察。其中细菌的不染色标本检查，主要用于检查活体状态下细菌的运动、形态、大小和繁殖方式等。真菌的不染色标本检查主要包括在镜下观察真菌的菌丝和孢子等。寄生虫的不染色标本检查，主要包括检查蠕虫的虫卵和成虫、原虫滋养体以及医学节肢动物成虫等。

一、细菌的不染色标本检查

细菌不经染色直接镜检，主要用于检查活体状态下细菌的运动、形态、大小和繁殖方式等，包括压滴法、悬滴法、毛细管法、暗视野法和电子显微镜观察等，每种方法适用的范围有所不同。使用暗视野显微镜可以观察细菌的运动，从而进一步了解细菌是否具有鞭毛，为细菌的鉴定提供帮助。

（一）压滴法

用接种环取一环适宜浓度的菌悬液置于洁净的载玻片中央，在菌悬液上轻轻盖上一张洁净的盖玻片，静止数秒后置高倍镜下明视野（或暗视野）观察。注意避免菌液里有气泡和防止菌悬液外溢。

（二）悬滴法

细菌中的螺菌、弧菌和部分杆菌具有运动器官——鞭毛，有动力是这些细菌的基本特性之一。观察细菌的运动常采用暗视野法和悬滴法。通常使用凹面载玻片，在凹窝周围涂以凡士林。取一环细菌培养液，置于洁净的盖玻片中央。将涂有凡士林的凹面载玻片翻转（凹向下），凹窝对准盖玻片的菌液滴置于其上，粘住盖玻片后再翻转凹面载玻片（此时液滴悬于盖玻片下）。用接种环柄轻压盖玻片周围，使其与凹窝边缘粘紧。将凹面载玻片置于显微镜台上，先在低倍镜下观察，找到液滴边缘后，将边缘移到视野中央，再在高倍镜下观察，可见在较暗的视野中有反光较强的闪动或流动的菌体。有鞭毛的细菌（如变形杆菌）可进行改变位置的运动，即真正运动；无鞭毛的细菌（如葡萄球菌）只在局部闪动，即布朗运动。

（三）毛细管法

毛细管法主要用于厌氧菌动力的检查。通常选用长 $60 \sim 70 \text{mm}$，孔径为 $0.5 \sim 1.0 \text{mm}$ 的毛细管虹吸厌氧菌悬液，然后用火焰将毛细管两端熔封。用塑胶纸将毛细管固定在载玻片上，置高倍镜下暗视野观察。

（四）暗视野镜检法

由于细菌微小而且半透明，在普通显微镜明视野下不易看清楚，在暗视野显微镜下较易观察到发亮的菌体。

（五）电子显微镜观察法

电子显微镜以电子枪作为照明光源，从电子枪灯丝发射的电子束经聚光镜会聚照射到样品上。带有样品结构信息的透射电子进入成像系统，被各级成像透镜聚焦、放大后，投射在观察荧光屏上，形成透射电子显微像。高速的电子波长比可见光的波长短（波粒二象性），而显微镜的分辨率受其使用波长的限制，因此，电子显微镜的分辨率（约 0.2nm）远高于光学显微镜的分辨率（约 200nm）。电子显微镜可用于观察很多在可见光下看不见的物体，如组织和细胞内部的超微结构以及微生物和生物大分子的全貌。在微生物的形态学检测中，主要进行细菌超微结构（如菌毛）以及病毒的观察。

二、真菌的不染色标本检查

真菌的不染色标本检查即在显微镜下观察真菌的菌丝和孢子等。通常取少量标本于载玻片上，加盖一张盖玻片，再滴加一滴封固液覆盖在盖玻片上。将载玻片放在火焰上方稍微加热，使组织或角质溶解，避免过热以致产生气泡或烤干。也可轻微按压盖玻片，使溶解的组织分散并使其透明，吸去周围溢液避免沾污盖玻片。

先在低倍镜下观察有无真菌菌丝和孢子，若有再在高倍镜下观察菌丝和孢子的特征。注意镜检时将光线调弱，使视野稍暗为宜。低倍镜下菌丝呈折光性较强、绿色纤维分枝丝状体；高倍镜下菌丝呈分隔或分生孢子，有时菌丝末端有较粗短的关节孢子。

三、寄生虫的不染色标本检查

寄生虫的不染色标本检查，包括检查蠕虫的虫卵和成虫、原虫滋养体、医学节肢动物成虫等。

（一）蠕虫虫卵

在显微镜镜下观察虫卵，应当从六个方面进行观察。

1. 大小　蠕虫虫卵大小不一。常见的寄生于人体的蠕虫虫卵中，最大者为布氏姜片吸虫虫卵，平均为（130～140）μm×（80～85）μm，最小者为华支睾吸虫虫卵，平均为（27～35）μm×（12～20）μm。

2. 形状　蠕虫虫卵形状多样。例如，蛔虫受精卵多呈宽椭圆形，鞭虫虫卵呈纺锤形，华支睾吸虫虫卵形似芝麻。

3. 颜色　不同的蠕虫虫卵颜色不同。例如，钩虫虫卵呈无色透明，日本血吸虫虫卵呈淡黄色，卫氏并殖吸虫（肺吸虫）虫卵呈金黄色。注意观察颜色浅的虫卵时，镜检的光线要适当，过强的亮度会影响观察效果。

4. 卵壳厚薄　蠕虫虫卵卵壳厚薄不一。例如，蛔虫受精卵的卵壳较厚，钩虫虫卵的卵壳较薄，厚度仅为 0.6～0.7μm。

5. 内含物　不同的蠕虫虫卵内含物不同。例如，蛔虫受精卵内含一个卵细胞，带绦虫卵内含球形的六钩蚴，卫氏并殖吸虫虫卵内含 1 个卵细胞和 10 多个卵黄细胞。

6. 有无特殊结构　部分虫卵具有一些特殊结构。例如，大多数吸虫虫卵具有卵盖，线虫虫卵和大部分绦虫虫卵没有卵盖。

（二）蠕虫成虫

蠕虫（helminth）为多细胞无脊椎动物，因依赖肌肉的收缩而作蠕动状运动而得名。蠕虫包括扁形动物门（Phylum Platyhelminthes）、线形动物门（Phylum Nemathelminthes）和棘头动物门（Phylum Acanthocephala）、环节动物门（Phylum Annelida）所属的各种动物，其中前两门几乎包括全部具有重要意义的医学蠕虫种类。

吸虫（trematode）属于扁形动物门的吸虫纲（Class Trematoda）。寄生于人体的吸虫属于复殖亚纲（Subclass Digenea），称为复殖吸虫（digenean）。复殖吸虫种类繁多，形态各异，生活史复杂，但基本的结构和发育过程相似。大多数复殖吸虫的成虫背腹扁平，两侧对称，外观呈叶状或长舌状，少数呈扁锥形或近圆杜形。通常具口吸盘（oral sucker）与腹吸盘（acetabulum）。除了裂体科是雌雄异体外，其他均为雌雄同体。

绦虫（cestode）属于扁形动物门中的绦虫纲（Class Cestoidea），生活史各期均营寄生生活。成虫虫体背腹扁平，长如带状，分节，无消化系统，寄生于人体的绦虫均是雌雄同体。成虫体长因虫种不同可从数毫米至数米不等。虫体前端细小，具有固着器官的头节（scolex）。紧接着头节是短而纤细，不分节的颈部，颈部具有生发功能，链体（strobili）上的节片即由此向后连续长出。颈部以后是分节的链体，链体由3～4个节片至数千个节片组成。靠近颈部的节片较细小，其内的生殖器官尚未发育成熟，称为未成熟节片或幼节；往后至链体中部节片较大，其内的生殖器官已发育成熟，称为成熟节片或成节；链体后部的节片最大，称为妊娠节片或孕节，末端的孕节可从链体上脱落。寄生于人体的绦虫分属于多节绦虫亚纲的圆叶目（Cyclophyllidea）和假叶目（Pseudophyllidea）。圆叶目绦虫头节多呈球形，固着器官常为4个圆形的吸盘，分列于头节四周；头节顶部有能伸缩的圆形突起，称顶突（rostellum），顶突周围常有1～2圈棘状或矛状的小钩。孕节片中除了储满虫卵的子宫外，其他生殖器官均已退化。假叶目绦虫头节呈梭形，其固着器官是头节背、腹侧向内凹入而形成的两条吸槽，孕节结构与其成节相同。

线虫（nematode）隶属于线形动物门。线虫成虫多呈圆柱形，体不分节。前端一般较钝圆，后端逐渐变细。雌雄异体，雄虫一般比雌虫小，尾端多向腹面卷曲或膨大。寄生于人体的线虫，不同种类虫体的大小长短相差悬殊。

（三）原虫滋养体

原虫（protozoa）为单细胞真核动物，体积虽微小但能独立完成生命活动的全部生理功能。其在自然界分布广泛，种类繁多。原虫在生物学分类上属于原生生物界（Kingdom Protista），原生动物亚界（Subkingdom Protozoa）下的6个门，其中3个门即肉足鞭毛虫门（Phylum Sarcomastigophora）、顶复门（Phylum Apicomplexa）、纤毛门（Phylum Ciliophora），包含了引起人体疾病的医学原虫，有40余种。

原虫的基本结构由胞膜、胞质和胞核组成。胞膜也称表膜或质膜，包裹虫体。胞质主要由基质、细胞器和内含物组成。基质均匀透明，许多原虫有内质、外质之分，外质较透明，呈凝胶状；内质呈溶胶状，含各种细胞器、内含物和胞核。原虫胞质内有时可见多种内含物，包括各种食物泡，营养贮存小体（淀粉泡、拟染色体等），代谢产物（色素等）和共生物（病毒颗粒）等。特殊的内含物也可作为虫种的鉴别标志。原虫的细胞器按功能分为以下三种：①膜质细胞器：主要由胞膜分化而成，包括线粒体、高尔基复合体、动基体、溶酶体等。②运动细胞器：为原虫分类的重要标志，按性状分为无定形的伪足（pseudopodium）、细长的鞭毛（flagellum）、短而密的纤毛（cilium）三种。③营养细胞器：部分原虫有胞口、胞咽、胞肛等。胞核由核膜、核质、核仁和染色质组成。寄生于人体的原虫多数为泡状核（vesicular nucleus），染色质少而呈颗粒状，分布于核质或核膜内缘，只含1个粒状核仁。少数纤毛虫为实质核（compact nucleus），核大而不规则，染色质丰富，常具1个以上的核仁。

若未染色，原虫虫体的结构特别是核的结构看不清楚。在光镜下，原虫胞核需经染色才能辨认。但在新鲜粪便生理盐水涂片中，可观察到无色透明的溶组织内阿米巴滋养体，为较白细胞稍大的折光性活动小体，在适宜温度下运动活泼，常伸出单一伪足做阿米巴运动，形态多变。在阴道分泌物生理盐水涂片中，阴道毛滴虫滋养体无色透明，有折光性，梨形，做螺旋式运动。

（四）医学节肢动物

医学节肢动物（medical arthropod）是指与医学有关（即危害人畜健康）的节肢动物。危害人体健康的节肢动物分属以下5类：昆虫纲（Insecta）、蛛形纲（Arachnida）、甲壳亚门（Crustacea）、唇足纲（Chilopoda）、倍足纲（Diplopoda）。其中最重要的是昆虫纲和蛛形纲。

昆虫纲的成虫主要特征：躯体分头、胸、腹三部分；头部有触角 1 对；胸部有足 3 对。昆虫的个体发育经胚胎发育和胚后发育 2 个阶段，前者在卵内完成，后者即从孵化为幼虫到成虫性成熟为止。从幼虫到成虫性成熟要经历外部形态、内部结构、生理功能、生活习性及行为的一系列变化，此过程称为变态（metamorphosis）。变态分为以下两类：①全变态（complete metamorphosis）：指昆虫个体发育经历卵、幼虫、蛹和成虫 4 个时期，其特点是要经历 1 个蛹期，其在外部形态、生活习性与成虫差别显著，如蚊、蝇、白蛉及蚤等。②不全变态（incomplete metamorphosis）：指个体发育经历卵、若虫、成虫 3 个时期，无蛹期。若虫的形态特征、生活习性与成虫差别不显著，通常仅表现为虫体较小，性器官未发育成熟，如虱、蜚蠊等。

蛛形纲的特征是躯体分头胸部及腹部或头胸腹愈合为一体，无触角，无翅，成虫有足 4 对。本纲中与医学相关的有蝎目（Scorpiones）、蜘蛛目（Araneae）和蜱螨目（Acarina）。蜱螨类是小型节肢动物，外形有圆形、卵圆形或长形等。小的虫体长仅 0.1mm 左右，大者可达 1cm 以上。虫体基本结构可分为颚体（gnathosoma）[在蜱类称假头（capitulum）]与躯体（idiosoma）两部分。

第二节 染色标本的检查

染色标本的检查主要是对细菌、真菌及寄生虫标本进行染色后再进行观察。标本经染色后，除能清楚地看到细菌、真菌及寄生虫的形态、大小、排列方式外，还可根据染色反应不同将病原生物进行分类，因此染色标本的检查在病原生物的鉴定中应用最广，具有非常重要的作用。

一、细菌标本的染色

（一）单染色法

单染色法是指只使用一种染料，通常是亚甲蓝（美蓝）或复红染料对细菌进行简单染色的方法。

（二）复染色法

复染色法是指同时使用多种染料对细菌进行染色的方法。

1. 革兰氏染色（Gram staining） 革兰氏染色是最常用和最重要的分类鉴别染色法，此法将细菌分为革兰氏阳性菌或革兰氏阴性菌两大类。染色一般使用结晶紫溶液对细菌进行初染，然后用碘液对细菌进行媒染。细菌经过 95% 乙醇脱色后再用复红溶液进行复染。染色完成后，革兰氏阳性菌呈蓝紫色，革兰氏阴性菌呈红色。

革兰氏染色原理尚未完全明了，可能与以下三个方面有关：①革兰氏阳性菌等电点（pH 2～3）比阴性菌等电点（pH 4～5）低，一般染色时染色液的酸碱值在 7.0 左右，故革兰氏阳性菌较革兰氏阴性菌带较多的负电荷，与碱性染料结合力较强，结合的染料较多，不易脱色。②革兰氏阳性菌细胞内含有核糖核酸镁盐与多糖的复合物，可与染料（媒染剂复合物）相结合，使已着色的细菌不易脱色。③革兰氏阳性菌细胞壁通透性低，脱色剂（乙醇）较易通过革兰氏阴性菌的细胞壁，将碘和染料的复合物溶解析出，容易脱色，阳性菌则不易脱色，保留了紫色。

2. 抗酸染色（acid-fast staining） 抗酸染色是一种实验室常用的鉴定细菌的染色方法，主要用于鉴定分枝杆菌和需氧放线菌。大部分分枝杆菌生长较慢，抗酸染色细菌涂片标本能早期诊断分枝杆菌感染。一般在加热的条件下使用苯酚复红溶液对细菌进行初染，然后用 3% 盐酸的乙醇充分脱色，再用吕氏亚甲蓝溶液对细菌进行复染。染色完成后，抗酸性染色阳性细菌（如结核分枝杆菌）呈红色，抗酸性染色阴性细菌呈蓝色。

抗酸的分枝杆菌由于细胞壁含有脂质而不易着色，抗酸染色的原理尚不完全清楚。已知苯酚溶解脂质，使初始染色液能有效地渗入细胞着色，细胞壁保持初始染色而不被酸性乙醇脱色试剂脱色。细菌抵抗酸性乙醇脱色剂被初始染色剂染色的特性称为抗酸性，使用的复染液能够使无抗酸性的细菌染成鲜亮的颜色而在显微镜下容易被识别。

3. 奈瑟染色（Neisser's staining） 奈瑟染色是检测白喉棒状杆菌异染颗粒最常用的方法。异染颗粒主要成分为 RNA 及嗜碱性的多偏磷酸盐，因亚甲蓝染色时不同于菌体着色，呈紫色而得名。异染颗粒常位于白喉棒状杆菌菌体两端，故又称极体，有助于鉴定细菌。

细菌经过奈瑟第一液初染，以及奈瑟第二液复染后，镜下可见白喉棒状杆菌菌体被染为蓝绿色，异染颗粒呈蓝黑色。

（三）特殊染色法

荚膜、芽孢和鞭毛是细菌的特殊结构，也是对细菌进行形态学鉴定的重要依据之一。由于这些特殊结构的组成成分差别较大，因此，可以使用相应的染色方法来对其进行检测。

1. 荚膜染色 由于荚膜与染料间的亲和力弱，不易着色，通常采用负染色法染荚膜，即设法使菌体和背景着色而荚膜不着色，从而使荚膜在菌体周围呈一透明圈。由于荚膜的含水量在 90% 以上，故染色时一般不加热固定，以免荚膜皱缩变形。

细菌涂片经自然干燥后使用鞭毛染色液初染，再使用吕氏亚甲蓝复染，待干燥后，油镜下可以观察到有荚膜的细菌（如产气荚膜梭菌）菌体呈红色，背景呈蓝色，荚膜无色。

2. 鞭毛染色 观察细菌鞭毛对于细菌鉴定有十分重要的意义。依据鞭毛形态学，细菌分为单端极鞭毛菌、单端双鞭毛菌、单端丛鞭毛菌、周鞭毛菌、侧鞭毛菌。霍乱弧菌、副溶血弧菌等弧菌具有单端极鞭毛。铜绿假单胞菌具有单端双鞭毛，伯克霍尔德菌具有单端丛鞭毛。有动力的肠杆菌科细菌都具有周鞭毛，副溶血性弧菌、溶藻弧菌、河弧菌等在固体平板上可见侧鞭毛。

鞭毛是细菌的动力器官，若鞭毛染色方法稳定可靠，鞭毛染色法可代替动力试验。因为尽管半固体琼脂法可以观测细菌的动力，但有些菌株动力较弱，测定弱动力菌株需要 3 天或者更长的时间。

细菌鞭毛染色方法有多种，其中谷氏鞭毛染色方法最可靠，操作简便，现已开发了商品试剂盒。固体培养或肉汤培养的细菌，鞭毛染色成功率高。直接将鞭毛染色液覆盖菌膜 1 ～ 2 分钟，水洗，甩干后在油镜下观察，可见染成红色的细菌鞭毛。

3. 芽孢染色 芽孢通常存在于芽孢杆菌属和梭菌属细菌。芽孢的形态学检测包括芽孢形状、位置和芽孢囊是否膨大。芽孢的形态分为圆球形、圆柱形和椭圆形；芽孢位置分为端生、近端生、中生或近中生。芽孢的形态学检测可以辅助芽孢杆菌属和梭菌属的鉴定。例如：炭疽杆菌芽孢形态为椭圆形，近端生芽孢，无芽孢囊膨大；破伤风梭菌芽孢呈端生、圆形。

芽孢染色的原理是利用细菌的芽孢和菌体对染料的亲和力不同，用不同染料进行染色，使芽孢和菌体呈不同的颜色而便于区别。芽孢壁厚、通透性低，着色和脱色均较困难，因此，先用弱碱性染料（如孔雀绿或碱性品红）在加热条件下进行染色，染料不仅可以进入菌体也可以进入芽孢，进入菌体的染料可经水洗脱色，而进入芽孢的染料则难以透出。再用复染液（如番红液）或衬托溶液（如黑色素溶液）处理，则菌体染上复染剂的颜色，而芽孢仍为原来的颜色，即菌体和芽孢易于区别。检测芽孢方法还有负染色方法、多尔纳（Dorner）芽孢染色方法、谢弗-富尔顿（Schaefer-Fulton）芽孢染色方法。若革兰氏染色涂片细菌显示有未染区域，提示可能是芽孢，可用丙酮-乙醇去掉油、冲洗，再进行芽孢染色确证。

4. 丰塔纳（Fontana）镀银染色 梅毒螺旋体透明，在苏木精、伊红、革兰氏、瑞氏及亚甲蓝等常规染色中均不着色。镀银染色能使梅毒螺旋体染成棕褐色或褐黑色，其阳性检出率高于墨汁负染法和暗视野检查法，且染色层次清楚，反差明显，形态清晰，背景为黄色，梅毒螺旋体易被着色辨认，封片后可永久保存标本。将标本涂于洁净的载玻片上，在空气中自然干燥。经固定、无水乙醇冲洗后，加媒染剂，并略加温至有蒸汽发出，再加硝酸银液，轻微加热至有蒸汽出现。水洗，待干后镜检。梅毒螺旋体呈棕褐色，背景淡黄色。

二、真菌标本的染色

（一）负染色法

负染色法最常见的是墨汁负染色法。在标本涂片处滴加染液，混合后加上盖玻片（避免产生气泡），轻压。在低倍镜下寻找有荚膜的菌细胞，再在高倍镜下或油镜下观察，如新型隐球菌可见宽厚透亮的荚膜，背景为黑色。

（二）乳酸酚棉蓝染色法

取一张洁净的载玻片，滴加一滴乳酸酚棉蓝染液，将皮屑标本置于染色液中，加上盖玻片（加热或不加热）后镜检，真菌染成蓝色。

三、寄生虫标本的染色

临床上，常将血涂片或其他涂片进行染色，查找原虫、微小的蠕虫幼虫等。常用的染色剂有吉姆萨染剂、瑞氏染剂、苏木精染色剂等。先制备涂片，充分晾干后进行固定、染色。

（一）吉姆萨染色（Giemsa staining）

此法染色效果良好，血膜褪色较慢，保存时间较久，但染色需较长时间。

1.染液配制 吉姆萨染剂粉 1g，甲醇 50ml，纯甘油 50ml。将吉姆萨染剂粉置于研钵中（最好用玛瑙研钵），加小量甘油充分研磨，加甘油再磨，直至 50ml 甘油加完为止，倒入棕色玻瓶中。然后分几次用少量甲醇冲洗钵中的甘油染粉，倒入玻瓶，直至 50ml 甲醇用完为止，塞紧瓶塞，充分摇匀，置 65℃温箱内 24 小时或室温内一周后过滤，备用。

2.染色方法 用小玻棒蘸甲醇或无水乙醇在薄血膜上轻轻抹过进行固定。用 pH 7.0 ～ 7.2 磷酸缓冲液，将吉姆萨染液稀释，比例为 15 ～ 20 份缓冲液加 1 份吉姆萨染液。用蜡笔画出染色范围，将稀释的吉姆萨染液滴于已固定的血膜或其他涂片上，染色 30 分钟（室温），再用上述缓冲液冲洗。血片晾干后镜检。

（二）快速吉姆萨染色

将 1ml 吉姆萨染液和 5ml 缓冲液充分混合，如前法染色 5 分钟后用缓冲液冲洗，晾干后镜检。

（三）瑞氏染色（Wright's staining）

此法操作简便，适用于临床诊断，但甲醇蒸发快，掌握不当时易在血片上发生染液沉淀，并较易褪色，保存时间不长。本法多用于临时性检验。

1.染液配制 瑞氏染剂粉 0.1 ～ 0.5g，甲醇 97ml，甘油 3ml。将瑞氏染剂加入甘油中充分研磨，然后加入少量甲醇，研磨后倒入瓶内，再分几次用甲醇冲洗研钵中的甘油溶液，倒入瓶内，直至用完为止。摇匀，24 小时后过滤待用。一般 1 ～ 2 周后再过滤。

2.染色方法 因瑞氏染液含甲醇，薄血膜不需固定；而厚血膜则需要先溶血，待血膜干后才能染色。染色前先用蜡笔在厚血膜和薄血膜之间画一条线，以防厚血膜溶血时滴加的水外溢。滴加染液，应覆盖全部厚、薄血膜上，30 秒至 1 分钟后用滴管加等量的蒸馏水，轻轻摇动载玻片，使蒸馏水和染液混合均匀，此时出现一层灿铜色浮膜（染色），3 ～ 5 分钟后用水缓慢地从玻片一端冲洗，注意勿直对血膜冲洗，晾干后镜检。

（四）铁苏木精染色（iron hematoxylin staining）

1.染血膜

（1）染液配制：苏木精 1g 溶于 10ml 纯乙醇或 95% 乙醇中，加 100ml 饱和硫酸铝铵（8% ～ 10%），倒入棕色瓶中，瓶口用两层纱布扎紧，在阳光下氧化 2 ～ 4 周，过滤，加 25ml 甘油和 25ml 甲醇，用时稀释 10 倍左右。

（2）染色方法：已固定的血膜在苏木精液内染 10～15 分钟，在 1% 酸乙醇中分色 1～2 分钟，蒸馏水洗涤 1～5 分钟，至血膜呈蓝色，再用 1% 伊红染色 0.5～1 分钟，以水洗涤 2～5 分钟，晾干后镜检。

2. 染粪膜 此染色主要用于各种阿米巴和蓝氏贾第鞭毛虫滋养体和包囊的鉴定。染色后，原虫胞质呈灰褐色，胞核、包囊内的拟染色体及溶组织内阿米巴滋养体吞噬的红细胞均被染成蓝黑色，糖原泡则被溶解呈空泡状。

（1）苏木精染液配制：苏木精 10g 溶于纯乙醇或 95% 乙醇 100ml 中，倒入棕色瓶中，加塞置于室温氧化 6～8 周。氧化成熟的染液滴于水中呈鲜艳紫色，未氧化成熟的染液则呈淡红色或红紫色。此为原液，使用时按 1∶19 加蒸馏水配成 0.5% 染液，该染液可保存 3～6 个月。

碘酒精配制：碘化钾 10g 溶于 100ml 蒸馏水中，再加结晶碘 5g，溶解后贮于棕色瓶中，该液体即为卢戈碘液。在 70% 乙醇中加数滴卢戈碘液即为碘酒精。

2% 铁明矾溶液配制：硫酸铁铵 2g，溶于 100ml 蒸馏水中，临用前配制。

肖丁固定液配制：2 份饱和氯化高汞水溶液加 1 份 95% 乙醇配成 100ml，用前再加冰醋酸 5ml，并加热至 40℃。

（2）染色方法：用竹签挑取粪便少许，按一个方向在洁净的载玻片上涂成薄粪膜，立即放入 60℃ 的肖丁固定液 2 分钟。然后依次将标本放入碘酒、70% 和 50% 乙醇中各 2 分钟，用自来水和蒸馏水各洗 1 次。再置于 40℃ 2% 铁明矾溶液 2 分钟，流水冲洗 2 分钟，放入 40℃ 0.5% 苏木精溶液中染色 5～10 分钟，流水冲洗 2 分钟，放入冷 2% 铁明矾溶液中褪色 2 分钟。将载玻片置显微镜下检查褪色情况（观察时勿使玻片干燥），若颜色偏深，继续褪色，直至核膜、核仁清晰可见为止。然后，流水冲洗 15～30 分钟，至标本显现蓝色，再用蒸馏水洗 1 次。继而，依次在 50%、70%、80%、95% 乙醇（2 次）中逐渐脱水各 2 分钟。在二甲苯中透明 3～5 分钟后用中性树胶封片。

（杨 权 马长玲）

第四章　病原生物的生物化学检查

有些细菌虽属于不同种或型，但其形态和菌落特点基本相同，仅依靠形态和菌落观察，难以区别。但各种细菌具有各自独特的酶系统，因而对底物的分解能力及代谢产物不同。用生物化学方法测定细菌对底物的分解代谢能力和产物，以鉴定细菌的类别，称为细菌的生物化学试验或生化反应。生化反应检查必须使用纯种细菌，其方法很多，主要有以下几类。

第一节　细菌碳水化合物代谢试验

一、糖（醇、苷）类发酵试验

不同种类的细菌含有不同的糖（醇、苷）类代谢酶，因而对各种糖（醇、苷）类的代谢能力也不尽相同，即使能分解某一种糖（醇、苷）类，其代谢产物也可因菌种而异。例如，大肠埃希菌含有乳糖酶，可发酵乳糖，而沙门菌因缺乏乳糖酶，不能发酵乳糖；又如，志贺菌和大肠埃希菌虽均可发酵葡萄糖，但前者仅产生甲酸、乙酸等产物，而后者因含甲酸脱氢酶，可将甲酸进一步分解为 CO_2 和 H_2。因此，检查细菌对培养基中所含糖（醇、苷）的代谢能力及代谢产物，可用于鉴定细菌种类。

用于发酵试验的糖（醇、苷）的种类很多，根据试验需要可选择单糖、多糖、低聚糖、多元醇或环醇等，见表 1-4-1。在蛋白胨水中（含酸碱指示剂，pH7.4）加入 0.5% ～ 1%（W/V）某种特定的糖（醇、苷）类。将待鉴定的细菌纯培养物接种入培养基中，35℃孵育数小时到两周（视方法及菌种而定）后，观察结果。若用微量发酵管，或要求培养时间较长时，应注意保持其周围的湿度，以免培养基干燥。

表 1-4-1　常用于细菌糖发酵试验的糖（醇、苷）

类别	示例
单糖	四碳糖：赤藓糖
	五碳糖：核糖、核酮糖、木糖、阿拉伯糖
	六碳糖：葡萄糖、果糖、半乳糖、甘露糖
双糖	蔗糖（葡萄糖+果糖）、乳糖（葡萄糖+半乳糖）、麦芽糖（两分子葡萄糖）
三糖	棉子糖（葡萄糖+果糖+半乳糖）
多糖	菊糖（多分子果糖）、淀粉（多分子葡萄糖）
醇类	核糖醇、卫茅醇、甘露醇、山梨醇、肌醇
苷类	水杨苷

能分解糖（醇、苷）产酸的细菌，培养基中的指示剂呈酸性反应（如溴甲酚紫由紫色变黄色），以"+"表示；分解糖（醇、苷）产酸并产气的细菌，除可引起培养基中指示剂颜色改变外，还可在含蛋白胨水的倒置小管［杜氏（Durham）发酵管］中产生气泡，或使固体培养基产生裂隙，以"⊕"表示；若细菌不能分解糖（醇、苷），则培养基无变化，以"–"表示。糖（醇、苷）类发酵试验，是鉴定细菌的最主要的生化反应，特别是对肠杆菌科细菌的鉴定尤为重要。

二、氧化–发酵（O/F）试验

该试验由休（Hugh）和利夫森（Leifson）创立，故又称休–利夫森（Hugh-Leifson，HL）试验，用于区别细菌的代谢类型。细菌对糖的代谢可分为氧化和发酵两种类型。细菌在分解葡萄糖的过程中，必须有分子氧参加的，称为氧化型；能进行无氧降解的，称为发酵型。发酵型细菌无论在有氧或无氧环境中都能分解葡萄糖，而氧化型细菌在无氧环境中不能分解葡萄糖。在有氧或无氧环境中都不能分解葡萄糖的细菌为产碱型。

挑取少许待检细菌的纯培养物（不要从选择性平板中挑取），分别穿刺接种至 2 支 HL 培养基。在其中一管加入高度至少为 1cm 的无菌液体石蜡以隔绝空气（作为密封管），另一管不加（作为开放管）。35℃孵育 48 小时以上，观察结果。若两管培养基均不产酸（指示剂不变色）为产碱型；两管都产酸（如酚红变黄色）为发酵型；加液体石蜡管不产酸，不加液体石蜡管产酸为氧化型。

该试验主要用于肠杆菌科与其他非发酵菌的鉴别。肠杆菌科、弧菌科细菌为发酵型，非发酵菌为氧化型或产碱型。该试验也可用于鉴别葡萄球菌（发酵型）与微球菌（氧化型）。

三、甲基红（methyl red，MR）试验

某些细菌在糖代谢过程中，分解葡萄糖产生丙酮酸，丙酮酸进一步被分解为甲酸、乙酸等酸性物质，会使培养基 pH 下降至 4.5 以下，此时加入甲基红指示剂呈红色。如细菌分解葡萄糖产酸量少，或产生的酸进一步转化为其他非酸性物质（如醇、醛、酮、气体和水），则培养基 pH 在 5.4 以上，加入甲基红指示剂呈橘黄色。

试验时，将待检细菌接种于葡萄糖蛋白胨水中，35℃孵育 48 小时后，滴加甲基红指示剂，立即观察结果。呈现红色为阳性，橘黄色为阴性，橘红色为弱阳性。

该试验常用于肠杆菌科内某些种属的鉴别，如大肠埃希菌和产气肠杆菌，前者为阳性，后者为阴性。肠杆菌属和哈夫尼亚菌属为阴性，而埃希菌属、沙门菌属、志贺菌属、柠檬酸杆菌属和变形杆菌属等为阳性。

四、伏-波（Voges-Proskauer）试验

伏-波试验用于测定细菌产生乙酰甲基甲醇的能力。某些细菌发酵葡萄糖产生丙酮酸，并使丙酮酸进一步脱羧形成乙酰甲基甲醇。在碱性条件下，乙酰甲基甲醇被空气中的氧气氧化成二乙酰，进而与培养基中精氨酸等含胍基的物质结合形成红色化合物，即为伏-波试验阳性。若培养基中胍基含量较少，可加入少量含胍基的化合物，如肌酸或肌酐等。试验时加入 α-萘酚可加速反应。

试验时，将待检细菌接种于葡萄糖蛋白胨水中，35℃孵育 48 小时后，按每毫升培养液先加入 50g/L α-萘酚（95% 乙醇溶液）0.6ml，摇匀，再加 0.2ml 400g/L KOH，摇匀，然后静置观察结果。立即或数分钟内出现红色者为阳性，35℃放置 4 小时仍无红色出现者则为阴性。

该试验主要用于大肠埃希菌和产气肠杆菌的鉴别。本试验常与甲基红试验一起使用，一般情况下，前者为阳性的细菌，后者常为阴性，反之亦然。但肠杆菌科细菌不全都遵循这一规律，如蜂房哈夫尼亚菌和奇异变形杆菌的伏-波试验和甲基红试验常同为阳性。

五、β-半乳糖苷酶试验（ONPG 试验）

细菌分解乳糖依靠两种酶的作用：一种是 β-半乳糖苷通透酶，控制乳糖由细胞外向细胞内转移；另一种为 β-半乳糖苷酶，亦称乳糖酶，位于细胞内，能使乳糖水解成半乳糖和葡萄糖。具有上述两种酶的细菌，能在 24～48 小时发酵乳糖；而缺乏这两种酶的细菌，则不能分解乳糖。乳糖迟缓发酵菌只有 β-半乳糖苷酶，而缺乏 β-半乳糖苷通透酶，因而乳糖进入细菌细胞的速度很慢，呈迟缓发酵现象。乳糖迟缓发酵菌经培养基中 1% 乳糖较长时间的诱导，产生相当数量的通透酶后，才能较快分解乳糖。

邻硝基酚-β-D-半乳糖苷（o-nitrophenyl-β-D-galactopyranoside，ONPG）与乳糖结构相似，但分子较小，无须 β-半乳糖苷通透酶即可迅速进入细菌细胞，被 β-半乳糖苷酶水解，释放出黄色的邻硝基苯酚（o-nitrophenol，ONP），故通过培养液变黄可测得 β-半乳糖苷酶的存在，从而迅速而

准确地判断该菌为乳糖迟缓发酵菌。

试验时，将待检细菌纯培养物接种于 ONPG 蛋白胨水中，37℃孵育 24 小时，观察结果。如待检细菌有 β-半乳糖苷酶，培养液会在 3 小时内呈现亮黄色，为阳性；如无此酶，则在 24 小时内不变色，为阴性。

迅速及迟缓分解乳糖的细菌 ONPG 试验均为阳性，而不发酵乳糖的细菌为阴性。本试验主要用于迟缓发酵乳糖菌株的快速鉴定。埃希菌属、柠檬酸杆菌属、克雷伯菌属、哈夫尼亚菌属、沙雷菌属和肠杆菌属等均为阳性，而沙门菌属、变形杆菌属和普鲁威登菌属等为阴性。

六、淀粉水解试验

产生淀粉酶的细菌能将淀粉水解为麦芽糖和葡萄糖，淀粉水解后遇碘不再变蓝，因而在培养基上滴加碘液时，菌落周围出现透明区。

试验时，将待检细菌画线接种于 0.2% 淀粉琼脂平板，37℃孵育 24 小时，加入革兰氏碘液数滴，立即观察结果。阳性反应，菌落周围出现无色透明区，其他地方呈蓝色；阴性反应，培养基全部为蓝色。

本试验用于白喉棒状杆菌生物型的分型，重型淀粉水解试验阳性，轻、中型阴性；芽孢杆菌属菌种和厌氧菌某些种的鉴定。

七、石蕊牛乳试验

石蕊是一种弱的有机酸，常用作酸碱指示剂，当 pH 低于 4.5 时呈红色，高于 8.3 时呈蓝色，pH 在 4.5 ～ 8.3 时呈紫色。同时，石蕊也具有可还原的性质，某些细菌能够将石蕊还原为无色。牛乳中含有大量的乳糖和酪蛋白，不同细菌对这些物质的分解能力和代谢产物不同。因此，石蕊牛乳培养基可用于检测细菌的多种代谢特性，如乳糖发酵、蛋白胨化、石蕊还原等。

试验时，将待检细菌接种至培养基，若为厌氧芽孢梭菌，还应在培养基中加入无菌铁末，并用无菌凡士林封闭培养基表面以形成厌氧培养环境。将培养基直立于 37℃温箱培养，观察结果。①若培养基变红色，说明细菌可发酵乳糖产酸；如细菌发酵乳糖产酸量甚大，则可使牛乳中的酪蛋白发生凝固；某些细菌，如产气荚膜梭菌，发酵乳糖产酸的同时，还产生大量气体，可将凝固的酪蛋白冲成蜂窝状，并将培养基表面凡士林冲至试管口，气势凶猛，称为"汹涌发酵"。②某些细菌产生蛋白酶将凝固的酪蛋白继续水解成蛋白胨，使得培养基上层液体变澄清，试管底部可留有部分未水解的酪蛋白。③若培养基变蓝紫色，说明细菌不发酵乳糖，但分解含氮物质，生成氨及胺等碱性产物。

该试验主要用于梭菌属、链球菌及丙酸杆菌的鉴定。如匙形梭菌、艰难梭菌、腐化梭菌和假破伤风梭菌均不生长，而其他梭菌生长；牛链球菌生长而马链球菌不生长。

第二节　细菌蛋白质和氨基酸代谢试验

一、吲哚（indole）试验

含有色氨酸酶的细菌（如大肠埃希菌、变形杆菌等）能分解蛋白胨中的色氨酸，生成吲哚（又称靛基质）。吲哚无色，若加入对二甲基氨基苯甲醛，与吲哚结合，则形成玫瑰吲哚，为红色化合物。

试验时，将待检细菌纯培养物接种于蛋白胨水试管，37℃培养 24 小时后，沿管壁徐徐加入吲哚试剂［科瓦斯（Kovacs）试剂或欧–波试剂］，使其与蛋白胨水间形成清晰界面，立即观察结果；或先加少量乙醚或二甲苯，摇动试管以提取和浓缩靛基质，待其浮于培养液表面后，再沿试管壁徐缓加入靛基质试剂数滴，立即观察结果。如在靛基质试剂与培养基接触面出现红色，即为阳性；否则为阴性。

实验证明，吲哚试剂可与 17 种不同的吲哚化合物作用而产生阳性反应，若先用二甲苯或乙醚等进行提取，再加试剂，则只有靛基质或 5-甲基靛基质在溶剂中呈现红色，因而结果更为可靠。该试验主要用于肠杆菌科细菌的鉴定。

二、硫化氢试验

有些细菌可分解培养基中含硫氨基酸，如胱氨酸、甲硫氨酸等，而产生硫化氢气体，硫化氢遇铅盐或亚铁盐可生成黑褐色硫化铅或硫化亚铁沉淀物。黑色沉淀愈多，表示生成的硫化氢量亦愈多。

将待检细菌穿刺接种于乙酸铅培养基中，35℃培养 24 ～ 48 小时，观察结果。阴性应继续培养至 6 天。也可用乙酸铅纸条法：将待检菌接种于蛋白胨水，再将乙酸铅纸条悬挂于培养基上空，以不会被溅湿为宜；用管塞压住，置 37℃培养 1 ～ 6 天，观察结果。培养基或纸条呈黑色为阳性。

该试验主要用于肠杆菌科细菌的鉴定。如沙门菌属、柠檬酸杆菌属、变形杆菌属、爱德华菌属、亚利桑那菌属细菌，绝大多数硫化氢试验阳性，其他菌属阴性。

三、尿素分解试验

有些细菌能产生尿素酶，将尿素分解产生大量的氨，使培养基变为碱性，酚红呈粉红色。尿素酶不是诱导酶，因为不论底物尿素是否存在，细菌均能合成此酶。其活性最适 pH 为 7.0。

试验时，挑取待检细菌接种于尿素培养基，35℃培养 18 ～ 24 小时，观察结果。培养基变为粉红色为阳性。如阴性应继续培养至 4 天，仍无红色出现则为阴性。

该试验主要用于肠杆菌科中变形杆菌属细菌的鉴定。奇异变形杆菌和普通变形杆菌尿素酶阳性。该试验也常用于消化道幽门螺杆菌的鉴定。

第三节　有机酸盐代谢试验

一、柠檬酸盐（citrate）试验

在柠檬酸盐培养基中，柠檬酸钠为唯一碳源，磷酸二氢铵为唯一氮源。某些细菌能以柠檬酸盐作为唯一碳源获得能量，以铵盐为唯一氮源进行生长，分解柠檬酸盐和铵盐，产生碳酸盐和氨，使培养基变为碱性，培养基中的溴百里酚蓝指示剂则由淡绿色变为深蓝色。

试验时，将待检细菌接种于柠檬酸盐培养基，于 35℃培养 1 ～ 4 天，每日观察结果。培养基中的溴百里酚蓝指示剂由淡绿色变为深蓝色为阳性；不能利用柠檬酸盐作为碳源的细菌，在此培养基上不能生长，培养基不变色，为阴性。

该试验用于肠杆菌科细菌的鉴定。在肠杆菌科中埃希菌属、志贺菌属、爱德华菌属和耶尔森菌属均为阴性，沙门菌属、克雷伯菌属通常为阳性。

第四节　细菌酶类生化反应

一、氧化酶（oxidase）试验

氧化酶即细胞色素氧化酶，为细胞色素呼吸酶系统的终末呼吸酶。氧化酶先使细胞色素 c 氧化；然后，此氧化型细胞色素 c 可使对苯二胺氧化为醌类化合物，产生颜色反应。

试验时，在琼脂斜面培养物上或血琼脂平板菌落上滴加氧化酶试剂（0.5% ～ 1% 盐酸二甲基对苯二胺水溶液或盐酸四甲基对苯二胺水溶液）1 ～ 2 滴，数分钟内观察结果。细菌与试剂接触 10 秒内呈深紫色者为阳性，不变色者为阴性。

该试验主要用于肠杆菌科细菌与假单胞菌的鉴别，前者为阴性，后者为阳性。奈瑟菌属、莫拉菌属也呈阳性反应。

二、过氧化氢酶（触酶）试验

过氧化氢酶又称触酶，能将过氧化氢分解为水和氧气。

因为红细胞中含有过氧化氢酶，故待检细菌应培养在不含血液的营养琼脂上。试验时，在新鲜培养的菌落或菌苔上直接滴加 3%H_2O_2，立即观察有无气泡出现。亦可于清洁小试管中加入少量 3%H_2O_2，再用清洁无菌的细玻棒（或镍铬丝做成的接种环）蘸取少许细菌，插入 H_2O_2 液面下，观察有无气泡出现。不可用铂环取细菌，因为铂有时可使 H_2O_2 产生气泡。有气泡（O_2）发生者为阳性，否则为阴性。

该试验主要用于革兰氏阳性球菌的初步分群。葡萄球菌和微球菌为阳性，链球菌为阴性。

三、脂酶试验

细菌产生的脂酶可分解脂肪形成游离脂肪酸。培养基中所含的维多利亚蓝与脂肪结合形成无色化合物；如果脂肪被细菌产生的脂酶分解，则维多利亚蓝释出，呈现深蓝色。

试验时，将待检细菌接种于脂酶培养基上，于 35℃培养 24 小时。细菌如有脂酶，则使培养基变为深蓝色，为阳性；否则培养基不变色（为粉红色或无色），为阴性。

该试验主要用于厌氧菌的鉴定。芽孢梭菌属中产芽孢梭菌、肉毒梭菌和诺维梭菌阳性，而其他梭菌阴性；类杆菌属中的中间类杆菌阳性，而其他杆菌阴性。

四、卵磷脂酶试验

细菌产生的卵磷脂酶（α-毒素）在钙离子存在时，可迅速分解卵黄或血清中的卵磷脂，生成浑浊沉淀状的甘油酯和水溶性磷酸胆碱，在菌落周围出现乳白色浑浊环。

试验时，将待检细菌画线接种或点种于 1% 卵黄琼脂平板或 0.1% 卵磷脂琼脂平板上，于 35℃培养 3～6 小时。若 3 小时后在菌落周围形成乳白色浑浊环，即为阳性，6 小时后浑浊环可扩展至 5～6mm。

该试验主要用于厌氧菌的鉴定。产气荚膜梭菌、诺维梭菌产生此酶，其他梭菌为阴性。

五、DNA 酶试验

某些细菌产生 DNA 酶，可使长链 DNA 水解成寡核苷酸链。长链 DNA 可被酸沉淀，而寡核苷酸链则溶于酸，所以在细菌培养平板上加入酸后，产生 DNA 酶的细菌菌落周围会出现透明环。

试验时，将待检细菌点种于 0.2%DNA 琼脂平板上，于 35℃培养 18～24 小时，然后用 1mol/L 盐酸覆盖平板，观察结果。在菌落周围出现透明环为阳性，无透明环为阴性。

在革兰氏阳性球菌中只有金黄色葡萄球菌产生 DNA 酶，在肠杆菌科中沙雷菌和变形杆菌产生此酶，可用该试验进行鉴别。

六、凝固酶试验

致病性葡萄球菌可产生两种凝固酶。一种是游离凝固酶，分泌至菌体外，作用类似凝血酶原物质，可被人或兔血浆中的协同因子激活变为凝血酶样物质，使纤维蛋白原变成纤维蛋白，从而使血浆凝固，可用试管法测出。另一种是结合凝固酶，结合在细胞壁上，作为纤维蛋白原受体，使血浆中的纤维蛋白原附着于细菌表面，发生凝集，可用玻片法测出。

在试管法中，将待检细菌加入含 0.5ml 人或兔血浆的试管中并混匀，同时设置阳性和阴性对照，于 37℃水浴 3～4 小时，观察结果。若血浆凝固判为阳性。而玻片法为取兔血浆和盐水各一滴，分别置于洁净的玻片上，挑取待检细菌分别与血浆和盐水混合，若 5～10 秒血浆中出现明显凝集颗粒而盐水中无自凝现象，则判为阳性。该试验是鉴定葡萄球菌及其致病性的重要指标。

第五节　用于细菌鉴定的其他试验

一、胆汁溶菌试验

肺炎链球菌产生自溶酶，胆汁、去氧胆酸钠或牛磺胆酸钠具有表面活性，可快速激活自溶酶，选择性促进肺炎链球菌自溶，其他链球菌则能耐受。

试验时，在两只装有待检细菌的试管中分别加入 100g/L 的去氧胆酸钠溶液和生理盐水，摇匀后置于 37℃水浴 10 ～ 15 分钟。若加入胆盐的试管培养物变透明，而对照管仍浑浊者为阳性。试验时所用细菌应为培养 18 ～ 24 小时的新鲜活菌，去氧胆酸钠需在弱碱环境中发挥作用。该试验主要用于肺炎链球菌与甲型溶血性链球菌的鉴别，前者呈阳性，后者呈阴性。

二、奥普托欣（Optochin）试验

乙基羟基（脱甲）奎宁盐酸盐是一种奎宁的衍生物，其商品名为奥普托欣。奥普托欣有类似去污剂的作用，能选择性溶解肺炎链球菌。

该试验采用纸片扩散法。首先制备奥普托欣纸片，剂量为每片 5μg。然后将待检细菌均匀涂布于血琼脂平板上，稍干后贴上奥普托欣纸片，置于 37℃温箱培养 18 ～ 24 小时，观察抑菌圈大小。肺炎链球菌的抑菌圈直径在 14mm 以上为敏感，若抑菌圈直径较小，应结合胆汁溶菌试验进行判断。该试验主要用于肺炎链球菌与甲型溶血性链球菌的鉴别，前者呈阳性，后者呈阴性。

三、复合生化试验

复合生化试验是利用一种培养基同时检测细菌三种以上的生物学特征，包括生化反应特征。常用的有克氏双糖铁（KIA）或三糖铁（TSI）琼脂培养基。KIA 与 TSI 配方相似，只是 KIA 中仅含有葡萄糖和乳糖，而 TSI 中含葡萄糖、乳糖和蔗糖。两种培养基中葡萄糖含量低，仅为乳糖或蔗糖含量的十分之一。酸碱指示剂为酚红。另外 KIA 与 TSI 中还含有硫酸亚铁。因此，KIA 与 TSI 可以同时检测细菌发酵糖类产酸产气及分解含硫化合物生成硫化氢等生化反应特征。

试验时，用接种针挑取待检细菌，先穿刺接种到培养基深层，离管底 3 ～ 5mm，再从深层向上提起，在斜面上从下至上画线，置于 37℃温箱培养 18 ～ 24 小时，观察结果。

若待检细菌只分解葡萄糖而不分解乳糖或蔗糖，由于培养基中葡萄糖含量低，细菌发酵后产酸量少，且上层斜面中生成的酸易被氧化挥发，同时细菌分解氨基酸释放氨类可中和斜面部分的酸，故培养 12 ～ 24 小时后，斜面部分保持碱性，颜色为红色；而深层培养基中，葡萄糖发酵产生的酸不易被氧化，氨基酸降解产生的氨不足以中和生成的酸，故为黄色。因此，若 KIA 或 TSI 上层斜面呈红色，深层呈黄色，说明该菌只分解葡萄糖，不分解乳糖或蔗糖。

若待检细菌既可分解葡萄糖，也可分解乳糖或蔗糖，由于这两种糖在培养基中含量高，细菌发酵后产酸量大，足以超过氨基酸分解产生的氨，最终使得整个培养基转为酸性，呈黄色。因此，培养基斜面及深层均呈黄色说明细菌既分解葡萄糖又分解乳糖或蔗糖。若细菌分解糖不仅产酸，而且产气，则培养基深层琼脂可出现气泡、裂纹或断裂。

若待检细菌分解培养基中的含硫氨基酸产生硫化氢，后者与培养基中所含的亚铁离子反应生成不溶性的硫化亚铁黑色沉淀。由于细菌产生硫化氢需要在酸性环境下，故黑色沉淀仅限于培养基下层。

KIA 和 TSI 对革兰氏阴性杆菌的初步鉴定非常有用，也常用于肠杆菌科细菌或非发酵菌的初步鉴定。

四、细菌色素生成试验

某些细菌能产生不同颜色的色素，对细菌的鉴别有一定意义。细菌色素有两类：一类为水溶

性色素，能弥散至培养基或周围组织，如铜绿假单胞菌产生的绿色色素使培养基或脓汁呈绿色。另一类为脂溶性色素，不溶于水，仅存在于菌体，使菌落呈色，而培养基颜色不变，如金黄色葡萄球菌色素。细菌色素的产生需一定条件（营养丰富、氧气充足、温度适宜）。

　　试验时，将待检细菌接种于普通琼脂平板上，37℃孵育24小时。观察结果时注意菌落颜色及周围培养基颜色。该试验可用于葡萄球菌、铜绿假单胞菌的鉴定。

　　随着科学技术的发展，细菌鉴定分析技术也取得了重大进步。微生物鉴定系统的应用使得细菌鉴定朝着快速化、微量化、自动化和标准化迅速发展。早期的手动微生物鉴定系统利用微量快速培养基和微量生化反应系统鉴定细菌性状，并根据数理统计原理建立编码技术，将细菌的生化反应模式转换成数学模式，给每种细菌的反应模式赋予一组数码，建立数据库或编成检索本。通过对未知细菌进行有关生化试验并将生化反应结果按照一定规则转换成数字（编码），查阅数据库或检索本，达到对细菌进行鉴定的目的。在此基础上进一步发展出自动微生物鉴定系统，它结合光电技术与自动化分析技术，计算机与信息技术，可快速准确地对细菌进行自动化分析鉴定，并使鉴定过程规范化和程序化。

（陈晓湘）

第五章　病原生物的免疫学检查

病原体感染人体后，机体的固有免疫细胞通过模式识别受体识别病原体，迅速并有效地吞噬、杀伤、清除识别病原体。病原生物的抗原物质刺激机体免疫系统而诱导特异性免疫应答，产生抗体、细胞因子及效应细胞等以对抗感染。吞噬细胞的吞噬作用及溶菌酶的溶解作用能有效清除某些病原体，属于固有免疫应答的范畴。体液免疫中抗体的量随感染进程而增多，临床检测表现为抗体效价的升高。因此，用已知病原体特异性抗原来检测待测者血清中有无相应的抗体及抗体效价的动态变化是临床辅助诊断传染性疾病的重要手段。经典的抗原抗体定性、定量的体外检测方法有凝集反应、沉淀反应、免疫标记技术、蛋白芯片技术等。机体感染某些病原生物后，也会引起免疫细胞数量的改变和免疫功能的失常。例如，感染人类免疫缺陷病毒（human immunodeficiency virus，HIV）后，宿主 T 淋巴细胞的数量和功能将随着感染的持续而大幅改变。所以，检测免疫细胞的数量和功能亦是某些传染病的辅助诊断和确定病程进展的重要评价指标。

常用的检测方法有外周血单个核细胞的聚蔗糖–泛影葡胺（ficoll-hypaque）分离法、免疫磁珠细胞分离法、流式细胞技术等。无论在临床诊断还是在科学研究领域，免疫学检查方法均是研究病原生物感染的重要工具。

第一节　固有免疫反应的检测

机体固有免疫系统除组织屏障外，还包括固有免疫细胞和固有免疫分子。吞噬细胞的吞噬杀菌作用和溶菌酶的溶菌作用可为后二者的代表。

一、吞噬细胞和吞噬作用

吞噬细胞主要包括单核吞噬细胞系和粒细胞系。单核细胞在血液中停留 12～24 小时后在趋化因子作用下迁移至组织，分化发育为巨噬细胞。其中 1 型巨噬细胞即经典巨噬细胞，具有强大的吞噬杀菌和吞噬清除体内凋亡细胞和其他异物的能力。中性粒细胞占血液白细胞总数的 60%～70%，是白细胞中数量最多的一种，具有很强的趋化作用和吞噬功能。当病原体在局部引发感染时，吞噬细胞可迅速穿越血管内皮细胞进入感染部位，对侵入的病原体发挥吞噬和清除作用。

二、溶菌酶的溶菌试验

溶菌酶是正常体液、分泌液及吞噬细胞溶酶体中所含的一种不耐热碱性蛋白质，主要通过破坏细胞壁中的 N-乙酰胞壁酸和 N-乙酰氨基葡萄糖之间的 β-1,4-糖苷键，使细胞壁不溶性糖胺聚糖分解成可溶性糖肽，导致细胞壁破裂而使细菌溶解。革兰氏阴性菌的细胞壁外还有一层由脂多糖、脂蛋白和脂质双层组成的外膜，故在一般情况下不受溶菌酶的影响。因此，溶菌酶能裂解革兰氏阳性菌，是非特异性免疫中一种重要的体液杀菌成分。

第二节　适应性免疫反应的检测

适应性免疫应答包括体液免疫应答和细胞免疫应答。体液免疫由 B 细胞产生的抗体介导，主要针对胞外病原体及毒素；细胞免疫由 T 细胞介导，主要针对胞内病原体。

一、抗原–抗体的体外检测

抗原和相应抗体在体外条件下可特异性结合，因此可用已知抗原/抗体来检测未知的抗体/抗原，这是极为常用的免疫学检测方法。根据抗原的物理性状或参与反应其他成分的差异，有多种反应类型。

（一）凝集反应（agglutination reaction）

颗粒性抗原（细菌、细胞、包被的抗原颗粒等）在一定条件下（合适的温度、酸碱度、离子强度）与其相应的抗体在比例适当时发生反应，形成肉眼可见的凝集块/凝集颗粒，称为凝集反应。根据凝集现象的出现与否判定结果为阳性或阴性，因此凝集反应可以作为一种定性的检测方法；也可以进行半定量检测，即将抗体作一系列倍比稀释后与颗粒性抗原进行反应，以确定抗体的效价或滴度。凝集反应既可用于测定抗原，也可用于测定抗体。其方法简便，但灵敏度不高，一般用于血型鉴定、菌种鉴定及抗体效价的检测。

凝集反应分为两种：颗粒性抗原与抗体直接结合出现凝集现象，称作直接凝集反应；将可溶性抗原预先吸附于一种与免疫反应无关的惰性载体颗粒的表面成为致敏颗粒，然后再与相应的抗体发生反应出现凝集现象者，称为间接凝集反应。反之，若将抗体预先吸附于颗粒载体的表面用于测定相应的抗原，则称为反向间接凝集反应。

1. 直接凝集反应

（1）玻片凝集反应：在载玻片上将细菌等颗粒性抗原与其相应的抗体充分混合后发生特异性结合而形成肉眼可见的凝集块/凝集颗粒。混合后均匀浑浊，无凝集块者为阴性反应。本方法为定性试验，可用于已知抗体（免疫血清）检测未知抗原。本法主要用于细菌的鉴定、分型和人类ABO血型的鉴定。

（2）试管凝集反应：用已知颗粒性抗原检测未知的抗体及其相对含量的半定量试验。先在一系列试管内用生理盐水将抗体进行倍比稀释，然后于各管中加入等量的已知颗粒性抗原悬液，与抗体充分混匀并培养一定时间后，观察有无凝集块的形成，并根据能出现凝集块的抗体最高稀释度判断待检抗体的相对含量（效价）。常用于测定患者血清中的抗体及其效价。

2. 间接凝集反应

（1）间接免疫乳胶凝集反应：聚苯乙烯乳胶颗粒具有非特异性吸附蛋白的特性，可作为载体，据此可将可溶性抗原吸附于其表面成为致敏乳胶抗原，即颗粒抗原，再与样本血清抗体发生反应，称为间接免疫乳胶凝集反应。

（2）间接血凝反应：将可溶性抗原吸附在红细胞表面成为致敏的载体，在电解质等适宜的条件下与相应的抗体结合，从而使红细胞聚集在一起出现肉眼可见的红细胞凝集反应，称为间接血凝反应。如将抗体吸附于红细胞表面（致敏），用以检测未知抗原的方法称为反向间接血凝反应。

（3）间接凝集抑制反应：将可溶性抗原与相应抗体混合一定时间后，再加入吸附了抗原的载体颗粒，由于抗体已被结合所以不再出现凝集现象。

（二）沉淀反应（precipitation reaction）

可溶性抗原（如血清、毒素、细菌浸出液等）和相应抗体在一定条件下（合适的温度、酸碱度、离子强度及抗原-抗体比例）结合反应形成沉淀物的现象，称为沉淀反应。

根据反应过程中使用的介质不同，沉淀反应分为液体内沉淀反应和凝胶内沉淀反应两种类型。液体内沉淀反应指可溶性抗原与相应抗体在含电解质的液体介质中进行，形成肉眼可见的沉淀物，包括絮状沉淀反应、环状沉淀反应和免疫浊度测定。凝胶内沉淀反应是将可溶性抗原与相应抗体加入琼脂凝胶内，二者进行扩散并在恰当的位置形成肉眼可见的沉淀线或沉淀环，又称为凝胶扩散。根据凝胶沉淀反应的方式不同，其可分为单向琼脂扩散反应、双向琼脂扩散反应及与电泳技术结合的免疫电泳、对流免疫电泳和火箭电泳等。

1. 液体内沉淀反应

（1）环状沉淀反应：在沉淀小试管中加入特异性抗体，随后将相应的可溶性抗原叠加于其上，二者直接接触而发生反应，形成肉眼可见的白色环状沉淀线。该试验为定性检测，常用于炭疽病的诊断、细菌分型、昆虫嗜血性及法医学鉴定血迹等。

（2）免疫比浊测定：可溶性抗原和其特异性抗体在液相中反应形成的免疫复合物可使液相出现浊度，复合物的量与浊度呈正相关。与一系列的标准品对照，即可计算出样品的含量。免疫比浊测定分为散射比浊法、透射比浊法、免疫乳胶比浊法及临床检验广泛应用的自动生化分析仪检测等，主要用于各种载脂蛋白、激素、毒物、各种治疗性药物及微生物等的检测。

2. 凝胶内沉淀反应

（1）单向扩散反应：将某种特异性抗体混合于琼脂中，制成含抗体的琼脂板，再于琼脂板上打孔，将一定量的抗原加入孔中。抗体与琼脂混合不会再扩散，只有抗原以孔为中心呈辐射状扩散。如抗原与已知抗体匹配，在两者比例适合处即出现围绕着孔的环形沉淀线。此环直径的大小与抗原浓度成正比。测定一组已知不同浓度的抗原与琼脂板中的抗体反应所形成沉淀环的直径，以已知抗原浓度为横坐标，沉淀环直径为纵坐标，即可得到抗原浓度的标准曲线。根据此标准曲线可对未知样本中抗原的浓度进行测定。若将抗原与琼脂混合制板，再将相应抗体加入孔中也可以用作对抗体含量的测定。本法主要用于可溶性蛋白质的定量测定，如患者血清免疫球蛋白水平、补体成分的定量测定等。

（2）双向扩散反应：将可溶性抗原和抗体分别加到琼脂板相应的小孔中，二者各自以孔为中心向四周扩散，如两者互相匹配则发生特异性结合，在琼脂板中于比例适合的位置形成白色沉淀线。如果所加的标本中含有若干抗原及抗体，则因各种抗原的扩散系数不同、抗原-抗体间的最适比例不同，以及抗原-抗体复合物所形成的沉淀线具有选择性渗透屏障作用，扩散后在琼脂中出现多条沉淀线，一条沉淀线代表一种抗原抗体复合物。双向琼脂扩散反应主要用于定性分析和鉴定抗体或抗原等。其缺点是所需时间较长、试验敏感性不高。

（3）与电泳技术相结合

1）火箭电泳：当抗原在电场力的作用下通过含有抗体的琼脂板时，与相应的抗体在比例适合部位形成锥形沉淀峰，其形状如火箭，因而得名。沉淀峰的高度与抗原的浓度成正比（琼脂中抗体浓度固定时）。将沉淀峰高度与用不同浓度标准抗原制成的标准曲线比较，即可求出标本中抗原含量。本方法是单向琼脂扩散与电泳技术的结合，其敏感度与单向琼脂扩散相仿，但因应用了电泳技术故需时明显缩短。

2）对流免疫电泳：带电的胶体颗粒可在电场中移动，其移动方向与胶体颗粒所带电荷有关。在pH8.6的缓冲液中，多数蛋白质抗原带负电荷，在通电琼脂介质中由阴极向阳极移动；而抗体属γ-球蛋白，等电点较高，只带微弱的负电荷且分子量较大，电泳速度较慢，在电渗的作用下（水分子带正电荷，向负极泳动）反而流向阴极。因此，当抗原、抗体相遇结合，在最适比例处形成白色沉淀线。由于抗原-抗体在电场中的定向移动限制了其自由扩散，故能增加抗原-抗体在局部的浓度，加快相遇的速度。因此，相对双向琼脂扩散而言，对流免疫电泳提高了试验的敏感性并缩短了反应时间；缺点是试验特异性不高，无法分辨多个抗原-抗体混合的反应。

3）免疫电泳：在电场作用下，不同蛋白质因其电泳率的差异可被分离，然后再与横槽中之抗体进行双向扩散反应。最终，每一对相应的抗原抗体结合形成一条沉淀弧。根据沉淀弧的形状和位置，可对混合蛋白中的不同组分进行分析研究。一般而言：白蛋白的沉淀弧为抛物线，位于阳极端；免疫球蛋白G（IgG）的沉淀弧为细长线状，延伸至阴极端。同时，可根据电泳图像，对一些免疫球蛋白异常病进行诊断。

（三）免疫标记技术（immunolabeling technique）

免疫标记技术是在传统抗原-抗体检测的基础上，采用荧光素、放射性核素、酶、铁蛋白、胶体金及化学（或生物）发光剂等作为标志物，标记抗原或抗体后再进行免疫反应的技术。实验结果需借助检测标志物的相应仪器，如荧光显微镜、射线测量仪、酶标检测仪、电子显微镜和发光免疫测定仪等，进行直接观察或自动化测定。免疫标记技术可以在细胞、亚细胞、超微结构及分子水平，对组织进行定性和定位分析；也可应用液相和固相免疫分析方法，对抗原-抗体进行精准地定性或定量测定。此技术在敏感性、特异性以及应用范围等方面均远超传统的血清学方法，是目前应用极为广泛的免疫学检测技术。

根据所用标志物的种类和检测方法的不同，免疫标记技术可分为免疫酶测定技术、免疫荧光技术、放射免疫技术、免疫胶体金技术、发光免疫测定技术、免疫印迹技术等。

1. 免疫酶测定技术　酶联免疫吸附试验（enzyme linked immunosorbent assay，ELISA）是将抗原、抗体的特异性反应与酶对底物的高效催化作用相结合的一种高敏感性的实验技术，抗原、抗体的特异性反应是在一种固相载体表面（聚苯乙烯微量反应孔）进行，可用于检测体液中微量的特异性抗体或抗原。ELISA 的测定方法包括双抗体夹心法、间接法、免疫组织化学技术和生物素-抗生物素蛋白法等。该技术具有敏感性高、特异性强、简便快速、容易观察、所需设备简单等优点。

（1）双抗体夹心法：将特异性捕获抗体包被在固相载体，加入可能含有抗原的样本进行免疫反应，洗涤去除多余的游离反应物，然后加入酶标记的抗体，从而形成抗体-抗原-酶标抗体复合物。加入酶的底物和显色剂，在酶催化底物后液体呈现显色反应。液体显色的强弱与复合物中待测抗原的量成正比，根据标准曲线可检测待测抗原的有无及含量。该方法是检测各种液体样品、血清、脑脊液、胸腔积液等其中可溶性抗原最常用的方法。

（2）间接 ELISA：将已知抗原包被在固相载体反应孔中进行，加入可能含有特异性抗体（一抗）的样本进行免疫反应，洗涤去除多余的游离反应物，再加入酶标记的抗抗体（酶标记二抗），从而形成抗原-抗体-酶标抗体复合物。加入酶的底物和显色剂后显色。液体显色的强弱与待测特异性抗体的量成正比。间接法是检测特异性抗体最常用的方法。

（3）免疫组织化学技术：是抗原-抗体反应和组织显色技术的结合，用标记的特异性抗体对组织或细胞的抗原进行定位、定性和定量检测的技术，是组织化学的分支，包括免疫电镜技术、免疫金组化技术等。

（4）生物素-抗生物素蛋白系统（biotin-avidin system，BAS）：是在 ELISA 中引入生物素和抗生物素蛋白放大系统。抗生物素蛋白分子有 4 个亚单位，均可与生物素分子结合并且亲和力强，结合稳定，因此，可以耦合更多连接生物素的酶分子从而大大提高了灵敏度。BAS 在温和条件下可与各类生物大分子（蛋白质、脂多糖等）结合，并且对原生物大分子的生物活性无影响；对于抗原-抗体系统，包括免疫细胞化学、ELISA、免疫印迹法等都适用；广泛用于检测极其微量的抗原或抗体。

2. 免疫荧光技术　荧光素能吸收激发光的光能而产生荧光，目前用于标记抗体的荧光素主要有异硫氰酸荧光素（FITC）、藻红蛋白（PE）、别藻蓝蛋白（APC）、四乙基罗丹明、四甲基异硫氰酸罗丹明等。免疫荧光技术是利用荧光素标记已知的抗体，然后用此标记抗体检测和鉴定未知抗原。利用荧光显微镜、激光扫描共聚焦显微镜、流式细胞仪等可以检测呈现特异荧光的抗原-抗体复合物。免疫荧光技术具有特异性、敏感性、精确性和直观性。根据参与成分和反应的程序不同进一步分为直接法、间接法、双标记法等。

3. 免疫胶体金技术　为以胶体金作为标志物应用于抗原或抗体检测的一种新型的免疫标记技术。氯金酸（$HAuCl_4$）在还原剂作用下，聚合成为特定大小的金颗粒，并由于静电作用成为一种稳定的胶体状态，称为胶体金。在弱碱环境下，胶体金带负电荷，可与蛋白质分子的正电荷基团形成牢固的结合。胶体金电子密度高，大量聚集后呈现肉眼可见红色，可与多种生物大分子结合，广泛地应用于免疫学、组织学、病理学和细胞生物学等领域。

胶体金免疫层析技术：将针对待测抗原的特异性抗体固定在诊断试纸条的检测区上，将试纸条检测端（吸水材料）浸入待测液体标本中，其中液体溶解胶体金而抗原结合标记胶体金的特异性抗体。因毛细管作用，复合物被继续层析至检测区，其中的抗原被固定的特异性抗体捕获，显现红色反应线条。

4. 免疫印迹技术　免疫印迹（immunoblotting）又称蛋白质印迹法（Western blotting），是指利用抗原抗体的特异性结合检测复杂样品中的特定蛋白的方法。首先将混合蛋白质样品在凝胶板上进行 SDS-聚丙烯酰胺凝胶电泳（SDS-PAGE）分离，然后使凝胶中已分离的蛋白组分转移到固化膜［硝酸纤维素膜（NC 膜）］上，最后应用标记的抗体和固化膜上的蛋白质抗原结合形成免疫复合物。用酶标记的示踪二抗后再加入能形成不溶性显色物的酶底物，使区带显色，进而对抗原进行检测和分析。该法是在凝胶电泳和固相免疫测定技术基础上发展起来的一种新的免疫生化技术，具有 SDS-PAGE 电泳的高分辨力和固相免疫测定的高特异性和敏感性，已成为蛋白分析的一种常规技术。

5. 放射免疫测定法　放射免疫测定（radioimmunoassay，RIA）是利用放射性核素标记抗原或抗体进行免疫检测的方法。该法具有灵敏度高、特异性强、精确度佳及样品用量少等优点。但实验需要专门的设备，并且放射性核素对人体和环境存在着一定的潜在危害，实验废弃物处理存在可能的困难。另外，需注意的是，放射性核素标记可能改变某些物质的生理活性。

（四）蛋白芯片技术

蛋白芯片技术又称蛋白微阵列，基本原理是将各种蛋白质抗原-抗体有序地固定于各种载体上成为检测芯片，用标记特定荧光物质的抗体-抗原样本与芯片作用并漂洗除去未能与芯片上的蛋白质互补结合的成分，随后利用荧光扫描仪或激光共聚焦扫描技术测定芯片上各点的荧光强度来分析蛋白质抗原与其抗体之间相互作用的关系，由此达到测定目的。此方法能够快速、准确、高通量地进行蛋白检测及功能研究，在微生物感染、肿瘤抗原筛选、药物靶位的选择等方面均具有广泛的应用价值。

二、淋巴细胞免疫相关检测

在体内外可根据淋巴细胞的理化性状、表面标志抗原分子的差异对细胞进行分离、纯化，从而进行数量的鉴定和功能的检测，以研究其在免疫应答中的作用及相互关联，借以了解病原生物的致病原理、与机体免疫系统的关系以及机体免疫功能状态等，同时可用于疾病诊断、疗效观察及预后。

免疫细胞的分离、纯化及功能检测的方法很多，主要是根据细胞来源、理化性状、表面标志、功能特点等差异并针对实验研究的目的及所需要细胞的种类、纯度和数量等具体要求而确定最终所采用的方法。

（一）免疫细胞分离

1. 人外周血单个核细胞的分离　外周血含有多种细胞成分，包括淋巴细胞、单核细胞、粒细胞、红细胞和血小板等。这些细胞的理化特性（细胞大小、密度、表面电荷、黏附能力和细胞表面分子等）均存在差异，借助这些差异可区分不同的细胞类别。外周血单个核细胞（peripheral blood mononuclear cell，PBMC）包括淋巴细胞和单核细胞，是免疫学研究常用的细胞，通常是淋巴细胞分离的第一步。

PBMC 常用聚蔗糖-泛影葡胺（ficoll-hypaque）密度梯度离心法分离。根据各种细胞比重的不同，将稀释的抗凝血置于分离液上，经离心后，不同血细胞因密度不同而梯次分布：单个核细胞的相对密度为 1.050～1.077，悬浮于分离液上层界面，红细胞和多核白细胞的相对密度较大（1.080～1.110）故沉于管底；而血浆层（含血小板和破碎细胞）则位于单个核细胞层之上。将单个核细胞层吸出，经洗涤后即获得 PBMC。

2. 免疫磁珠分离细胞　免疫磁珠（immunomagnetic bead，IMB）是将免疫学和磁载体技术结合起来的一新型材料，是包被有单克隆抗体的磁性微球，与含有相应抗原的靶物质特异性地结合形成复合物。通过磁场时，此复合物被滞留从而与其他组分分离，该过程称为免疫磁珠分离技术（immunomagnetic separation）。免疫磁珠分离简便易行，分离纯度高，可保留靶物质活性，且高效、快速、低毒，广泛应用于细胞分离和提纯、免疫检测、靶向释药的载体等。现多以商品化试剂盒提供。

3. 流式细胞术（flow cytometry，FCM）　FCM又称荧光激活细胞分选法（fluorescence-activated cell sorting，FACS）是一种对细胞或亚细胞结构进行快速测量的技术，综合了激光技术、计算机技术、流体力学、细胞化学、图像技术等众多领域的知识和成果，能在功能水平上对单个细胞或其他生物粒子进行定量分析和分选的检测技术，广泛用于免疫细胞的功能研究、细胞周期、细胞凋亡的分析等。

当经荧光抗体标记后的待测细胞样品被压入流动室后，缓冲液在高压下包绕着样品高速流动组成一个圆形的流束，待测细胞在鞘液的包被下单行排列，依次通过检测区域。检测区的激光垂直照射在样品上，被荧光染色的细胞在激光束的照射下产生散射光和激发荧光，这两种信号同时被接收；其中，光散射信号基本上反映了细胞体积的大小；荧光信号的强度代表了所测细胞膜表面抗原的强度或其核内物质的浓度。同时，被分选的细胞赋予电荷，在分选仪作用下液滴发生偏移，按所设定参数可收集不同的细胞亚群，从而达到分选的目的。系统的光信号被转换为电信号，再被转换为可被计算机识别的数字信号，最终结果显示在计算机屏幕上。

4. 抗原肽-MHC分子（pMHC）四聚体技术　该技术借助生物素–抗生物素蛋白级联反应放大原理构建主要组织相容性复合体（MHC）Ⅰ类分子四聚体：通过基因工程技术把生物素酶底物肽加在MHCⅠ类分子重链的羧基端形成融合蛋白，在体外按一定比例与β微球蛋白及特异的抗原肽共同孵育，并折叠成正确的构象而成为pMHC复合物。随后，将一个标记荧光素的抗生物素蛋白与四个生物素标记的pMHC复合物结合形成四聚体。pMHC四聚体与抗原特异性细胞毒性T细胞（CTL）上的T细胞受体（TCR）结合后，即可以通过流式细胞仪定量检出体内抗原特异性CTL。

单体的可溶性pMHC复合物分子与TCR的亲和力很低，解离快，而四聚体可与一个特异性T细胞上的4个TCR结合，极大减缓其解离速度，提高检测阳性率。此技术对于研究抗原特异性CTL在抗感染免疫、移植免疫、肿瘤免疫中的作用有重要意义。

5. E玫瑰花环形成细胞试验　人类T细胞表面的CD2分子是绵羊红细胞的受体，又称为E受体，是T细胞表面标志之一。在体外，T细胞能与绵羊红细胞结合形成以T细胞为中心，周围环绕红细胞的玫瑰花环样结构，可在光学显微镜下观察到，用于T细胞的鉴定和计数。

（二）免疫功能检测

1. 细胞增殖试验　淋巴细胞增殖试验又称淋巴细胞转化试验（lymphocyte transformation test），指T淋巴细胞与非特异或特异性抗原在体外共同培养，出现细胞体积增大、胞质增多并出现空泡、核仁明显、染色质疏松，并出现能进行分裂的淋巴母细胞的现象。淋巴母细胞的增殖能力或转化率的高低能反映机体T细胞能力的大小，在临床上作为测定机体细胞免疫功能的指标之一，也可以用于免疫药理学的研究。

体外刺激T细胞增殖的主要物质包括非特异性抗原刺激物，如植物血凝素（PHA）和伴刀豆球蛋白A（Con A）；特异性抗原刺激物，如结核菌素纯化蛋白衍生物（purified protein derivative，PPD）。淋巴细胞增殖试验常用的方法有形态学法、3H-胸腺嘧啶核苷掺入法、四唑盐（MTT）比色法以及荧光染料染色流式细胞仪计数法等。

2. 迟发型超敏反应检测　该方法为体内检测细胞免疫功能简便易行的皮试方法。感染者再次以相同的抗原进行皮试，将导致由致敏T淋巴细胞引起的局部以淋巴细胞和单核细胞浸润为主，并伴有细胞变性坏死、肉芽肿的局部Ⅳ型超敏反应。注射局部出现红肿、硬结，甚至有水疱、坏死。这种反应一般在注射后48～72小时最明显，故名迟发型超敏反应。一般而言，细胞免疫正常者出现阳性反应，细胞免疫低下者则呈阴性反应。皮试常用生物性抗原有结核菌素、念珠菌素、麻风菌素、腮腺炎病毒等，用于检测某些病原体感染、免疫缺陷病和肿瘤患者的免疫功能。

3. **抗体形成细胞检测**　是一种体外检测 B 细胞抗体产生能力的方法。常用的方法是溶血空斑形成试验，其原理是用绵羊红细胞（SRBC）作为抗原免疫动物，取免疫后动物的脾细胞悬液［内含空斑形成细胞（plaque forming cell，PFC）］与高浓度 SRBC 悬液混合后加入琼脂凝胶中，在补体参与下可使与抗体结合的 SRBC 溶解（经典途径激活补体导致红细胞溶解），形成肉眼可见的溶血空斑。一个空斑代表一个空斑形成细胞，空斑的数量反映机体总的抗体产生能力和体液免疫功能。该试验可用于判断机体的体液免疫功能，研究药物对机体免疫功能的影响和作用机制。

4. **酶联免疫斑点试验**（enzyme linked immunospot assay，ELISPOT assay）　该方法可用于检测 B 细胞产生的特异性抗体和 T 细胞产生的细胞因子。例如将已知细胞因子的抗体包被在固相载体，加入待测效应细胞，孵育后洗涤。细胞局部产生的细胞因子则被载体上特异性抗体捕获，再与标记的细胞因子检测抗体结合，加入底物孵育后显色出现斑点。一个斑点代表一个分泌该细胞因子的效应细胞。该方法的灵敏度远高于传统 ELISA，可在单细胞水平检测活细胞功能；同时，操作方便经济，可进行高通量筛选，效率远远高于其他检测方法。

第三节　补体参与的反应

补体系统由 30 多种蛋白组成，广泛分布于血清、组织液及细胞膜表面，是具有精密调控机制的蛋白质反应系统。血浆补体成分在被激活前无生理功能，通过经典途径、旁路途径或甘露糖结合凝集素（MBL）途径激活后具有调理吞噬、溶解细胞、介导炎症、清除免疫复合物等多种生理功能。补体系统既是人体固有免疫防御的重要组成，又是抗体发挥特异性免疫功能的一部分。

在某些病理情况下，血清补体含量和功能发生变化。例如，病原生物感染后刺激机体产生特异性抗体，通过经典途径激活补体，使血清中补体含量明显升高、功能加强。而某些微生物（例如 EB 病毒）可通过补体的受体或补体调节蛋白入侵宿主细胞，导致补体的活化及溶细胞效应受到抑制。因此，临床上动态观察血清总补体活性和补体各成分变化，对某些疾病的诊断、预后判断等有一定意义。

一、补体溶血反应

经典途径激活补体的激活物主要为抗原与抗体（IgG1-3 或 IgM）特异性结合形成的免疫复合物。补体组分 C1q 与 2 个以上抗体的 Fc 段结合后发生构型改变，进而活化 C1 复合物，裂解 C4、C2 形成 C3 转化酶，裂解 C3 形成 C5 转化酶，裂解 C5 形成的 C5b 最终结合 C6-C9 共同形成膜攻击复合物，导致细胞型抗原的裂解，如红细胞裂解（即溶血）、细菌裂解等。

二、补体依赖的细胞毒试验

带有表面抗原的靶细胞与其特异性抗体结合后，可通过经典途径激活补体，从而导致靶细胞膜损伤进而细胞裂解死亡，此现象即为补体依赖的细胞毒性（complement dependent cytotoxicity，CDC）。靶细胞存活与否可借染料排斥现象（活细胞不着色）加以判断。因此，将细胞染色后通过显微镜观察统计着色细胞（死亡细胞）所占总细胞数的比例，判断死亡细胞率。CDC 试验可用于检测细胞膜抗原或相应抗体；用于人类白细胞抗原（HLA）定型和 HLA 配型；已知抗 T 细胞血清（或单抗），鉴定 T 细胞亚群；检测抗淋巴细胞自身抗体等。

（袁竹青）

第六章　病原生物的分子生物学检查

分子生物技术的不断发展和完善，为病原生物的鉴定提供了新的手段，使诊断更加快速、简便、准确。尤其对于那些难以培养或培养时间太长的细菌以及结构微小的病毒，分子生物学技术无疑是一条最佳鉴定途径。

病原生物主要包括病原性细菌、真菌、病毒与人体寄生虫等，它们的核酸包括 DNA 和（或）RNA 两种。真核病原生物（真菌和寄生虫）的 DNA 有染色体 DNA 和细胞器 DNA 之分，前者位于细胞核内，约占 95%，为双链线性分子；后者包括线粒体 DNA，约占 5%，为双链环状分子；某些原核病原生物（细菌）也具有质粒 DNA。RNA 存在于细胞质中，如 mRNA、rRNA、tRNA 等。非细胞形式存在的病毒和噬菌体，只含 DNA 或 RNA，但存在形式有双链环状、双链线状、单链环状和单链线状。

进行核酸研究的第一步是从病原生物中提取核酸，然后进行纯化和扩增等，最后进行分析和鉴定病原生物。病原生物不同，其 DNA 与 RNA 的提取、纯化以及扩增与鉴定的方法也有所不同，下面将介绍研究核酸的常用分子生物学方法。

第一节　核酸的提取与纯化

分离纯化核酸总的原则：应保证核酸一级结构的完整性，并排除其他分子的污染。核酸纯化应达到的要求：核酸样品中不应存在对酶有抑制作用的有机溶剂和过高浓度的金属离子；其他生物大分子的污染应降低到最低程度；排除其他核酸分子的污染。核酸制备时应注意的事项：要尽量简化操作步骤，缩短提取过程；减少化学因素对核酸的降解；减少物理因素（包括机械剪切力和高温）对核酸的降解；防止核酸的生物降解。

分离纯化核酸要抑制核酸酶的活性。降低温度、改变 pH 及盐的浓度，都利于抑制核酸酶的活性，但均不如利用核酸酶抑制剂更有效，当然，多个方法并用效果更好。对于 DNA，抑制 DNA 酶（DNase）活性较容易，但需防止机械张力的拉扯。抑制 DNase 常采用：加入少量金属离子螯合剂，如 0.01mol/L 乙二胺四乙酸（EDTA）或柠檬酸钠，DNase 基本可以全部失活；去垢剂、蛋白变性剂及 DNase 抑制剂也可使 DNase 失活。对于 RNA，因分子较小，虽不易被机械张力拉断，但抑制核糖核酸酶（RNase）活力较难，故在 RNA 提取中设法抑制 RNase 非常重要。抑制 RNase 的注意事项：操作戴手套；所有器皿要严格消毒；试剂做去 RNase 处理；低温操作；在分离过程中要加入一定的 RNase 抑制剂。

分离纯化中要去除蛋白质的污染，常用去垢剂和蛋白质变性剂。因核酸本身带负电荷，常会结合带正电荷的蛋白质。用于核酸提取的去垢剂一般都是阴离子去垢剂。去垢剂的作用：溶解膜蛋白及脂肪，使细胞膜破裂；溶解核糖体上面的蛋白质，使其解聚，将核酸释放出来；对 RNase、DNase 有一定的抑制作用。常用的去垢剂：十二烷基磺酸钠（SDS）、脱氧胆酸钠、4-氨基水杨酸钠、萘-1,5-二磺酸钠、三异丙基萘磺酸钠等。用于核酸提取的蛋白质变性剂的作用：使蛋白质变性、沉淀，从核酸提取液中分离除去，以防造成蛋白污染；使蛋白质变性，核糖体解聚释放出核酸；某些蛋白质变性剂也有抑制 RNase 活性和破裂细胞的作用。常用的蛋白质变性剂如苯酚、三氯甲烷、盐酸胍、焦碳酸二乙酯（DEPC）等。

核酸提取的一般过程分为三步：破碎细胞，常用溶菌酶或者 SDS 裂解法，同时加入核酸酶抑制剂；抽提核酸除去蛋白质、脂类和糖类等杂质；除去其他核酸污染，并除去提取过程中的系列试剂（盐、有机溶剂等）杂质，最后得到均一的核酸样品。

核酸保存的主要条件是温度和介质。4～5℃是最佳和最简单的核酸临时保存温度，-70℃是长期保存的良好温度。最常用 TE 缓冲溶液作为保存介质，即 10mol/L 的三羟甲基氨基甲烷盐酸盐（Tris-HCl）pH 8.0 和 1mol/L 的 EDTA pH8.0。

一、细菌核酸的提取与纯化

（一）细菌基因组 DNA 的提取和纯化

细菌双链 DNA 是一种惰性很强的化学分子，可用于重现犯罪现场和进行古生物学分析。DNA（包括细菌基因组 DNA）分子较长，具有容易断裂、在溶液中非常黏稠和沉淀后很难溶解等特点。利用基因组 DNA 分子较长的特性，可以将其与细胞器或质粒等小分子 DNA 分离。加入一定量的异丙醇或乙醇，基因组 DNA 即可沉淀形成絮状纤维团漂浮其中，可用玻璃棒将其取出，而小分子 DNA 则只形成颗粒状沉淀附于壁上及底部，从而达到分离提取的目的。在提取过程中，基因组 DNA 会发生机械断裂，产生大小不同的片段，因此分离基因组 DNA 时应尽量在温和的条件下操作，如尽量减少酚/三氯甲烷抽提、混匀过程要轻缓，以保证得到较完整的 DNA。在构建基因组文库时，初始 DNA 长度必须在 100kb 以上，否则酶切后两端都带合适的末端的有效长度 DNA 片段很少；如果进行限制性片段长度多态性（restriction fragment length polymorphism，RFLP）和聚合酶链反应（PCR）分析，所需的 DNA 长度可短至 50kb，该长度可保证酶切后产生 RFLP 片段（20kb 以下），并可保证包含 PCR 所扩增的片段（一般 2kb 以下）。

目前，细菌基因组 DNA 提取方法有煮沸法、碱裂解法、SDS 裂解法及其他破壁方法（溶菌酶法、超声破碎、研磨破碎、反复冻融等）、DNA 提取试剂盒法、溴化十六烷基三甲胺（CTAB）/NaCl 法和氯化铯（CsCl）和溴化乙锭（EB）的悬浮密度梯度离心法等。

CTAB/NaCl 法的原理是 CTAB 作为去污剂，能与核酸形成复合物，在高盐溶液中可溶解并且稳定存在，若降低盐浓度，CTAB 与核酸的复合物会沉淀出来，而大部分蛋白和多糖仍溶于溶液中，进而达到将核酸和其他成分分离的目的。氯化铯和溴化乙锭的悬浮密度梯度离心法是分离质粒和染色体 DNA 的方法，取决于线性 DNA 和闭环 DNA 结合的溴化乙锭量的差异。

DNA 提取试剂盒法的原理是利用细胞裂解液裂解细胞释放基因组 DNA，由硅胶膜柱可逆吸附基因组 DNA，经蛋白酶消化、漂洗液清洗除去蛋白质、脂质等杂质后，用纯化液洗脱获得基因组 DNA。本产品可从 0.5～2ml 对数生长期的菌液（不超过 10^6～10^8 个）中提取到 3～20μg 超纯基因组 DNA（OD260/280=1.7～1.9），此基因组 DNA 可直接用于酶切、PCR 等后续实验。

对提取的 DNA 纯度要求不高的研究，如用 PCR 来扩增和鉴定在提取的 DNA 中有无目的基因等，可以选用加热煮沸法、溶菌酶破壁法和碱裂解法等快速粗提 DNA。对提取 DNA 纯度要求高的研究，如 DNA 印迹法（Southern blotting）、扩增片段长度多态性（amplified fragment length polymorphism，AFLP）、RFLP、基因克隆、转化细菌细胞、转染动物细胞和注射到动植物体等，在提取时，可以采用 CTAB/NaCl 法、CsCl 法和商品化的 DNA 提取试剂盒等。

（二）细菌 RNA 的提取与纯化

mRNA、rRNA、tRNA 在遗传信息由 DNA 传递到表现生命性状的蛋白质过程中发挥举足轻重的功能。分离纯净和完整的 RNA 是 RNA 分离的目标。RNA 的纯度和完整性对于 RNA 印迹法（Northern blotting）、逆转录聚合酶链反应（RT-PCR）和 cDNA 文库的构建等分子生物学实验都至关重要。RNA 的制备需要经过裂解细胞，去除蛋白质、多糖和细胞残渣等杂质和析出 RNA 三个基本过程。组织和细胞的来源不同，其制备 RNA 的具体方法也各异，主要有 TRIzol[①] 试剂法、苯酚法和异硫氰酸胍-酚法等。最关键的因素是尽量减少 RNA 酶的污染。RNA 酶无处不在，在实验操作的任何一步，任何偶然的疏忽或不妥当的操作都有可能造成 RNA 酶的污染，从而导致整个实验的失败。因此，严格控制实验条件，避免任何可能的污染。如果可能，实验室应专门辟出 RNA

---

① TRIzol：一种可以从同一样品中分离 RNA、DNA 和蛋白质的试剂

操作区，离心机、移液器、试剂等均应专用。RNA 操作区应保持清洁，并定期进行除菌。操作过程中应始终戴一次性橡胶手套，并经常更换，以防止手、臂上的细菌和真菌以及人体自身分泌的 RNase 带到试管中或污染用具。尽量避免使用一次性塑料手套，塑料手套不但常常造成操作不便，且塑料手套的多出部分常常在器具的 RNase 污染处和非污染处传递 RNase，扩大污染。避免在操作中说话聊天，也可以戴口罩以防止引起 RNase 污染。

1. TRIzol 试剂法 TRIzol 试剂是直接从细胞或组织中提取总 RNA 的试剂。它在破碎和溶解细胞时能保持 RNA 的完整性。加入三氯甲烷后离心，样品分成水相层和有机层。RNA 存在于水相层中。收集水相层后，RNA 可以通过异丙醇沉淀来还原。

2. 苯酚法 细胞内大部分 RNA 均与蛋白质结合在一起，以核蛋白的形式存在。因此，提取 RNA 时要把 RNA 与蛋白质分离并除去。将细胞置于含有十二烷基磺酸钠（sodium dodecyl sulfate，SDS）的缓冲液中，加等体积水饱和酚，通过剧烈振荡，然后离心形成上层水相和下层酚相。RNA 溶于水相，被苯酚变性的蛋白质或者溶于酚相，或者在两相界面处形成凝胶层。收集水相层后，RNA 可以通过异丙醇沉淀来还原。

3. 异硫氰酸胍−酚法 异硫氰酸胍与 β-巯基乙醇共同作用抑制 RNase 的活性；异硫氰酸胍与十二烷基肌氨酸钠（sarcosyl）作用使蛋白质变性，从而释放 RNA；酸性条件下 DNA 极少发生解离，同蛋白质一起变性被离心下来，RNA 则溶于上清液中。后续步骤同上述两种方法。

提取和纯化后的 RNA，可以用于进一步的科学研究，例如 rRNA 一般用于病原生物种类的鉴定，mRNA 可以逆转录成 DNA，然后对 DNA 加以分析和研究。

二、病毒核酸的提取与纯化

病毒不能进行代谢，只能寄生在活细胞内进行复制，它是所有生命形式中最小、最简单、在专一细胞内寄生的非细胞型微生物，其抵抗力特殊，一般耐冷不耐热，对抗生素不敏感，对干扰素敏感；病毒种类繁多，约有 73 个科、289 个属、4000 多种。病毒不但可以引起传染病，也可以引起非传染病。病毒体是完整的成熟病毒颗粒，是细胞外的存在形式。

在人类传染病中，75% 以上是由病毒感染引起的，病毒具有传染性强、流行广泛、传播速度快、病死率高、后遗症严重、临床诊断困难等特点，有些病毒感染还与自身免疫疾病和肿瘤密切相关，故病毒在临床上具有重要意义。病毒核酸的分离，可以为下一步核酸的扩增和鉴定奠定基础，从而为快速鉴定病毒的种类、浓度、感染时间，以及为早期诊断与药物疗效提供直接的病原学依据。

（一）病毒 DNA 的提取与纯化

病毒的 DNA 分子有多种类型，如线状双股 DNA、环状双股 DNA、闭合双股 DNA、线形单股 DNA 等。提取方法会因病毒种类的不同而略有不同。

1. 阴离子去污剂法 用 SDS 或二甲苯酸钠等去污剂使蛋白质变性，可以直接从生物材料中提取 DNA。由于细胞中 DNA 与蛋白质之间常借静电引力或配位键结合，阴离子去污剂能够破坏这种价键，所以常用阴离子去污剂提取病毒 DNA。

2. 浓盐法 利用 RNA 和 DNA 在电解溶液中的溶解度不同，将两者分离，常用的方法是用 1mol/L 氯化钠抽提，得到的 DNA 黏液与含有少量辛醇的三氯甲烷一起摇荡，使乳化，再离心除去蛋白质，此时的蛋白质凝胶停留在水相及三氯甲烷相中间，而 DNA 位于上层水相中，用 2 倍体积 95% 乙醇可将 DNA 钠盐沉淀出来。也可用 0.15mol/L NaCl 液除去 RNA，再以 1mol/L NaCl 提取脱氧核糖蛋白，再用三氯甲烷−异丙醇法除去蛋白。两种方法比较，后者可使核酸降解少一些。以稀盐酸溶液提取 DNA 时，加入适量去污剂（如 SDS），可有助于蛋白质与 DNA 的分离。在提取过程中为抑制组织中的 DNase 对 DNA 的降解作用，在 NaCl 溶液中加入柠檬酸钠作为金属离子的络合剂。通常用 0.15mol/L NaCl、0.015mol/L 柠檬酸钠（并称 SSC 溶液）提取 DNA。

3. 水抽提法 利用核酸溶解于水的性质，将组织细胞破碎后，用低钠溶液除去 RNA，然后将沉淀溶于水中，使 DNA 充分溶解于水中，离心后收集上清液。在上清液中加入固体氯化钠调节浓度至 2.6mol/L。加入 2 倍体积的 95% 乙醇，立即用搅拌法搅出。然后分别用 66%、80% 和 95% 乙醇以及丙酮洗涤，最后在空气中干燥，即得 DNA 样品。此法提取的 DNA 中蛋白质含量较高，故一般不用。为除去蛋白质，可将此法加以改良，在提取过程中加入 SDS。

4. 苯酚抽提法　苯酚既可以使蛋白质变性，同时也抑制了 DNase 的降解作用。用苯酚处理匀浆液时，由于蛋白与 DNA 连接键已断，蛋白分子表面又含有很多极性基团与苯酚相似相溶。蛋白分子溶于酚相，而 DNA 溶于水相。离心分层后取出水层，多次重复操作，再取出含 DNA 的水相，利用核酸不溶于醇的性质，用乙醇沉淀 DNA。此时 DNA 是十分黏稠的物质，可用玻璃棒慢慢绕成一团取出。此法的特点是使提取的 DNA 保持天然状态。

5. 病毒 DNA 抽提试剂盒　按照各种病毒 DNA 提取试剂盒的说明书操作。

（二）病毒 RNA 的提取与纯化

病毒的 RNA 分子有多种类型，如单股线形 RNA、双股线形分段 RNA、单基因组和片段基因组的单股线形 RNA 等。提取方法会因病毒种类的不同而略有不同，但与细菌 RNA 提取方法类似，例如 TRIzol 试剂法适用于几乎所有病原生物的 RNA 提取，除前期处理样品方法不同外，其他步骤基本类似。

三、真菌核酸的提取与纯化

目前使用的真菌核酸提取与纯化方法的步骤与细菌的后期方法大体相似，主要差别在于采用何种方法来破碎细胞壁这一关键环节。常用的破壁方法主要有冷冻干燥研磨法、酶解法、玻璃珠机械破壁法和氯化苄法等。

四、寄生虫核酸的提取与纯化

寄生虫对人体的危害，主要包括其作为病原引起寄生虫病及作为疾病的传播媒介两个方面。寄生虫病对人体健康和畜牧家禽业生产的危害均十分严重。在占世界总人口 77% 的广大发展中国家，特别在热带和亚热带地区，寄生虫病依然广泛流行、威胁着儿童和成人的健康甚至生命，因此有必要提取寄生虫的核酸及对其做进一步研究。

（一）寄生虫基因组 DNA 的提取与纯化

应根据研究目的来决定是从单个虫体还是多个虫体提取基因组 DNA。寄生虫虫体的各个部位都可以作为基因组 DNA 的抽提材料，如果虫体较大可取其中部而保存其头部及尾部，以备形态学鉴定验证其种类。如果虫体较小（小于 1cm），则应使用整条虫体抽取 DNA。若虫体特别细小（如幼虫），可用多条虫体来提取 DNA。为了获得高含量、高纯度的 DNA，最好使用新鲜材料。从冻干或 50% ~ 70% 乙醇保存的寄生虫材料中也可较容易地提取 DNA。

寄生虫 DNA 的提取与纯化方法有多种，不同种类的寄生虫虫体都有其最适合的抽提方法，但各种方法的基本原理都一样，即先用机械的方法将虫体组织破碎，然后加入 DNA 裂解液和蛋白酶 K，充分作用后，虫体组织中的细胞膜破裂，蛋白质变性，将虫体基因组 DNA 释放到溶液中。在裂解过程中，虫体细胞碎片及大部分蛋白质会相互缠绕成大型复合物，后者被 DNA 裂解液中的 SDS 包盖，通过离心沉淀，这些复合物会从溶液中沉淀下来，变性剂也同时被除去，从而就可从上清液中回收虫体基因组 DNA 溶液。回收后的虫体基因组 DNA 溶液可用纯化试剂盒进行纯化。纯化时，DNA 溶液与纯化试剂盒中的清洗树脂混合后，其混合液在通过微型柱时 DNA 会结合在柱上，而其他杂质会通过微型柱排出；再用 80% 异丙醇进行冲洗，去除残余杂质。最后，在微型柱中加入预热的 TE 缓冲液或超纯水，使结合在微型柱上的 DNA 充分溶解，通过离心，其洗脱液即为纯化的虫体基因组 DNA 溶液。

（二）寄生虫 RNA 提取与纯化

寄生虫 RNA 提取与纯化方法因寄生虫的种类不同而大同小异，寄生虫的 RNA 提取方法和细菌 RNA 提取方法类似，最关键的是寄生虫的样品处理、虫体的迅速裂解和 RNA 的均一性纯化。

五、质粒的提取与纯化

质粒的提取和纯化是最常用、最基本的实验技术，包括以下三个步骤：①细菌的培养；②细菌的收集与裂解；③分离纯化。按质粒制备的量，将 2～5ml 菌液作为质粒 DNA 的小量制备，500ml 菌液作为质粒 DNA 的大量制备。质粒的提取和纯化方法有很多，主要是通过质粒 DNA 在拓扑学上相互缠绕的双链不会彼此分离，在变性条件去除后，DNA 双链间的碱基配对就会再次形成。通过分离变性的蛋白质和染色体 DNA 或高分子质量 RNA 将得到质粒 DNA 的粗提物，粗提物再经纯化去除小分子的核酸片段或是缺口的环状 DNA，最终得到纯度较高的闭环双链 DNA。质粒编码非细菌生命所必需的某些生物学性状，如性菌毛（如 F 因子等）、细菌素（大肠埃希菌素等）、毒素 [如肠产毒素型大肠埃希菌的不耐热肠毒素（LT）和耐热肠毒素（ST）等]、侵袭力（志贺菌质粒等）和耐药性（如 R 质粒等）等。质粒可以用来进行基因的转移和表达，可以利用这一特点，对质粒提取和纯化，然后对质粒进行改造，去掉对人体有害的基因，插入一些治疗基因。质粒的提取和纯化也可以为进一步鉴定病原菌的种属、致病性和疾病的预防奠定基础。下面略举常用的质粒提取方法。

（一）质粒 DNA 的小量提取与纯化

1. SDS 碱裂解法 是最常用的小量制备质粒 DNA 的方法。人们使用 SDS 碱裂解法从大肠埃希菌中分离制备质粒 DNA 已有 30 多年的历史，现在商品化的质粒抽提试剂盒都是基于此原理配合带有硅酸纤维膜的超滤柱子进行质粒抽提。其原理是将细菌悬浮液暴露于高 pH 的强阴离子洗涤剂中，使细胞壁破裂，染色体 DNA 和蛋白质变性，质粒 DNA 释放到上清液中。尽管碱性溶剂将配对碱基完全破坏，但闭环的质粒 DNA 由于在拓扑学上相互缠绕双链而不会彼此分离。只要 OH⁻ 处理的强度和时间适宜，当 pH 恢复至中性时，DNA 双链就会再次形成。

在裂解过程中，细菌蛋白质、破裂的细胞壁和变性的染色体 DNA 会相互缠绕成大型复合物，复合物被十二烷基硫酸盐包裹，当用钾离子取代钠离子时，这些复合物会从溶液中有效地沉淀下来。离心除去沉淀后，就可从上清液中回收复性的质粒 DNA。

在 SDS 存在的条件下，碱裂解是一项非常灵活的技术，它对大肠埃希菌的所有菌株都适用，其他菌株的质粒抽提已有相关报道。范围广泛，适用于从 1ml 到 500ml 以上的细菌培养体积。从裂解液中回收的闭环质粒 DNA 可以根据实验需要，用不同的方法纯化到不同的程度。

2. 煮沸裂解法 此方法是将细菌悬浮于含有聚乙二醇辛基苯基醚（TritonX-100）和能消化细胞壁的溶菌酶的缓冲液中，加热到 100℃使其裂解。加热除了破坏细菌外壁，还有助于解开 DNA 双链的碱基配对，使蛋白质和染色体 DNA 变性，但是闭环质粒 DNA 链彼此不会分离，这是因为它们的磷酸二酯键骨架具有互相缠绕的拓扑结构，当温度下降后，闭环 DNA 的碱基又互补配对，形成超螺旋分子。离心除去变性的染色体 DNA 和蛋白质，就可从上清液中回收质粒 DNA。

煮沸裂解法对于小于 15kb 的小质粒很有效，可用于提取少至 1ml（小量制备），多至 250ml（大量制备）菌液的质粒，并且对大多数的大肠埃希菌菌株都适用。但对于那些经变性剂、溶菌酶及加热处理的含大量碳水化合物的大肠埃希菌菌株（HB101），则不推荐使用，如大肠埃希菌菌株 HB101 及其衍生菌株；对于表达内切核酸酶的大肠埃希菌菌株，也不推荐使用煮沸法提取质粒。

3. 聚乙二醇沉淀法 此方案可处理经上述两种方案处理后得到的粗制质粒 DNA。聚乙二醇（PEG）可使大分子聚集，而使 DNA 分子凝聚成聚集体。先将粗制质粒 DNA 用氯化锂处理沉淀大分子 RNA，用 RNA 酶消化污染的小分子 RNA。然后用含 PEG 的高盐溶液沉淀大的质粒

DNA，使短的 RNA 和 DNA 片段留在上清液中。沉淀下来的质粒 DNA 再用酚-三氯甲烷抽提及乙醇沉淀。

PEG/MgCl$_2$ 沉淀法不能有效分离带缺口的环状质粒和闭合的环状质粒。对于纯化易产生缺口的特大质粒（＞15kb）和用于生物物理测量的闭合环状质粒应选择使用 CsCl-溴化乙锭平衡梯度离心或柱色谱法纯化质粒 DNA。

（二）质粒 DNA 的大量提取与纯化

质粒 DNA 的大量提取也可以采用质粒小量提取的方法，但是 CsCl-溴化乙锭平衡梯度离心法因对闭环 DNA 和线状 DNA 可以做进一步的分离，一般实验室条件允许的情况下会使用此方法。溴化乙锭可嵌入 DNA 的双螺旋结构，通过范德瓦耳斯力与上下碱基结合，但溴化乙锭对环状 DNA 分子的亲和力是随着 DNA 超螺旋的增加而降低的，由于亲和力降低，饱和状态下完整的环状 DNA 结合的溴化乙锭比带有缺口的环状 DNA 或线性 DNA 少。结合溴化乙锭可降低 DNA 分子在 CsCl 密度梯度中的浮力密度，因此在 CsCl-溴化乙锭平衡梯度离心中环状 DNA 分子处于比带有缺口的环状 DNA 或线性 DNA 密度更高的位置。

经过 CsCl 梯度离心纯化的 DNA 中含有溴化乙锭，可以通过有机溶剂抽提法或离子交换色谱法去除，随后用乙醇沉淀去除 CsCl。本方法常用离子交换色谱法去除溴化乙锭。通过此方案最终可得到质量较高的 DNA。

第二节　核酸的扩增与鉴定

一、核酸的扩增

核酸扩增技术的典型代表是聚合酶链反应（polymerase chain reaction，PCR），PCR 由考里·穆利斯（Kary Mullis）发明，于 1985 年由林（Saiki）等在 *Science* 杂志上首次报道，是近年来开发的体外快速扩增 DNA 的技术。通过 PCR 可以简便、快速地从微量生物材料中以体外扩增的方式获得大量特定的核酸，并且有很高的灵敏度和特异性。如果检测的核酸是 RNA，则先把它逆转录为 DNA，然后进行检测，这类方法称为逆转录 PCR（即 RT-PCR）。此外也可用连接酶链反应（ligase chain reaction，LCR）和 Qβ 复制酶技术进行核酸的扩增。

（一）PCR 技术

PCR 技术是在模板 DNA、引物和 4 种脱氧单核苷酸存在的条件下进行的依赖于耐高温的 DNA 聚合酶的酶促合成反应。PCR 以将要扩增的 DNA 作为模板，以和模板正链和负链末端互补的两种寡聚核苷酸作为引物，经过模板 DNA 变性、模板引物复性结合，并在 DNA 聚合酶作用下发生引物链延伸反应来合成新的模板 DNA。模板 DNA 变性、引物结合（退火）、引物延伸合成 DNA 这三步构成一个 PCR 循环。每一循环的 DNA 产物经变性又成为下一个循环的模板 DNA。这样，目的 DNA 的数量将以 2^n–$2n$ 的形式累积，在 2 小时内可扩增 30（n）个循环，DNA 量达原来的上百万倍。PCR 三步反应中，第一步变性反应在高温中进行，目的是通过加热使 DNA 双链解离形成单链；第二步反应又称退火反应，在较低温度中进行，它使引物与模板上互补的序列形成杂交链而结合上模板；第三步为延伸反应，是在 4 种 dNTP 底物和 Mg^{2+} 存在的条件下，由 DNA 聚合酶催化以引物为起始点的 DNA 链的延伸反应。通过高温变性、低温退火和中温延伸三个温度的循环，模板上介于两个引物之间的片段不断得到扩增。对扩增产物可通过凝胶电泳、DNA 印迹法（Southern 印迹法）或 DNA 序列分析进行检测。

（二）PCR 衍生技术

PCR 可扩增双链 DNA 和单链 DNA，并能以 RNA 为模板，进行逆转录 PCR 以扩增 cDNA。经不断发展和完善，已有多种衍生 PCR 技术。除逆转录 PCR 外，尚有不对称 PCR、反向 PCR、锚定 PCR、多重 PCR、着色互补 PCR、免疫 PCR 和套式 PCR 等。

1. 逆转录 PCR（reverse transcription PCR，RT-PCR） RT-PCR 用于扩增 RNA 样品。在 PCR 体系中先引入逆转录酶，将 RNA 逆转录获得 cDNA，再以 cDNA 作为 PCR 的模板，加入引物和 *Taq* DNA 聚合酶按正常 PCR 方式扩增 cDNA。这一技术广泛应用于 RNA 和 RNA 病毒的检测。

2. 锚定 PCR（anchored PCR） 通常进行的 PCR 试验必须知道欲扩增 DNA 或 RNA 片段两侧的序列，并以此为依据设计引物进行 PCR。当欲扩增的片段序列未知时，可通过锚定 PCR 进行扩增。其基本方法是分离细胞总 RNA 或 mRNA 并经逆转录合成 cDNA，通过 DNA 末端转移酶在 cDNA 3′ 端加上同源多聚物 poly（dG）尾，通过与其互补的锚定引物 poly（dC）来保证扩增反应的特异性。

3. 反向 PCR（inverse PCR） 常规 PCR 是扩增两个已知序列之间的 DNA 片段，反向 PCR 则用于扩增位于已知序列两侧的一段未知序列。方法是使含已知序列和未知序列的 DNA 片段环化，再用限制性内切酶切开已知序列，这样线性化后原位于已知序列两侧的未知序列变为位于已知序列之间，再经常规 PCR 操作就可大量扩增未知序列。

4. 不对称 PCR（asymmetric PCR） 不对称 PCR 又称单链扩增 PCR。一般 PCR 反应中两种引物的量是相等的，不对称 PCR 中，两种引物的量相差悬殊，一般为 50∶1 ～ 100∶1，这样在生成一定数量的双链产物后，较少的引物就会被用完，大量生成一条单链的 DNA，分离单链即可直接进行序列分析等研究。

5. 多重 PCR（multiplex PCR） 应用 PCR 技术可检测特定序列的存在或缺失。某些疾病的基因片段较长，且常有多处发生缺失或突变，用一对引物进行 PCR 检测时，扩增不到目的片段，此时就须使用多重 PCR 技术。在同一反应管中加入多对引物，扩增同一模板的多个区域。如果某一片段缺失，或扩增该片段的引物与被检核酸同源性太低，则在相应的电泳图谱上就无相应的正常片段出现，但可保证其他特异片段出现。目前报道的多重 PCR 反应，最多可同时扩增 12 条区带。当然，也可设计两对引物，分两次进行常规 PCR。

6. 着色互补 PCR（colour complementation assay PCR） 着色互补 PCR 又称荧光 PCR（fluorescent PCR）。其原理是用不同的荧光染料分别标记不同的寡核苷酸引物，通过多重 PCR 同时扩增多个 DNA 片段。反应结束后除去多余引物，扩增产物在紫外线照射下能显示某一种或几种荧光染料颜色的组合，如果某一 DNA 区带缺失，则会缺乏相应的颜色。通过颜色的有无及其组合可很快诊断基因的缺失、有较大变异或发现某些感染的病毒基因等。这一技术为 PCR 技术的临床自动化诊断奠定了基础。

7. 免疫 PCR 免疫 PCR 即免疫聚合酶链反应（immuno-PCR），它是将高度灵敏的 PCR 技术与特异的免疫学方法相结合的一种新型的诊断技术，是目前最有应用前景的诊断方法之一。它的原理是通过应用一个对 DNA 和抗体具有双重结合活性的联结分子使二者联结起来，这样就可以使作为指示系统的 DNA 分子通过抗体而特异性地结合到抗原上，从而形成一种特异性"抗原–抗体–DNA 复合物"，再通过对其中已知片段 DNA 的 PCR 扩增，即可证明抗原存在与否。这种方法的特点在于：①通过免疫捕获作用纯化检测对象；②用于检测的微生物无须事先明确其核酸序列；③该方法也适用于微生物以外的抗原检测，其前提条件是被检测对象具有良好的抗原性，并且备有其相对应的抗体；④无须根据不同对象设计不同的引物，被联结的已知片段 DNA 相当于指示剂，无论检测对象是什么，只需合成针对这段 DNA 的引物即可；⑤省去了普通 PCR 实验检测 RNA 病毒的逆转录过程，既增加了灵敏度又降低了实验成本。

8. 巢式 PCR（nested PCR） 普通 PCR 的产物 DNA 往往需要再扩增，以便对之进行进一步鉴定、分子克隆或用作其他用途。此时，由于 DNA 产物的末端效应，用原来的那对引物难以实现再扩增的目的。如果在原来的引物内侧重新设计一对引物，再进行新一轮 PCR，则很容易获得更大量的 DNA 产物。如果需要，还可再进一步扩增，但每次需要在上一次产物的内侧重新设计引物。这种采用多对成套引物，逐步扩增 DNA 内侧片段的 PCR 就称为巢式 PCR。

（三）PCR 技术在检测病原生物中的应用

1. 快速、准确、安全检测病原生物　用 PCR 技术不需经过分离培养和富集病原生物，一个 PCR 反应一般只需几十分钟至两小时就可完成。从样品处理到产物检测，一天之内可得出结果。由于 PCR 对检测的核酸有扩增作用，理论上即使仅有一个分子的模板，也可进行特异性扩增，故特异性和灵敏度都很高，远远超过常规的检测技术，包括核酸杂交技术。PCR 可检出 fg 水平的 DNA，而杂交技术一般在 pg 水平。PCR 技术适用于检测慢性感染、隐性感染，对于难于培养的病毒检测尤其适用。由于 PCR 操作的每一步都不需活的病原体，不会造成病原生物逃逸，在传染病防疫意义上是安全的。

2. 传染病的早期诊断和不完整病原检疫　在早期诊断和不完整病原检疫方面，应用常规技术难以得到确切结果，甚至漏检，而用 PCR 技术可使未形成病毒颗粒的 DNA 或 RNA，或样品中病原生物破坏后残留的核酸分子迅速扩增而测定，且只需提取微量 DNA 分子就可以得出结果。

3. 在病原生物分类和鉴别中的应用　用 PCR 技术可准确鉴别某些比较近似的病原生物，如蓝舌病病毒与流行性出血热病毒，牛巴贝虫、二联巴贝虫等。PCR 结合其他核酸分析技术，在精确区分病毒、真菌和细菌不同型、不同株、不同分离物的相关性方面具有独特的优势，可从分子水平上区分不同的毒株并解释它们之间的差异。

4. 制备探针和标记探针　PCR 可为核酸杂交检测病原生物提供探针和标记探针。方法是：①用 PCR 直接扩增某特异的核酸片段，经分离提取后用同位素或非同位素标记制得探针。②在反应液中加入标记的脱氧核糖核苷三磷酸（dNTP），经 PCR 将标志物掺入到新合成的 DNA 链中，从而制得放射性和非放射性标记探针。

（四）连接酶链反应

在连接酶的作用下两段寡核苷酸能通过形成磷酸二酯键而连接形成较长的核酸片段。连接酶链反应（ligase chain reaction，LCR）技术基于如下原理：在 65℃，由于热稳定连接酶的作用，两段与模板正确杂交的寡核苷酸能连接形成新的较长的核酸片段。通过高温变性、适温退火和连接三步一循环的反应，新形成的靶核酸片段成为下一循环的模板而使反应延续，这样，扩增产物将像 PCR 一样呈指数递增。

LCR 反应体系需采用 4 个寡聚核苷酸引物，其中两个与模板正链结合，另两个与负链结合。引物长 15 ~ 20bp，故 LCR 扩增产物长 30 ~ 40bp。由于扩增产物较短，循环反应中的变性温度一般应比常规 PCR 要低。

热稳定连接酶分离自嗜热细菌，它能精确识别与模板正确杂交的寡核苷酸引物。由于碱基误配而杂交上模板的非特异引物将不能起连接反应。与 PCR 相比较，LCR 中非特异性扩增产物产生的概率很低。有资料表明，经过 50 ~ 70 个 LCR 循环，非特异性扩增产物未有明显增长，这样，可保证反应的高度敏感性和特异性。

LCR 已应用于检测人乳头瘤病毒、结核分枝杆菌等病原生物。目前，LCR 的应用范围远不如 PCR 广泛，但 LCR 与 PCR 相结合，可有效解决分子生物学研究领域的一些问题，如启动子等小片段核酸的克隆等。

（五）Qβ 复制酶技术

Qβ 复制酶是 Qβ 噬菌体产生的一种依赖于 RNA 的 RNA 聚合酶。该酶于 1963 年由榛名（Haruna）和韦斯曼（Weissmann）等人发现并命名。Qβ 复制酶能以某些单链 RNA 为模板，在体外大量复制单链 RNA。该酶有严格的模板特异性，能在体外充当 Qβ 复制酶模板的所有 RNA 分子均含大量的二级结构，且模板和产物 RNA 必须能在复制过程形成稳定的分子内二级结构。

利萨尔迪（Lizardi）及其合作者 1988 年发现，在 Qβ 复制酶的天然模板鸡马立克病病毒-1（MDV-1）RNA 中插入一段疟原虫的特异序列后，所形成的重组 RNA 片段仍可作为模板被 Qβ 复制酶大量扩增。经 37℃反应半小时，可在模板含量最低的反应体系（约含 1000 个分子）检测到 129ng 的重组 RNA 分子，相当于 1 亿倍扩增。Qβ 复制酶能扩增经过修饰的 RNA 片段，因此，可应用于诊断和检测单链 RNA 或 DNA 序列。

据 1992 年发表的有关资料介绍，有科研工作者已在用 Qβ 复制酶开发传染病诊断的技术。其技术要点如下：先用硫氰酸胍处理生物材料（如血、尿、脑脊髓液），使 RNA 释放出来。由于 Qβ 复制酶通常不复制欲扩增的特异 RNA 序列，如人类免疫缺陷病毒 1 型（human immunodeficiency virus type 1，HIV-1）RNA，因此，待检材料须再做如下处理。先用一捕获探针（捕获探针与一种磁性小球耦联）通过杂交反应将 HIV-1 RNA "钓"出来，随后洗脱其他未结合的 RNA 分子；将捕获探针和 HIV-1 RNA 的复合体与插入另一段 HIV-1 RNA 序列的重组 MDV-1 RNA 进行温育，重复洗涤除去未与复合体结合的重组 MDV-1 RNA，最后加入 Qβ 复制酶进行扩增反应。Qβ 复制酶将只扩增与捕获探针和 HIV-1 RNA 所形成的复合体相结合的重组 MDV-1 RNA，30 分钟可扩增 $10^6 \sim 10^7$ 倍。

这一技术不直接扩增欲检测的特异序列，而通过扩增与欲检测 RNA 分子相结合的 MDV-1 RNA 来显示前者的存在。因此，它与 PCR 不同，需先"钓出"欲扩增的特异序列，这样虽增加了处理步骤，但可大大减少非特异性扩增产物。

二、核酸的鉴定

（一）纯度鉴定

紫外分光光度法与荧光光度法，均可用于核酸的纯度鉴定。

1. 紫外分光光度法　紫外分光光度法主要通过 A_{260} 与 A_{280} 的比值来判定有无蛋白质的污染。在 TE 缓冲液中，纯 DNA 的 A_{260}/A_{280} 为 1.8，纯 RNA 的 A_{260}/A_{280} 为 2.0。比值升高与降低均表示不纯。其中蛋白质与在核酸提取中加入的酚均使比值下降。蛋白质在 280nm 的紫外吸收峰与酚在 270nm 的高吸收峰可以鉴别主要是蛋白质的污染还是酚的污染。RNA 的污染可致 DNA 制品的比值高于 1.8，故比值为 1.8 的 DNA 溶液不一定为纯的 DNA 溶液，可能兼有蛋白质、酚与 RNA 的污染，需结合其他方法加以鉴定。A_{260}/A_{280} 的比值是衡量蛋白质污染程度的一个良好指标，2.0 是高质量 RNA 的标志。但要注意，由于受 RNA 二级结构不同的影响，其读数可能会有一些波动，一般在 1.8 ～ 2.1 都是可以接受的。另外，鉴定 RNA 纯度所用溶液的 pH 会影响 A_{260}/A_{280} 读数。如 RNA 在水溶液中的 A_{260}/A_{280} 就比其在 Tris 缓冲液（pH 7.5）中的读数低 0.2 ～ 0.3。

2. 荧光光度法　用溴化乙锭等荧光染料示踪的核酸电泳结果可用于判定核酸的纯度。由于 DNA 分子较 RNA 大许多，电泳迁移率低；而 RNA 中以 rRNA 最多，占 80% ～ 85%，tRNA 及核内小分子 RNA 占 15% ～ 20%，mRNA 占 1% ～ 5%。故 RNA 电泳后可呈现特征性的三条带。在原核生物中明显可见 23S、16S 的 rRNA 条带及由 5S 的 rRNA 与 tRNA 组成的相对有些扩散的快迁移条带。在真核生物为 28S、18S 的 rRNA 及由 5S、5.8S 的 rRNA 和 tRNA 构成的条带，mRNA 因量少且分子大小不一，一般是看不见的。通过分析以溴化乙锭为示踪染料的核酸凝胶电泳结果，可以鉴定 DNA 制品中有无 RNA 的干扰，亦可鉴定在 RNA 制品中有无 DNA 的污染。

（二）浓度鉴定

核酸浓度的定量鉴定可通过紫外分光光度法与荧光光度法进行。

1. 紫外分光光度法　紫外分光光度法基于核酸分子成分中的碱基均具有一定的紫外线吸收特性，最大吸收波长为 250 ～ 270nm。这些碱基与戊糖形成核苷酸后，其最大吸收波长不变。由核苷酸组成核酸后，其最大吸收波长为 260nm，该物理特性为测定溶液中核酸的浓度奠定了基础。在波长 260nm 的紫外线下，1 个 OD 值的光密度大约相当于 50μg/ml 的双链 DNA、38μg/ml 的单链 DNA 或单链 RNA、33μg/ml 的单链寡聚核苷酸。如果要精确定量已知序列的单链寡聚核苷酸分子的浓度，就必须结合实际分子量与摩尔吸光系数，根据朗伯–比尔定律进行计算。若 DNA 样品中含有盐，则会使 A_{260} 的读数偏高，尚需测定 A_{310} 以扣除背景，并以 A_{260} 与 A_{310} 的差值作为定量计算的依据。紫外分光光度法只适用于测定浓度大于 $25\mu g/ml$ 的核酸溶液。

2. 荧光光度法　荧光光度法以核酸的荧光染料溴化乙锭嵌入碱基平面后，使本身无荧光的核酸在紫外线激发下发出橙红色的荧光，且荧光强度积分与核酸含量成正比。该法灵敏度可达 $1 \sim 5ng$，适合低浓度核酸溶液的定量分析。另外，目前一种新的超灵敏荧光染料，可以从琼脂糖凝胶中检出低于 $20pg$ 的双链 DNA。

（三）完整性鉴定

核酸的完整性鉴定常规使用凝胶电泳法。以溴化乙锭为示踪染料的核酸凝胶电泳结果可用于判定核酸的完整性。基因组 DNA 的分子量很大，在电场中泳动很慢，如果有降解的小分子 DNA 片段，在电泳图上可以显著地表现出来。而完整的无降解或降解很少的总 RNA 电泳图，除具特征性的三条带外，三条带的荧光强度积分应为一特定的比值。沉降系数大的核酸条带，分子量大，电泳迁移率低，荧光强度积分高；反之，分子量小，电泳迁移率高，荧光强度积分低。一般 28S（或 23S）RNA 的荧光强度约为 18S（或 16S）RNA 的 2 倍，否则提示有 RNA 降解。如果在加样槽附近着着色条带，则说明有 DNA 污染。

必要时，还可以通过一些特殊的实验来分析 DNA 或 RNA 的完整性。聚合酶链反应技术（PCR）和生物芯片技术，以及临床上常用的核酸杂交技术，此技术主要是固相杂交，固相杂交将待测样本固定在固相载体上（醋酸纤维膜、尼龙膜、玻片）进行杂交。其杂交方法有斑点杂交、菌落原位杂交、DNA 印迹法、RNA 印迹法等。随着科技的发展，有关核酸的分离、纯化、鉴定与回收的手段日益丰富。

1. DNA 印迹法鉴定 DNA　DNA 印迹法是将 DNA 片段从电泳凝胶中转移并固定在膜支持物上，因此该膜半永久性地重现出凝胶电泳的带型。操作时应戴手套，以防手受酸碱溶液的损伤，以及避免污染膜。夹取膜时使用干净的平头镊子。其中最常用的 DNA 印迹法是用高盐缓冲液在尼龙膜或硝酸纤维素膜上进行 DNA 印迹。DNA 印迹是通过向上的毛细管作用将 DNA 从琼脂糖凝胶转移到膜上的。尼龙膜吸附能力较强，并能反复加探针 10 次以上。硝酸纤维素膜使用某些类型的杂交探针产生较弱的背景。

2. RNA 印迹法鉴定 RNA　RNA 印迹法（Northern blotting），是一种将 RNA 从琼脂糖凝胶中转印到硝酸纤维素膜上的方法。DNA 印迹法由萨瑟恩（Southern）于 1975 年创建，称为 Southern 印迹法，RNA 印迹法正好与 DNA 相对应，故被称为 Northern 印迹法，与此原理相似的蛋白质印迹法则被称为 Western 印迹法。Northern 印迹法杂交的 RNA 吸印与 Southern 印迹法杂交的 DNA 吸印方法类似，只是在进样前用甲基氢氧化银、乙二醛或甲醛使 RNA 变性，而不用 NaOH，因为它会水解 RNA 的 $2'$-羟基基团。RNA 变性后有利于在转印过程中与硝酸纤维素膜结合，它同样可在高盐中进行转印，但在烘烤前与膜结合得并不牢固，所以在转印后用低盐缓冲液洗脱，否则 RNA 会被洗脱。在胶中不能加 EB，因为它会影响 RNA 与硝酸纤维素膜的结合。为测定片段大小，可在同一块胶上加分子量标志物一同电泳，之后将标志物切下、上色、照相，样品胶则进行 Northern 转印。标志物胶上色的方法是在暗室中将其浸在含 $5\mu g/ml$ EB 的 $0.1mol/L$ 乙酸铵中 10 分钟，光在水中就可脱色，在紫外光下用成像相机拍照时，上色的 RNA 胶要尽可能少接触紫外线，若接触太多或在白炽灯下暴露过久，会使 RNA 信号降低。在琼脂糖凝胶中分离功能完整的 mRNA 时，甲基氢氧化银是一种强力、可逆变性剂，但是有毒，因而许多人喜用甲醛作为变性剂。所有操作均应避免 RNase 的污染。

3. 基因芯片　基因芯片（gene chip）就是按照特定的排列方式固定有大量基因探针/基因片段的硅片、玻片、塑料片。它可以通过原位合成或直接点样的方法制备。样品 DNA 或 RNA 通过 PCR 扩增、体外转录等技术掺入荧光标记分子，然后同基因芯片 DNA 微阵列杂交，通过高分辨荧光扫描仪即可获得结合于芯片上的目的基因的荧光信号，经过计算机处理即可给出目的基因的结构或表达信号。

　　一张芯片上集成有成千上万密集排列的分子微阵列（molecular microarray），能够在短时间内分析大量的分子生物，并能快速准确地获取样品中的生物信息，效率可提高成百上千倍。病原性细菌诊断芯片可以在一张芯片上同时对多个标本进行多种病原菌的检测，仅少量的样品，在极短时间内提供大量的诊断信息，可为临床细菌感染疾病的诊断提供一个快速、敏感、高通量平台。随着基因芯片特异性的进一步提高，信号检测灵敏度的增加，样品制备和标记操作的简单化，芯片制备及检测仪器的开发和普及，基因芯片将会在临床试验室得到广泛应用，一定会在病原生物学研究领域发挥出非凡的作用。

（李美丽）

第七章　动物感染实验技术

动物实验技术在病原生物学的研究中有着广泛的运用。比如研究病原生物的生物学性状、致病机制和机体的抗感染免疫机制，以及疫苗的研制和感染性疾病的临床干预手段的研究等都离不开动物实验。根据实验目的不同，病原生物学实验常用的实验动物有小鼠、大鼠、豚鼠、蛙类、猫和家兔等。

第一节　病原体的感染方法

在动物实验中，病原体或其毒素的接种途径和方法是多种多样的，可根据实验目的、实验动物种类和病原体的种类等情况而定。

一、皮下接种

接种部位一般选择动物后肢大腿外侧、颈背部或下腹部等皮下脂肪较少的部位。注射时在局部消毒后，用左手拇指和示指轻轻提起皮肤，右手持注射器将针头刺入皮下，回抽无回血后，可将药液注入。注入量为 0.2 ~ 1.0ml。此接种方法适用于皮下感染的动物模型研究。

二、皮内接种

此方法是将药液注入动物背部脊柱两侧的皮肤表皮和真皮之间。注射时在局部消毒后，针头一般与皮肤呈 30° 刺入，药液注入部位会出现鼓起的小疱，注射后稍等几秒再拔出针头，若小疱不马上消失，证明药液已注入皮内，注射后不要用力压迫，以免药液流出。注射量一般为 0.1ml。此接种方法主要用于皮肤感染的研究，如金黄色葡萄球菌引起的毛囊炎以及皮肤过敏试验等。

三、肌肉接种

可选择肌肉丰满、内无大血管通过的部位注射。一般采用臀部，而大、小鼠等小动物常在大腿外侧肌肉部位。注射时，针头迅速刺入肌肉，回抽无回血即可注入。接种量为 0.2 ~ 1.0ml。此接种方法常用于检测某些毒素的毒性和生物学作用以及抗毒素的中和作用，最常用的是对破伤风毒素和抗毒素的检测。

四、腹腔接种

用大、小鼠做实验时，以左手抓住动物，使腹部向上，右手将注射针头于左（或右）下腹部

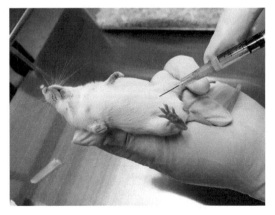

图 1-7-1　小鼠腹腔接种方法

刺入皮下，使针头向前推 0.5 ~ 1.0cm，再以 45°穿过腹肌，固定针头，缓缓注入药液（图 1-7-1），为避免伤及内脏，可使动物处于头低位，使内脏移向上腹。若实验动物为家兔，进针部位为下腹部的腹白线离开 1cm 处。此接种方法常用于构建腹腔感染动物模型或细菌检验时需要恢复细菌的特殊结构、形态或细菌毒力的鉴定和恢复。例如，有致病能力的肺炎链球菌在体外培养时失去荚膜，不利于细菌的鉴定；通过小鼠的腹腔接种后，再将死亡的小鼠解剖，做腹水涂片、染色和镜检，可观察到典型的带有荚膜的呈矛尖状、成双排列的肺炎链球菌。

五、静脉接种

静脉接种主要用于血源性感染或败血症研究。接种前可先用乙醚将动物做适当麻醉。

（一）家兔

家兔耳部血管分布清晰。家兔耳中央为动脉，耳外缘为静脉。内缘静脉深不易固定，故不用。外缘静脉表浅易固定，常用。先拔去注射部位的被毛，用手指弹动或轻揉家兔耳，使静脉充盈，左手示指和中指夹住静脉的近端，拇指绷紧静脉的远端，环指及小指垫在下面，右手持注射器尽量从静脉的远端刺入，移动拇指于针头上以固定针头，放开示指和中指，将药液注入，然后拔出针头，用手压迫针眼片刻。

（二）小鼠和大鼠

一般采用尾静脉注射，鼠尾静脉有三根，左右两侧及背侧各一根，左右两侧尾静脉比较容易固定，多采用，背侧一根也可采用，但位置不容易固定。操作时先将动物固定在鼠筒内或扣在烧杯中，使尾巴露出，尾部用45～50℃的温水浸润半分钟或用乙醇擦拭使血管扩张，并可使表皮角质软化，以左手拇指和示指捏住鼠尾两侧，使静脉充盈，用中指从下面托起尾巴，以环指和小指夹住尾巴的末梢，右手持注射器使针头与静脉平行（小于30°），从尾下四分之一处（距尾尖2～3cm）进针，此处皮薄易于刺入，先缓注少量，如无阻力，表示针头已进入静脉，可继续注入。注射完毕后把尾部向注射侧弯曲以止血。如需反复注射，应尽可能从末端开始，以后向尾根部方向移动注射。

（三）蛙（或蟾蜍）

将蛙或蟾蜍脑脊髓破坏后，仰卧固定于蛙板上，沿腹中线稍左剪开腹肌，可见到腹静脉贴着腹壁肌肉下行，将注射针头沿血管平行方向刺入即可。

六、颅内接种

颅内接种主要用于颅内感染研究。一般对小动物（如小鼠）可直接进行，在注射4号针头上缠绕胶布或穿上橡胶，露出2mm针尖。以左手固定小鼠，左手小指夹住小鼠尾部，拇指和示指置头部两侧固定头部，中指和环指压住小鼠身体；在小鼠前额正中，眼耳连线中点，以右手手指轻压头部皮肤，使头皮与头骨移位；然后手持0.25～1ml注射器，垂直刺入颅骨，推入药液；拔出针头时用左手示指推动头皮轻压，防止药液漏出。小鼠的一次注射参考剂量为0.01～0.03ml。大动物（如家兔）需用骨钳将局部打开后接种，刺入深度为0.6cm左右，注射量为0.05ml左右。

七、足垫接种

将吸有接种物的注射器针头刺入足垫皮下，接种量一般为0.1ml左右。此方法主要用于麻风杆菌的接种感染犰狳或小鼠。

八、呼吸道接种

通过呼吸道接种细菌，主要用于呼吸系统感染性研究。呼吸道接种主要有鼻前庭吸入接种和气管穿刺接种两种。

（一）鼻前庭吸入接种

将动物用乙醚做浅麻醉，用注射器吸取接种物，同时接上输液用4.5号头皮针，将针头去除，排出空气，将头皮针软管插入动物的鼻前庭，在动物吸气时注入0.1～0.5ml的接种物，可反复多次接种。注意动物必须做浅麻醉，以降低其鼻腔对异物的敏感度，防止接种时将接种物反射性喷出，造成工作环境或工作人员的污染。麻醉不可太深，否则容易造成吸入过多导致窒息而死亡。

该方法主要用于细菌性感染引起的慢性阻塞性肺炎的研究。

（二）气管穿刺接种

小动物的气管接种需要做颈前部切开。将动物用 0.3% 戊巴比妥钠麻醉，固定后，剪开颈前皮肤，肌肉层做钝性分离，暴露气管，用吸有接种物的注射器（4 号针头）向气管内注入 0.1 ~ 0.5ml 接种物。此方法一般不能反复接种，主要用于急性感染性肺炎的研究。

此外，呼吸道接种还可采用雾化吸入的方法，优点是对动物的影响较小，比较安全，动物不易因接种物吸入过多而造成窒息死亡，是模拟常规呼吸系统感染的最佳方式。但是，此方法要求有特殊的雾化设备和密闭的动物小室，而且在超声雾化过程中超声波对细菌具有杀伤作用，也容易造成动物皮毛的病原菌污染。

九、消化道接种

消化道接种主要用于某些细菌制剂（如一些有助于消化道正常菌群恢复的细菌制剂）的生物学疗效验证，消化系统疾病（如细菌性食物中毒、细菌性肠溃疡）的研究，以及某些细菌感染与相关疾病（如幽门螺杆菌与胃炎、胃溃疡）的研究等。常采用灌胃方法。

（一）小鼠、大鼠（或豚鼠）

用输血针头或小号腰椎穿刺针头，将其尖端斜面磨平，用焊锡在针尖周围焊一圆头，注意勿堵塞针孔，即成灌胃针；亦可用烧成圆头的硬质玻璃毛细管或特制的塑料毛细管，作为导管。灌胃时将针按在注射器上，吸入药液。左手抓住鼠背部及颈部皮肤将动物固定，右手持注射器，将灌胃针插入动物口中，沿咽后壁徐徐插入食管。动物应固定成垂直体位，针插入时应无阻力。若感到阻力或动物挣扎时，应立即停止进针或将针拔出，以免损伤或穿破食管以及误入气管。一般当灌胃针插入小鼠 3 ~ 4cm，大鼠或豚鼠 4 ~ 6cm 后可将接种物注入。

（二）家兔、猫

灌胃时，先将动物固定，再将特制的扩口器放入动物口中，扩口器宽度可视动物口腔大小而定。灌胃时将扩口器放于上述动物上下门牙之后，并用绳将它固定于嘴部，将带有弹性的橡胶导管（如导尿管），经扩口器上的小圆孔插入，沿咽后壁进入食管，此时应检查导管是否正确插入食管，可将导管外口置于一盛水的烧杯中，如不发生气泡，即认为此导管是在食管中，未误入气管，即可将接种物灌入。

各种动物一次灌胃能耐受的最大容积，小鼠为 0.5 ~ 1.0ml，大鼠为 4 ~ 7ml，豚鼠为 4 ~ 7ml，家兔为 80 ~ 150ml。每次灌胃量应视细菌种类和接种目的而定。

十、皮肤接种

为了解病原体或其毒素经皮肤感染、吸收作用、局部作用和致敏作用等，可采用皮肤接种方法。如家兔和豚鼠背部一定面积的皮肤脱毛后，将一定量病原体或其毒素敷于或涂于皮肤上，病原体或其毒素可经皮肤感染或吸收。

第二节 实验动物标本的采集和检查

标本采集是影响检验质量的最主要、最关键的环节之一，检验标本主要包括血液标本，其次是尿液、粪便，少数为其他体液标本（如脑脊液、胸腔积液、腹水、痰液、分泌物等）。标本的正确采集是保证检验结果准确的重要基础，否则这些标本的检验结果可因标本采集和处理不当而发生变化。

一、体液标本的采集和检查

（一）血液

实验动物的采血方法很多，按采血部位不同，可分为尾部采血、耳部采血、眼部采血、心脏采血、大血管采血等。具体包括剪尾采血、鼠尾刺血、眶静脉丛采血、断头采血、心脏采血、颈静（动）脉采血、腹主动脉采血、股动（静）脉采血、耳缘剪口采血、耳静脉采血等。根据动物种类、检测目的、试验方法及所需血量而选择相应的采血部位和采血方法。

1. 大鼠、小鼠的血液采集方法

（1）眶静脉丛（窦）采血：当需要多次重复采血时，常使用本法。小鼠为眶静脉窦，大鼠等为眶静脉丛。首先用乙醚将动物浅麻醉，采用侧眼向上固定体位。然后，左手拇、示两指从背部较紧地握住小鼠或大鼠的颈部（应防止动物窒息）。取血时，左手拇指及示指轻轻压迫动物的颈部两侧，使头部静脉血液回流困难，眼球充分外突，眶静脉丛（窦）充血。右手持带 7 号针头的 1ml 注射器或长颈（3 ～ 4cm）硬质毛细玻璃管（内径 0.5 ～ 1.0mm），将采血管与鼠呈 45°，在泪腺区域内，用采血管由眼内角在眼睑和眼球之间向喉头方向刺入。若为针头，其斜面先向眼球，刺入后再转 180° 使斜面对着眼眶后界。刺入深度小鼠为 2 ～ 3mm，大鼠为 4 ～ 5mm。当达到蝶骨感到有阻力时，再稍后退 0.1 ～ 0.5mm，边退边抽。然后将采血管保持水平位，稍加旋转并后退吸引。由于血压的关系，血液即自动流入玻璃管中。得到所需血量后，即除去加于颈部的压力，同时拔出采血管。为防止术后穿刺孔出血，用消毒纱布压迫眼球 30 秒。若手法得当，体重 20 ～ 30g 小鼠每次可采血 0.2 ～ 0.3ml，体重 200 ～ 300g 大鼠每次可采血 0.4 ～ 0.6ml。左右眼交替使用，反复采血。间隔 3 ～ 7 天采血部位大致可修复。

（2）尾静脉采血：需少量血时，常采用尾静脉采血，该方法主要用于大、小鼠。

1）剪尾或切开尾静脉：剪尾时首先把动物固定或麻醉后，露出尾巴，将尾巴置于 45 ～ 50℃ 热水中，浸泡数分钟，也可用乙醇或二甲苯反复擦拭，使尾部血管扩张，擦干，剪去尾尖（小鼠 1 ～ 2mm，大鼠 5 ～ 10mm），血自尾尖流出，让血液滴入盛器或直接用吸管吸取。也可用试管等接住，自尾根部向尾尖按摩，血液会自尾尖流入试管。切开尾静脉法，可用锐利刀片切开尾静脉一段，用试管等接住血液。

如需多次采取鼠尾静脉血液，每次采血时，将鼠尾剪去很小一段，取血后，先用棉球压迫止血并立即用 6% 液体火棉胶涂于尾巴伤口上，使伤口形成火棉胶薄膜，保护伤口。也可采用切开尾静脉方法采血，两根尾静脉可交替切割，并自尾尖向尾根方向切开，每次可取血 0.2 ～ 0.3ml，切割后用棉球止血。

2）针刺尾静脉：固定动物，消毒，擦干。操作时，在尾尖部向上数厘米处用拇指和示指抓住，对准尾静脉用注射针刺入后立即拔出。采血后用局部压迫、烧烙等方法进行止血。

（3）心脏采血：小动物因心脏搏动快，心腔小，位置较难确定，故较少采用心脏采血。操作时，将动物仰卧固定在鼠板上，剪去胸前区部位的被毛，用碘酒或乙醇消毒皮肤。在左侧第 3 ～ 4 肋间，用左手示指摸到心搏处，右手持带有 4 ～ 5 号针头的注射器，选择心搏最强处穿刺。当针刺入心脏时，血液由于心脏搏动的力量自动进入注射器。心脏采血注意要点：①要迅速而直接插入心脏，否则，心脏会从针尖移开；②如第一次没刺准，将针头抽出重刺，不要在心脏周围乱探，以免损伤心、肺；③要缓慢而稳定地抽吸，否则太多的真空反而使心脏塌陷。

若不需保留动物存活时，也可麻醉后切开动物胸部，将注射器直接刺入心脏抽吸血液。操作时，先用乙醚等麻醉剂深麻醉动物后将其固定在鼠板上，剖开胸腔，然后将注射器针头刺入右心室后立即抽血。开胸时，要尽可能减少出血。

（4）大血管采血：大、小鼠可从颈动（静）脉、股动（静）脉或腋下动（静）脉等大血管采血。在这些部位取血均需麻醉后固定动物，然后做动（静）脉分离手术，使其暴露清楚后，用注射器沿大血管平行方向刺入，抽取所需血量。或直接用剪刀剪断大血管吸取，但切断动脉时，要

防止血液喷溅。

小鼠、大鼠还可以从腹主动脉采血。操作时，先用乙醚等麻醉剂对动物进行深麻醉，然后将动物仰卧位固定在橡胶板上，打开腹腔。开腹时，要尽可能减少出血。打开腹腔后，将肠管向左或向右推向一侧，然后用手指轻轻分开脊柱前的脂肪，暴露出腹主动脉。在腹主动脉远心端打一结，再用阻断器（或拉线）阻断近心端，然后在其间平行刺入，并松开近心端的阻断，立即采血。也可在远心端不打结，只在近心端阻断，然后在髂总动脉分叉处向血管平行刺入，刺入后松开近心端阻断，立即抽血。抽血时，要注意保持动物安静。若动物躁动，要停止抽血，追加麻醉。

2. 家兔、豚鼠的血液采集方法

（1）耳中央动脉采血：家兔耳中央有一条较粗、颜色较鲜红的中央动脉。采血时，用左手固定家兔耳，右手持注射器，在中央动脉末端，沿动脉平行的方向刺入动脉，刺入方向应朝向近心端。不要在近耳根部进针，因其耳根部组织较厚，血管游离，位置较深，不清晰，易刺透血管造成皮下出血。一般用 6 号针头采血。取血完毕后注意止血。此法一次可抽取 10～15ml。

由于家兔在其进化过程中，形成胆小易惊的习性，其外周血液循环对外界环境刺激极为敏感，耳中央动脉易发生痉挛性收缩。因此，抽血前必须让家兔耳充血，并赶在动脉扩张，而未发生痉挛性收缩前立即抽血。若注射针刺入后尚未抽血，血管已发生痉挛性收缩，应将针头放在血管内固定不动，待痉挛消失血管舒张后再抽。若在血管痉挛时强行抽吸，会导致管壁变形，针头易刺破管壁，形成血肿。

（2）耳缘静脉采血：耳缘静脉采血多用于家兔等动物的中量采血，可反复采取。操作时，将家兔固定于兔盒内，选静脉较粗、清晰的耳朵，拔去采血部位的被毛，清毒。为使血管扩张，可用手指轻弹或用二甲苯涂擦血管局部。用 6 号针头沿耳缘静脉远心端刺入血管。也可用刀片在血管上切一小口，让血液自然流出即可。取血后，用棉球压迫止血。此法一次可采血 5～10ml。

（3）心脏采血：家兔、豚鼠的心脏采血亦较常用。一般不需开胸，基本方法同小动物的心脏采血，且更易掌握。将家兔仰卧固定，在左侧胸部心脏部位去毛，消毒。用左手触摸左侧第 3～4 肋间，选择心跳最明显处穿刺。一般由胸骨左缘外 3mm 处将注射针头插入第 3～4 肋间隙。当针头正确刺入心脏时，由于心搏的力量，血会自然进入注射器。采血中回血不好或动物躁动时应拔出注射器，重新确认后再次穿刺采血。经 6～7 天后，可重复进行心脏采血。

（4）颈动（静）脉采血：当需要大量采血时可使用颈动脉采血。操作时，用戊巴比妥钠将家兔麻醉，仰卧位固定。以颈正中线为中心广泛剃毛，消毒。从距头颈交界处 5～6cm 的部位用直剪剪开皮肤，将颈部肌肉用无钩镊子推向两侧，暴露气管，即可看到平行于气管的白色迷走神经和桃色的颈动脉，颈静脉位于外侧，呈深褐色。分离一段颈动脉或颈静脉，结扎远心端，并在近心端放一缝线，在缝线处用动脉阻断钳夹紧动脉，在结扎线和近心端缝线之间用眼科剪刀作"T"或"V"形剪口，并将尖端呈斜形的塑料导管经切口处向心脏方向插入 1～2cm。结扎近心端缝线，将血管与塑料管固定好，将塑料管的另一端放入采血的容器中。缓慢松开动脉夹，血液便会流出。

（5）背跖静脉采血：背跖静脉采血主要用于豚鼠。背跖静脉有两根：外侧跖静脉和内侧跖静脉，均可用于采血。操作时，由助手固定动物，并将其后肢膝关节伸直到操作人员面前，操作人员将动物脚面用乙醇消毒，并找出外侧跖静脉或内侧跖静脉后，以左手的拇指和示指拉住豚鼠的趾端，右手拿注射器刺入静脉采血。拔针后会立即出血，并可见刺入部位呈半球状隆起，应用纱布或脱脂棉压迫止血。反复取血时，两后肢交替使用。

（二）尿液

实验动物的尿液常用代谢笼采集，也可通过其他装置来采集。对于鼠类尿液采集，常采用提鼠采集尿液法（即反射排尿法）。鼠类被人抓住尾巴提起即出现排尿反射，以小鼠的这种反射最明显，当鼠类被提起尾巴排尿后，尿滴挂在尿道外口附近的皮毛上，操作人员应迅速用吸管或玻璃管接住尿滴。对于大动物，可施行导尿术，用导尿法导尿可采集到没有污染的尿液。如果严格执行无菌操作，可收集到无菌尿液；也可采用输尿管插管、穿刺膀胱、膀胱插管以及剖腹等方法采集尿液。另外，可采用压迫膀胱采集尿液，实验人员用手在实验动物下腹部加压，手法既要轻柔又要有力。当增加的压力使实验动物膀胱括约肌松弛时，尿液会自动流出，即行收集。

（三）腹水

抽取大鼠、小鼠的腹水方法简单，用左手拇指及示指捏住动物颈部皮肤，环指、小指及手掌夹住其尾巴固定好动物，使其腹部略朝上，在腹股沟和腹中线之间，消毒皮肤，用 8 号针头刺入腹腔，腹压高腹水自然流出，若腹水太少，可借助注射器抽取。抽取犬等大动物腹水，让犬按自然站立位固定，穿刺部位在耻骨前缘与脐之间，腹中线两侧。剪毛消毒，局部浸润麻醉。操作者左手拇、示指紧绷穿刺部位的皮肤，右手控制穿刺深度做垂直穿刺。注意不可刺得太深，以免刺伤内脏。穿刺针进入腹腔后，腹水多时可见因腹压高而自动流出。腹水太少可轻轻回抽，并同时稍稍转动一下针头，一旦有腹水流出，立即固定好针头及注射器的位置连续抽取。抽腹水时注意不可速度太快，腹水多时不要一次大量抽出，以免因腹压突然下降导致动物出现循环功能障碍等问题。

（四）十二指肠液

将十二指肠导管插入动物的十二指肠，抽取液体。将抽取的消化液分别滴于玻片，加盖玻片后直接镜检。为提高检出率，可用离心法。将消化液加入适量生理盐水稀释混匀后，2000r/min，离心 5～10 分钟，吸取沉渣涂片镜检。若消化液过于黏稠，可先加入 10%NaOH 溶液消化后再离心。

（五）脑脊液

1. 犬、家兔脑脊液的采集 穿刺部位在两髂连线中点稍下方第 7 腰椎间隙。动物轻度麻醉后，侧卧位固定，使头部及尾部向腰部尽量弯曲，剪去第 7 腰椎周围的毛。消毒后操作者在动物背部用左手拇、示指固定穿刺部位的皮肤，右手持腰椎穿刺针垂直刺入，当有落空感及动物的后肢跳动时，表明针已达椎管内（蛛网膜下腔），抽去针芯，即见脑脊液流出。如果无脑脊液流出，可能是没有刺破蛛网膜。轻轻调节进针方向及角度，如果脑脊液流得太快，可插入针芯稍加阻塞，以免导致颅内压突然下降而形成脑疝。

2. 大鼠脑脊液的采集 在大鼠麻醉后，头部固定于定向仪上。头颈部剪毛、消毒，用手术刀沿纵轴切一纵行切口（约 2cm）用剪刀钝性分离颈部背侧肌肉。为避免出血，最深层附着在骨上的肌肉用手术刀背刮开，暴露出枕骨大孔。由枕骨大孔进针直接抽取脑脊液。抽取完毕缝好外层肌肉、皮肤。刀口处可撒些磺胺药粉，以防止感染。采完脑脊液后，应注入等量的消毒生理盐水，以保持原来脑脊髓腔的压力。

（六）骨髓

1. 大鼠、小鼠骨髓的采集 用颈椎脱臼法处死动物，剥离出胸骨或股骨，用注射器吸取少量的 Hanks 平衡盐溶液，冲洗出胸骨或股骨中全部骨髓液。如果取少量的骨髓做检查，可将胸骨或股骨剪断，将其断面的骨髓挤出即可。

2. 大动物骨髓的采集 犬等大动物骨髓的采集可采取活体穿刺方法。先将动物麻醉、固定、局部除毛、消毒皮肤，然后估计好皮肤到骨髓的距离，把骨髓穿刺针的长度固定好。操作人员用左手把穿刺点周围的皮肤绷紧，右手将穿刺针在穿刺点垂直刺入，穿入固定后，轻轻左右旋转将穿刺针钻入，当穿刺针进入骨髓腔时常有落空感。犬骨髓的采集，一般采用髂骨穿刺。胸骨穿刺部位是胸骨体与胸骨柄连接处。肋骨穿刺部位是第 5～7 肋骨各点的中点。胫骨穿刺部位是股骨内侧、靠下端的凹面处。如果穿刺采用的是肋骨，穿刺结束后要用胶布封贴穿刺孔，以防止发生气胸。

二、组织和脏器标本的采集和检查

实验动物经接种后而死去的或予以处死后，应对其尸体进行剖检，以观察其病变情况，并取材保存或进一步做微生物学、病理学和寄生虫学等检查。在解剖某些传染性较强或抵抗力很强的病原体感染而死亡的动物时，必须在专用实验室进行，以便术后的消毒处理。

1. 先用肉眼观察动物体表的情况，并留心观察接种部位有无变化。

2. 将动物尸体仰卧固定于解剖板上，充分露出胸腹部。

3. 用 3% 来苏尔液或克辽林液、乙醇或碘酒浸擦尸体的颈胸腹部的皮毛。

4. 以无菌剪刀自其颈部至耻骨部切开皮肤，并将四肢腋窝处皮肤剪开，剥离胸腹部皮肤使其尽量翻向外侧，注意观察皮下组织有无出血、水肿等病变，观察腋下、腹股沟淋巴结有无病变。

5. 用毛细吸管或注射器穿过腹壁及腹膜吸取腹腔渗出液供直接培养或涂片检查。

6. 另换一套灭菌剪刀剪开腹部，观察肝、脾及肠系膜淋巴结等有无变化，此时可取肝、脾、肾等实质各一小块放在灭菌平皿中，以备培养及直接涂片检查。然后剪开胸腔，观察心、肺有无病变。如果做心血培养，可将铁片烧红在心包膜烧烙，再从此处用无菌毛细吸管或注射器抽吸心血直接培养或做涂片。

7. 必要时破颅取脑组织做检查。

8. 如需做组织切片检查，则各种组织小块应置于 10% 甲醛溶液中固定。

9. 经剖检后的动物尸体应妥善处理，以免散播传染，最好火化或高压灭菌，或者深埋，如果是小鼠尸体亦可浸泡于 3% 来苏尔液中杀菌，而后倒于深坑中，自然腐化。

三、寄生虫检验的常用标本和检查方法

（一）肌肉

动物肌肉活组织检查法可用于查找旋毛形线虫幼虫囊包、猪囊尾蚴和牛囊尾蚴、曼氏迭宫绦虫裂头蚴、华支睾吸虫囊蚴等寄生虫。例如检查动物肌肉中的旋毛形线虫幼虫囊包，可采用外科手术从感染动物（如长爪沙鼠）的膈肌、腿部肌肉取米粒大小的肌肉一块，置于载玻片上，加入50% 甘油，盖上另一载玻片，均匀用力压紧，低倍镜下观察。取下肌肉后须立即检查，否则幼虫变得模糊，不易检查。或用人工消化液（胃蛋白酶 1g，盐酸 1ml，蒸馏水 100ml）过夜消化后，离心，去沉淀物检查幼虫。

（二）直肠黏膜

从感染日本血吸虫的动物（如家兔），用剪刀自直肠取米粒大小的黏膜一块，经水洗后，放在两载玻片间，轻轻压平，镜检。虫卵鉴别见表 1-7-1。

表 1-7-1 黏膜内日本血吸虫虫卵未染色之鉴别

鉴别要点	活卵	近期变性卵	死卵（钙化卵）
颜色	淡黄色至黄褐色	灰白色至略黄色	灰褐色至棕红色
卵壳	较薄	薄或不均匀	厚而不均匀
胚膜	清楚	清楚	不清楚
内含物	卵黄细胞或胚团或毛蚴	浅灰色或黑色小点或折光均匀的颗粒或萎缩的毛蚴	两极可有密集的黑点含网状结构或块状物

（三）肝胆管组织

将感染华支睾吸虫的动物（如猫、大鼠等）处死后，取其肝胆管组织，在肝内胆管开口处仔细观察有无虫体。若有虫体，用吸管吸取虫体，放入盛有生理盐水的培养皿中，进行观察。

（邱怀娜）

第二篇 病原生物学基础性实验

实验一 细菌的分离培养

无论是对细菌感染性疾病的病原学诊断，还是对细菌进行科学研究，人工培养、细菌分离都是有效的手段之一。细菌分离培养法是用人工的方法提供细菌生长所必需的营养和环境，使人体中的病原菌在专门的培养皿中繁殖，再进行分离，以获得单个菌落的培养方法。

一、细菌分离培养接种法——平板画线分离培养法

平板画线分离培养法可使细菌分散生长，形成单个的菌落，分离出目的菌。

（一）材料

1. 培养基　普通琼脂平板。
2. 菌种　表皮葡萄球菌和大肠埃希菌的混合液。
3. 接种环、酒精灯等。

（二）方法

1. 做分区标记。在皿底将整个平板划分成 1、2、3、4 四个区域（图 2-1-1）。
2. 选用平整、圆滑的接种环，无菌挑取少量菌种，接种在 1 区。
3. 划 1 区　左手持琼脂平板皿底置于掌心，翻转使皿底朝下，拿起皿底，并尽量使皿底垂直于桌面，以免空气中杂菌落入培养基，并靠近酒精灯火焰附近操作。右手拿接种环先在 1 区划 3 ～ 4 条连续的平行线（线条多少应依挑菌量的多少而定）。划完 1 区后应立即烧灼灭菌接种环。画线时使接种环与平板表面呈 45° 轻轻接触，不可用力太大以免划破琼脂平板。

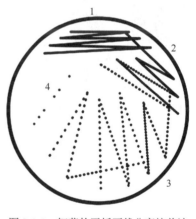

图 2-1-1　细菌的平板画线分离培养法

4. 划其他区　待接种环冷却，并使 2 区转到上方，接种环通过 1 区（菌源区）将菌带到 2 区，随即画数条致密的平行线。再从 2 区做 3 区的画线。最后经 3 区做 4 区的画线，4 区的线条应与 1 区平行，但划分 4 区时切勿重新接触 1、2 区，以免这两区中浓密的菌液带至 4 区，影响单菌落的形成。随即将皿底放入皿盖中。烧去接种环上的残菌。

5. 将画线平板倒置，用记号笔在平板上写好日期和菌名等，于 37℃ 培养，24 小时后观察。

（三）结果

首先观察平板上的菌苔以及是否有菌落生长，然后观察菌落的大小、形状、边缘、表面结构、颜色、透明度等性状，并据此确定菌落分型：光滑型、粗糙型或黏液型（图 2-1-2）。

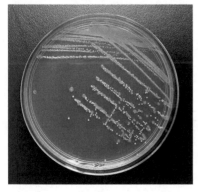

图 2-1-2　细菌的平板画线分离结果

二、斜面培养基接种法

斜面培养基接种法用于菌种的纯培养、增菌、保存等。

（一）材料

1. 培养基　琼脂斜面培养基。

2. 菌种　大肠埃希菌和表皮葡萄球菌 18 ～ 24 小时液体培养物。

3. 接种环、酒精灯等。

（二）方法

1. 左手拇指、示指、中指及环指握住菌种管或待接种的培养基管使菌种管底部斜面向上，勿呈平面，以免管底凝结水浸湿培养基表面或沾湿瓶塞。

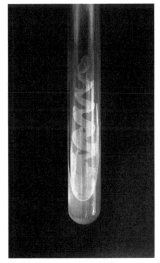

2. 右手持接种环，烧灼灭菌，柄部也要迅速通过火焰 2 ～ 3 次杀灭表面的杂菌，灭菌后拿在手中，勿与其他物品接触。

3. 以右手小指和小鱼际肌拔取菌种管或待接种管橡胶塞，管口迅速通过火焰灭菌 2 ～ 3 次。

4. 用灭菌后冷却的接种环伸入菌种管挑取少许目的菌落。自待接种管斜面底部轻轻向上部蜿蜒画线或在斜面做上下涂布（勿触破培养基表面，沾菌的接种环进出试管时不应触及试管内壁和管口）。

5. 接种毕，接种环火焰灭菌后放下。管口和橡胶塞迅速通过火焰 2 ～ 3 次灭菌并塞上橡胶塞，将管放回原处。

6. 用记号笔在试管上写好日期和菌名等，于 37℃孵育 18 ～ 24 小时，观察生长情况。

（三）结果

图 2-1-3　斜面培养基接种结果

两种细菌均沿接种线生长（图 2-1-3）。

三、半固体培养基接种法

半固体培养基接种法用于保存菌种及间接观察细菌的动力。

（一）材料

1. 培养基　半固体琼脂培养基。

2. 菌种　大肠埃希菌及表皮葡萄球菌 18 ～ 24 小时斜面培养物。

3. 接种针、酒精灯等。

（二）方法

左手握持菌种管或待接种管（方法同前），右手持接种针火焰灭菌，挑取少许菌苔，于培养基中心垂直插入近管底处（图 2-1-4），然后转动接种针原路退出。接种针灭菌，分别塞好橡胶塞。37℃孵育 18 ～ 24 小时，观察有无细菌生长，细菌有无动力。

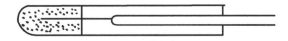

图 2-1-4　半固体培养基接种方法

（三）结果

表皮葡萄球菌无动力，沿穿刺线生长，穿刺线周围透明；大肠埃希菌有动力，沿穿刺线呈扩散生长，穿刺线周围浑浊（图 2-1-5）。

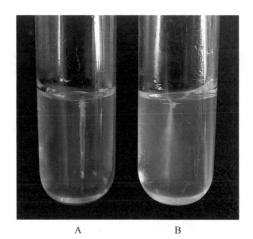

图 2-1-5 半固体培养基接种

A. 表皮葡萄球菌；B. 大肠埃希菌

四、液体培养基接种法

液体培养基接种法用于增菌及鉴定细菌增长特点，如均匀浑浊生长、表面生长、沉淀生长等。

（一）材料

1. **培养基** 液体培养基。

2. **菌种** 大肠埃希菌及表皮葡萄球菌 18 ～ 24 小时斜面培养物。

3. 接种环、酒精灯等。

（二）方法

右手持接种环烧灼灭菌，待冷却后蘸取少许菌苔。液体培养基管口经火焰烧灼灭菌后，将接种环伸入，在接近液体表面的管壁上轻轻研磨，并蘸取少量液体调和，然后将试管直立并轻轻晃动，使菌种混合于液体培养基中。用记号笔在试管上写好日期和菌名等，于 37℃ 孵育 24 小时，观察有无细菌生长。

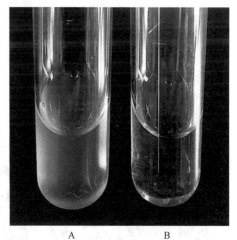

图 2-1-6 液体培养基接种

A. 接种；B. 未接种

（三）结果

接种细菌的管均呈浑浊生长（图 2-1-6）。

（沈二霞 赵 珊）

实验二　细菌的形态与染色

一、革兰氏染色（Gram staining）

（一）材料

1. **菌种**　大肠埃希菌和葡萄球菌的混合液。
2. **染液**　革兰氏染色液（草酸铵结晶紫，革兰氏碘液，95% 乙醇，复红染液）。
3. **显微镜、载物玻片及移液枪等。**

（二）方法

1. **涂片**　在洁净无油腻的玻片中央放一小滴菌液（或用无菌的接种环挑 1～2 环菌液），涂成极薄的菌膜，涂布面积约为 1cm²。
2. **干燥**　涂片在室温下使其自然干燥，也可以小心地在酒精灯上高处微微加热，使水分蒸发，但切勿紧靠火焰或加热时间过长，以防标本烤枯而变形。
3. **固定**　手执玻片一端，有菌膜的一面朝上，通过微火 3 次（以手指触摸反面不烫手为宜），待玻片冷却后，再加染色液。
4. **初染**　在已固定好的涂片上滴加草酸铵结晶紫液 1～2 滴（以盖满涂面为度），染 1 分钟后，用水轻轻冲洗。
5. **媒染**　革兰氏碘液 1～2 滴，作用 1 分钟后，水洗后甩去水珠，吸水纸吸干。
6. **脱色**　滴加 95% 乙醇 2～3 滴，轻轻侧倾玻片（以助脱色），使乙醇流去，再滴加乙醇，如此反复，直到流下的乙醇无色或呈淡紫色为止，水洗后甩去水珠，吸水纸吸干。
7. **复染**　滴加稀释复红 1～2 滴，染色 1 分钟，水洗。待干或用滤纸吸干用油镜观察。

（三）结果

革兰氏阳性菌呈蓝紫色；革兰氏阴性菌呈红色（图 2-2-1）。

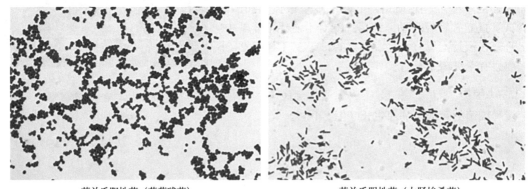

革兰氏阳性菌（葡萄球菌）　　　　　　　　革兰氏阴性菌（大肠埃希菌）

图 2-2-1　革兰氏染色结果

二、芽孢染色

（一）材料

1. **细菌**　枯草杆菌。
2. **染液**　5% 孔雀绿水溶液，稀释的复红（苯酚复红 10ml，蒸馏水 90ml）。
3. **普通光学显微镜、擦镜纸、酒精灯、载玻片、移液枪、香柏油、二甲苯等。**

（二）方法

1. 将培养 24 小时左右的枯草杆菌做涂片、干燥、固定。

2. 染色　向载玻片滴加数滴 5% 孔雀绿水溶液覆盖涂菌位置，用夹子夹住载玻片在微火上加热至染液冒蒸汽并维持 5 分钟，加热时注意补充染液，切勿使涂片干涸。

3. 脱色　倾去染液，待玻片冷却后，用缓流自来水冲洗至流出水为无色。

4. 复染　用 10% 的复红液复染 30 ～ 60 秒。

5. 水洗　用缓流自来水冲洗至流出水为无色。

6. 镜检　待干燥后，置油镜观察。

（三）结果

芽孢呈绿色，菌体呈红色（图 2-2-2）。

注意事项：①选用适当菌龄的菌种，幼龄菌尚未形成芽孢，而老龄菌芽孢囊已经破裂。②加热染色时必须维持在染液冒蒸汽的状态，加热沸腾会导致菌体或芽孢囊破裂，加热不够则芽孢难以着色。

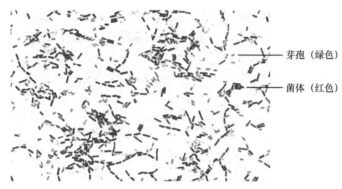

图 2-2-2　芽孢染色结果（枯草杆菌）

三、荚　膜　染　色

（一）材料

1. 细菌　产气荚膜梭菌。

2. 染液　鞭毛染液和吕氏亚甲蓝染液。

3. 普通光学显微镜、擦镜纸、载玻片、接种环、香柏油、二甲苯等。

（二）方法

1. 取菌　使用产气荚膜梭菌经腹腔感染小鼠（腹部变圆为阳性），处死小鼠，剪开腹部皮肤。使用无菌小棉签蘸取小鼠腹腔渗出物。

2. 涂片　将蘸有细菌液的棉签与载玻片一端接触，然后迅速均匀地推向玻片的另一端，使菌液涂成一薄层。置空气中自然干燥。注意：勿热固定。

3. 初染　滴加鞭毛染液覆盖涂布面，染色 1 分钟后，除去多余染液，水洗（轻、快）、吸干（轻柔）。

4. 复染　滴加吕氏亚甲蓝覆盖涂布面，5 分钟后，水洗、晾干。

5. 镜检　待干燥后，置油镜观察。

（三）结果

菌体呈红色，背景呈蓝色，荚膜无色（图 2-2-3）。

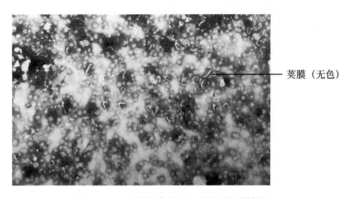

图 2-2-3　荚膜染色结果（产气荚膜梭菌）

四、鞭毛染色

（一）材料

1. 细菌　伤寒沙门菌。

2. 鞭毛染液的配制　20% 的鞣酸溶液（加温溶解）2ml，钾明矾饱和液 2ml，苯酚饱和液 5ml，10% 碱性复红无水乙醇溶液 1.5ml。将上述各溶液混合后放置 2 ～ 3 日，过滤后备用，此液使用不得超过 5 周。

3. 显微镜、玻片夹等。

（二）方法

1. 涂片　玻片加一滴无菌生理盐水，用接种环挑取菌落，置生理盐水液面上，然后自然干燥（可适当在酒精灯焰上方 20cm 处烘干）。

2. 染色　滴加鞭毛染液覆盖菌膜，染 1 ～ 2 分钟，水洗，甩干。

3. 镜检　待干燥后，置油镜观察。

（三）结果

鞭毛染成紫色（图 2-2-4）。

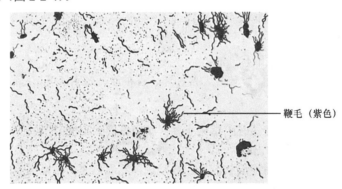

图 2-2-4　鞭毛染色结果（伤寒沙门菌）

五、抗酸性染色

（一）材料

1. 细菌　含结核分枝杆菌的痰液涂片。

2. 染液　抗酸染色液（苯酚，3% 盐酸乙醇，吕氏亚甲蓝溶液）。

3. 显微镜、玻片夹等。

（二）方法

1. **初染**　在已固定好的涂片上滴加苯酚复红溶液 2 ～ 3 滴，在酒精灯外焰上方加热 5 分钟（注意：加热时，染液冒蒸汽时移开酒精灯，不可煮沸；及时添加染液以免煮干），水洗。

2. **脱色**　使用 3% 盐酸乙醇充分脱色，水洗，用滤纸吸干。

3. **复染**　滴加吕氏亚甲蓝溶液 2 ～ 3 滴，1 ～ 2 分钟后水洗、晾干或用滤纸吸干。

4. **镜检**　待干燥后，置油镜观察。

（三）结果

痰液涂片中的结核分枝杆菌（抗酸性染色阳性细菌）呈红色，而其他细菌及背景中的物质为蓝色（图 2-2-5）。

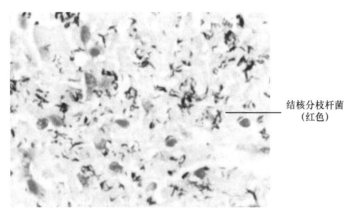

结核分枝杆菌
（红色）

图 2-2-5　抗酸染色结果（结核分枝杆菌）

六、悬滴法观察细菌的动力

（一）材料

1. **菌种**　变形杆菌、葡萄球菌 8 ～ 12 小时幼龄培养物。

2. 凹玻片、盖玻片、凡士林。

3. 显微镜 40×。

（二）方法

1. 取洁净凹玻片一张，在凹窝周围涂以凡士林。

2. 取一环变形杆菌或葡萄球菌培养物，放于干净的盖玻片中央。

3. 将涂有凡士林的凹面载物片翻转（凹向下），凹窝对准盖玻片的菌液滴，置于其上，粘住盖玻片后再翻转凹玻片（此时液滴悬于盖玻片下）用接种环柄轻压盖片周围，使与凹窝边缘粘紧。

4. 凹玻片置于镜台上，先以低倍物镜观察（聚光器下降，使视野稍暗）找到液滴边缘后，将边缘移到视野中央，再换高倍物镜观察，上下转动微螺旋，即可看到在较暗的视野中有反光较强的闪动或流动的菌体。

（三）结果

变形杆菌有鞭毛，有改变位置的运动，即真正运动。葡萄球菌无鞭毛，只在局部闪动，即布朗运动。

（杨　权）

实验三　细菌的生化反应鉴定

一、细菌生化反应常用培养基及试剂的制备

（一）蛋白胨水

成分：蛋白胨 10.0g，氯化钠 5.0g，蒸馏水 1000ml。

将上述成分溶解于蒸馏水中，校正 pH 至 7.4，分装试管，高压灭菌 20 分钟，冷却后 4℃冷藏备用。常用于制备糖发酵培养基或用于检查细菌的吲哚试验等。

（二）糖发酵管

成分：蛋白胨水，葡萄糖、乳糖、甘露醇、蔗糖或麦芽糖等糖类，溴甲酚紫、溴百里酚蓝或酚红等指示剂。

在蛋白胨水中加入某种糖（0.5%～1%）和指示剂，分装于内置一倒立小管（Durham 小管）的小试管中（每支试管中 2～3ml 培养基，以使倒立小管完全浸没为度）。高压灭菌 20 分钟后备用。对于热不稳定的糖类，可将其他成分配好灭菌后，再加入过滤除菌的糖类。糖发酵管常用于糖发酵试验。

（三）葡萄糖蛋白胨水

成分：蛋白胨 10.0g，葡萄糖 5.0g，氯化钠 3.0g，磷酸氢二钠 2.0g，蒸馏水 1000ml。

上述成分混合溶解后校正 pH 至 7.4，分装试管，高压灭菌 20 分钟备用。本品用于伏–波试验和甲基红试验。

（四）Hugh-Leifson 培养基

成分：蛋白胨 2.0g，氯化钠 5.0g，磷酸氢二钠 0.3g，琼脂 4.0g，葡萄糖 10.0g，0.2% 溴百里酚蓝溶液 12ml，蒸馏水 1000ml。

将蛋白胨和盐类加水溶解后，校正 pH 至 7.2。加入葡萄糖、琼脂，加热熔化，然后加入指示剂。混匀后分装试管，高压灭菌 15 分钟，直立凝固，备用。本品用于 O/F 试验。

（五）柠檬酸盐培养基

成分：柠檬酸钠 5.0g，硫酸镁 0.2g，磷酸二氢铵 1.0g，磷酸二氢钾 1.0g，氯化钠 5.0g，琼脂 20.0g，蒸馏水 1000ml，1% 溴百里酚蓝乙醇溶液 10ml。

加热溶解各种成分后校正 pH 至 6.8，再加入溴百里酚蓝乙醇溶液混匀，分装试管，高压灭菌 15 分钟，趁热取出放置成斜面。本品用于柠檬酸盐利用试验。

（六）乙酸铅培养基

成分：普通琼脂培养基 100ml，硫代硫酸钠 0.25g，乙酸铅溶液（10%）1.0ml。

先熔化普通琼脂培养基，然后加入硫代硫酸钠，校正 pH 为 7.2，煮沸过滤，高压灭菌 20 分钟，取出后无菌操作加入已灭菌的 10% 乙酸铅溶液 1ml，混匀后装于小试管，直立凝固后备用。本品用于检测硫化氢的产生。

（七）尿素培养基

成分：蛋白胨 1.0g，葡萄糖 1.0g，氯化钠 5.0g，磷酸二氢钾 2.0g，蒸馏水 1000ml，0.4% 酚红溶液 2.0ml，50% 尿素溶液 20.0ml。

在蒸馏水内加热溶解蛋白胨、葡萄糖、氯化钠和磷酸二氢钾，校正 pH 为 7.4，加入酚红溶液

混匀，过滤后高压灭菌 15 分钟，取出待冷至 60℃，加入过滤除菌的 50% 尿素溶液混匀，分装于小试管内备用。本品用于尿素分解试验。

（八）ONPG 培养基

在 0.01mol/L pH7.4 磷酸二氢钠缓冲液 100ml 中加入 ONPG 0.6g，置 56℃ 水浴中加热溶解，过滤除菌。在无菌条件下与灭菌蛋白胨水 300ml 混合，分装试管，每管 2～3ml，无菌检验后备用。

（九）1% 卵黄琼脂平板

1000ml 营养琼脂中加入 100ml 10% 卵黄盐水。

（十）0.1% 卵磷脂琼脂平板

1000ml 营养琼脂中加入 10ml 10% L-卵磷脂乙醇溶液。

（十一）甲基红试剂

取甲基红 0.04g，溶于 60% 的乙醇 100ml 中。该试剂酸性时呈红色，碱性时呈黄色。

（十二）伏-波（VP）试剂

甲液：α-萘酚 5.0g，无水乙醇 100.0ml；乙液：氢氧化钾 40.0g，蒸馏水 1000ml。

（十三）靛基质试剂

1. 柯凡克试剂　将 5g 对二甲氨基苯甲醛溶解于 75ml 戊醇中。然后缓慢加浓盐酸 25ml。
2. 欧-波试剂　将 1g 对二甲氨基苯甲醛溶解于 95ml 95% 乙醇内，然后缓慢加入盐酸 20ml。

（十四）氧化酶试剂

0.5%～1% 盐酸二甲基对苯二胺水溶液，装于棕色瓶，在冰箱内可保存 2 周。如溶液氧化变为红褐色，即不宜使用。

（十五）3%H_2O_2 溶液（临用时配制）

30% H_2O_2 溶液 10ml 溶于 90ml 蒸馏水中，装于密闭棕色瓶，在冰箱内可保存半年。

二、细菌生化反应检查法

（一）糖发酵试验

1. 材料
（1）培养基：葡萄糖发酵管、乳糖发酵管。
（2）菌种：大肠埃希菌、伤寒沙门菌 18～24 小时琼脂斜面培养物。
2. 方法　将每种细菌分别接种葡萄糖发酵管及乳糖发酵管各 1 支（注意 1 支管只能接种 1 种细菌）。接种后做好标记，放 37℃ 孵育，次日观察结果。
3. 结果　在未接种细菌前，培养管应澄清、呈紫色、倒立毛细玻璃管内无气泡。接种细菌后观察结果，应先确定细菌是否生长，细菌生长则培养基变浑浊；若细菌能发酵培养基中所含的糖而产酸，则该培养基变黄色，记录结果以"+"号表示；如该菌发酵糖时产酸兼产气，则除培养基变黄色外，其中倒立毛细玻璃管有气泡，此时以"⊕"号记录。如细菌不发酵糖，培养基不变色，则用"−"号记录（图 2-3-1）。

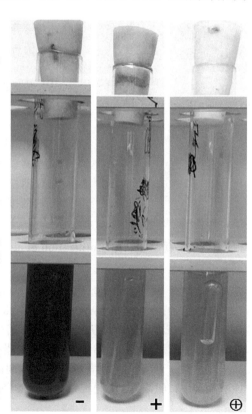

图 2-3-1　单糖发酵试验

（二）甲基红试验（methyl red test）

1. 材料

（1）培养基：葡萄糖蛋白胨水。

（2）菌种：大肠埃希菌、产气肠杆菌18～24小时琼脂斜面培养物。

（3）其他：甲基红试剂。

2. 方法 分别将大肠埃希菌和产气肠杆菌接种于2支葡萄糖蛋白胨水中，37℃培养24小时后，再向其中加入甲基红试剂3滴，立即观察结果。

3. 结果 大肠埃希菌培养物指示剂呈红色，为阳性；而产气肠杆菌培养物呈黄色，为阴性。

（三）伏-波试验（Voges-Proskauer test）

1. 材料

（1）培养基：葡萄糖蛋白胨水。

（2）菌种：大肠埃希菌、产气肠杆菌18～24小时琼脂斜面培养物。

（3）VP试剂：甲液包括α-萘酚5g，无水乙醇100ml；乙液包括氢氧化钾40.0g，蒸馏水1000ml。

（4）其他：肌酸结晶。

2. 方法 分别将大肠埃希菌和产气肠杆菌接种于2支葡萄糖蛋白胨水中，37℃培养48小时。各取1ml培养液，分别加0.6ml甲液，摇匀；加0.2ml乙液，摇匀。再加肌酸结晶少许，30分钟后观察结果。

3. 结果 产气肠杆菌培养物变红色，为伏-波试验阳性，大肠埃希菌培养物不变色，为阴性。

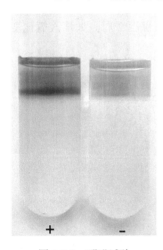

图2-3-2 吲哚试验

（四）吲哚试验（indole test）

1. 材料

（1）培养基：蛋白胨水。

（2）菌种：大肠埃希菌、伤寒沙门菌18～24小时琼脂斜面培养物。

（3）其他：靛基质试剂。

2. 方法 将大肠埃希菌和伤寒沙门菌分别接种于2支蛋白胨水中，37℃培养18～24小时。沿管壁缓慢滴加数滴靛基质试剂于培养基表面，立即观察结果。

3. 结果 大肠埃希菌培养物与试剂接触面呈玫瑰红色，为阳性；伤寒沙门菌培养物与试剂接触面无玫瑰红色出现，为阴性（图2-3-2）。

（五）柠檬酸盐利用（utilization of citrate）试验

1. 材料

（1）培养基：柠檬酸盐培养基。

（2）菌种：大肠埃希菌、产气肠杆菌18～24小时琼脂斜面培养物。

2. 方法 将大肠埃希菌和产气肠杆菌分别接种于2支柠檬酸盐培养基中，37℃培养24～48小时。观察结果。

3. 结果 产气肠杆菌培养基中指示剂由淡绿色转为深蓝色，为柠檬酸盐利用试验阳性。大肠埃希菌培养基颜色不变，为阴性（图2-3-3）。

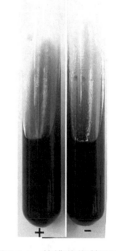

图2-3-3 柠檬酸盐利用试验

（六）硫化氢（H₂S）产生试验

1. 材料

（1）培养基：乙酸铅培养基。

（2）菌种：大肠埃希菌、变形杆菌琼脂斜面 18 ～ 24 小时培养物。

2. 方法　分别穿刺接种大肠埃希菌、变形杆菌至两管乙酸铅培养基中；37℃孵育 24 小时后观察结果。

3. 结果　变形杆菌穿刺线部位呈黑褐色，为阳性；大肠埃希菌穿刺线部位不变色，为阴性（图 2-3-4）。

（七）尿素分解试验

1. 材料

（1）培养基：尿素培养基。

（2）菌种：大肠埃希菌、变形杆菌琼脂斜面 18 ～ 24 小时培养物。

2. 方法　分别接种大肠埃希菌、变形杆菌至 2 支尿素培养基中；37℃孵育 24 小时后观察结果。

3. 结果　变形杆菌培养基呈紫红色，为阳性；大肠埃希菌培养基不变色，为阴性（图 2-3-5）。

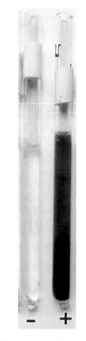

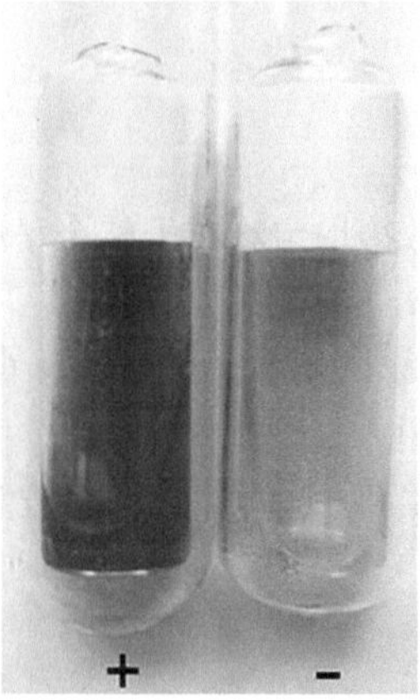

图 2-3-4　硫化氢产生试验

（八）过氧化氢酶试验

1. 材料

（1）菌种：金黄色葡萄球菌、乙型溶血性链球菌新鲜培养物。

（2）其他：3% H₂O₂ 水溶液（新鲜配制），载玻片。

2. 方法　用接种环分别挑取固体培养基上的金黄色葡萄球菌和乙型溶血性链球菌菌落，置于洁净载玻片上，滴加 3% H₂O₂ 溶液数滴，立即观察结果。

3. 结果　于半分钟内有大量气泡产生者（金黄色葡萄球菌）为阳性，不产生气泡者（乙型溶血性链球菌）为阴性。

（九）氧化酶试验

1. 材料

（1）菌种：铜绿假单胞菌、大肠埃希菌新鲜培养物。

图 2-3-5　尿素分解试验

（2）氧化酶试剂：0.5% ～ 1% 盐酸二甲基对苯二胺水溶液。

2. 方法　用毛细吸管吸取氧化酶试剂，直接滴加于铜绿假单胞菌和大肠埃希菌菌落，立即观察结果。

3. 结果　铜绿假单胞菌菌落呈红色，为阳性；大肠埃希菌菌落不变色，为阴性。

（十）细菌色素的产生

1. 材料

（1）培养基：普通琼脂平板。

（2）菌种：铜绿假单胞菌、金黄色葡萄球菌。

2. 方法　将铜绿假单胞菌，金黄色葡萄球菌分别接种于普通琼脂平板上，经 37℃ 24 小时孵育后，观察结果。

3. 结果　金黄色葡萄球菌产生脂溶性金黄色色素，仅菌落着色，培养基不着色；铜绿假单胞菌产生带荧光的水溶性绿色色素，使培养基呈亮绿色。

（陈晓湘）

实验四　消毒灭菌与细菌变异

利用理化因素对微生物的影响进行消毒灭菌，以抑制或杀死外环境中及机体体表的微生物，是防止微生物污染或病原微生物传播的重要措施。消毒灭菌在医学、生物学、工农业生产和日常生活中有着广泛的应用。要进行有效的消毒与灭菌，可以采用的方法包括物理法、化学法、生物法等。

一、紫外线对细菌的作用（紫外线杀菌作用）

波长为 240 ~ 300nm 的紫外线均具有杀菌作用，以 265 ~ 266nm 杀菌作用最强。紫外线的杀菌机制是其作用于 DNA，使两个相邻胸腺嘧啶共价结合而形成二聚体，干扰 DNA 的转录复制，从而导致细菌的死亡。利用紫外线杀菌的缺点包括：①穿透力较弱，故适用于无菌室、手术室、传染病房等的空气消毒，或物体表面的消毒灭菌。②紫外线对人体皮肤、眼睛有损伤作用，使用时应注意防护。

（一）实验材料

1. 培养基　琼脂平板。
2. 菌种　大肠埃希菌培养菌液。
3. 灭菌的三角形黑纸片、镊子等。

（二）实验方法

1. 用移液器取大肠埃希菌培养菌液 100μl，滴于琼脂平板表面，用扩散棒均匀涂布于整个平板表面。

2. 将镊子通过火焰灭菌，夹取已灭菌的三角形黑纸片一张，置于已涂菌平板一侧的 1/3 处，用平皿盖盖上未放纸片的另 1/3 处，于紫外线下直接照射 30 分钟（图 2-4-1）。

3. 照射完毕，用火焰灭菌镊子取出纸片，放入消毒缸内，盖好平皿，置 37℃温箱孵育 18 ~ 24 小时，观察结果。

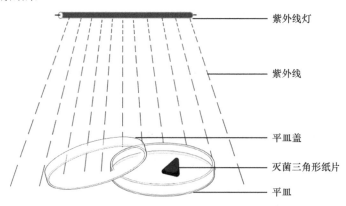

图 2-4-1　紫外线杀菌实验

（三）实验结果

三角形黑纸片和平皿盖遮盖区域均有细菌生长，而直接暴露在紫外线照射的区域无细菌生长（图 2-4-2）。

二、化学因素对细菌的影响
（化学消毒剂杀菌/抑菌实验）

化学消毒灭菌法是使用化学消毒剂进行消毒灭菌，因对病原微生物和人体组织细胞都有毒害作用，故只能外用或用于环境的消毒。消毒剂的性质、浓度和作用时间都会影响消毒效果。

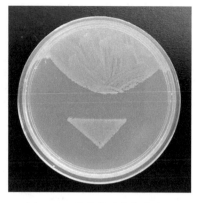

图 2-4-2　紫外线杀菌实验结果

（一）实验材料

1. 培养基　肉汤培养基每支 2ml，普通琼脂平板。
2. 菌种　表皮葡萄球菌液（$6×10^8$/ml）。
3. 消毒剂　3% 过氧化氢、30% 乙醇、75% 乙醇、生理盐水。
4. 其他　微量移液器、无菌吸头等。

（二）实验方法

用微量移液器各取 0.1ml 表皮葡萄球菌液分别加入下列各管中：生理盐水（2ml）、3% 过氧化氢（2ml）、30% 乙醇（2ml）、75% 乙醇（2ml）中，摇匀，经第 1、第 10 分钟后，用接种环分别从各管取出菌液涂布接种于琼脂平板中已标记的区域（图 2-4-3），置 37℃温箱孵育 18 ～ 24 小时，观察实验结果。

（三）实验结果

3% 过氧化氢随着作用时间的延长其杀菌效果越好；75% 乙醇的杀菌效果很好，30% 乙醇杀菌效果不佳；生理盐水处理组细菌平板涂布区域长出菌苔（图 2-4-4）。

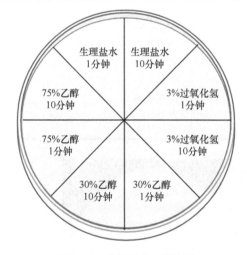

图 2-4-3　化学因素灭菌效果

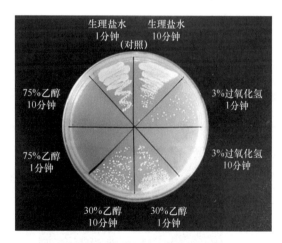

图 2-4-4　化学因素灭菌实验结果

三、药敏试验（抗生素的抗菌作用——纸片弥散法）

（一）实验材料

1. 培养基　普通琼脂平板。
2. 菌种　大肠埃希菌液和表皮葡萄球菌液（均为 6 小时肉汤培养物）。
3. 干燥药物（青霉素、链霉素和庆大霉素）滤纸片（直径 6mm）、微量移液器、无菌吸头、小镊子等。
4. 每枚纸片的药物分别含青霉素为 1U，链霉素为 10μg，庆大霉素为 10μg。

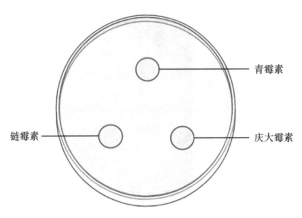

图 2-4-5　抗生素的抗菌作用

（二）实验方法

用移液器取表皮葡萄球菌液 100μl，滴于普通琼脂平板表面上，用无菌扩散棒将菌液均匀涂布于整个平板表面。待平板表面菌液稍干后，用灭菌镊子取干燥的药物滤纸片如图 2-4-5 所示位置放于平板表面。同上方法取大肠埃希菌培养菌液另做一份。将平板放于 37℃温箱孵育 18 ～ 24 小时，观察实验结果。

（三）实验结果

如细菌对药物敏感，则含该药物的滤纸周围无细菌生长，无菌生长的地方称抑菌环。如细菌对该药物不敏感，则无抑菌环或抑菌环直径较小。细菌对药物敏感度之大小，常以抑菌环直径之大小表示。一般的结果判定可参考表 2-4-1，实验结果见图 2-4-6 和图 2-4-7。

表 2-4-1　细菌对抗生素敏感程度判断标准

抗生素种类与浓度	抑菌环直径（mm）	试验细菌的敏感程度
青霉素（100U/ml）	0	不敏感
	＜ 10	轻度敏感
	10 ～ 15	中度敏感
	＞ 15	高度敏感
链霉素（1000μg/ml）	0	不敏感
	＜ 10	轻度敏感
	10 ～ 15	中度敏感
	＞ 15	高度敏感
庆大霉素（1000μg/ml）	0	不敏感
	＜ 10	轻度敏感
	10 ～ 15	中度敏感
	＞ 15	高度敏感

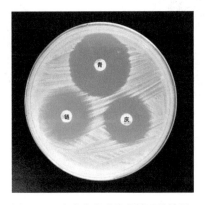

图 2-4-6　表皮葡萄球菌药敏试验结果

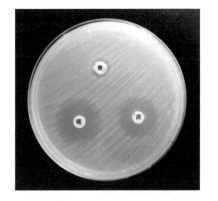

图 2-4-7　大肠埃希菌药敏试验结果

四、噬菌体特异性溶菌现象

（一）实验材料

1. 培养基　普通平板。

2.菌种 大肠埃希菌、表皮葡萄球菌 18 ~ 24 小时培养物。

3.大肠埃希菌噬菌体。

（二）实验方法

将大肠埃希菌及表皮葡萄球菌菌液分别涂布于琼脂平板；待接种的菌液干后，再将大肠埃希菌噬菌体分别点种于已涂布有细菌的平板表面，并做好标记；将平板放于 37℃温箱孵育 18 ~ 24 小时，观察结果。

（三）实验结果

接种大肠埃希菌的平板上有噬斑，而接种表皮葡萄球菌的平板上无噬斑。

五、细菌的变异

细菌的形态、大小和结构受外界环境因素或基因突变影响可发生变异，失去其典型特性，如形态变异、菌落变异、鞭毛变异、耐药性变异等。

（一）细菌鞭毛的变异

变形杆菌有鞭毛，动力非常活泼，接种在固体琼脂培养基可形成特殊的迁徙生长现象：细菌呈扩散性生长，形成以接种部位为中心的厚薄交替、同心圆形的层层波状菌苔。若在琼脂培养基中加入 0.1% 的苯酚，变形杆菌鞭毛的形成就会受到抑制，失去鞭毛的变形杆菌则不会出现迁徙生长现象。

1.实验材料
（1）培养基：琼脂平板，0.1% 苯酚琼脂平板。
（2）菌种：普通变形杆菌琼脂斜面 18 ~ 24 小时培养物。

2.实验方法 分别在琼脂平板和 0.1% 苯酚琼脂平板的一侧点种变形杆菌，勿将细菌划分开。37℃孵育 18 ~ 24 小时后，观察培养结果。

3.实验结果 变形杆菌点种在普通琼脂平板上，有迁徙现象（图 2-4-8）；点种在 0.1% 苯酚琼脂平板上，无迁徙现象（图 2-4-9）。

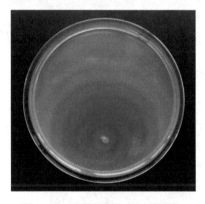 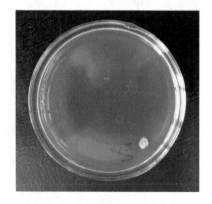

图 2-4-8 琼脂平板上的迁徙现象　　　　图 2-4-9 苯酚琼脂平板上生长

（二）细菌的耐药性变异——R 因子传递试验

大肠埃希菌与痢疾志贺菌的新陈代谢不同，前者能分解乳糖产酸，在沙门-志贺氏琼脂（SS）培养基中使指示剂（中性红）显色，故菌落呈粉红色，不透明。痢疾志贺菌不能分解乳糖，因而在 SS 平板上菌落为无色半透明。若将耐链霉素的大肠埃希菌与对链霉素敏感的痢疾志贺菌共同孵育，则大肠埃希菌可因与痢疾志贺菌直接接触，通过接合使 R 因子将耐药性传递，可使痢疾志贺菌获得耐链霉素的特性。耐链霉素的痢疾志贺菌可在含链霉素的平板上生长繁殖，表现为半透明无色菌落。对这类菌落还需按肠道杆菌必要的鉴定步骤予以鉴定，以明确其是否为耐药菌株。

1. 实验材料

（1）培养基：普通肉汤培养基，SS 平板，含链霉素的 SS 平板。

（2）菌株：耐链霉素的大肠埃希菌菌株，对链霉素敏感的痢疾志贺菌菌株。

（3）其他：无菌吸管、无菌试管、无菌棉拭子等。

2. 实验方法

（1）将耐链霉素的大肠埃希菌、对链霉素敏感的痢疾志贺菌分别移种到两支肉汤培养基中，培养 12 小时。

（2）吸取 1 份大肠埃希菌培养液加 4 份痢疾志贺菌培养液混合于无菌试管中，37℃孵育 30 ～ 60 分钟。

（3）用接种环蘸取上述混合菌液涂布于含链霉素的 SS 平板上，同时分别接种痢疾志贺菌和大肠埃希菌于 SS 平板与含链霉素的 SS 平板上，37℃培养 18 ～ 24 小时后，观察菌落情况。

3. 实验结果

（1）耐链霉素的大肠埃希菌接种在 SS 平板，呈粉红色大菌落，见图 2-4-10A。

（2）对链霉素敏感的痢疾志贺菌接种在 SS 平板，可见无色透明小菌落生长，见图 2-4-10B。

（3）耐链霉素的大肠埃希菌接种在含链霉素的 SS 平板上，呈粉红色大菌落，见图 2-4-10C。

（4）对链霉素敏感的痢疾志贺菌接种在含链霉素的 SS 平板上，无细菌生长，见图 2-4-10D。

（5）上述两种菌株混合后接种在含链霉素的 SS 平板上，两种菌落生长：粉红色大菌落和无色透明小菌落，见图 2-4-10E。

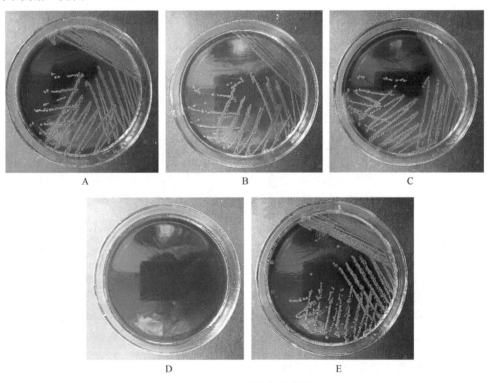

图 2-4-10　R 因子传递试验结果

（张雪雁）

实验五　病毒培养及病毒数量和感染性的测定

一、病毒鸡胚培养法

鸡胚培养方法为常用的病毒培养方法之一，其操作简便，适用于流感病毒、痘病毒、疱疹病毒和脑炎病毒等的分离鉴定，疫苗及诊断抗原的制备和病毒性质的研究。

鸡胚培养的接种方法有多种，最常用的有绒毛尿囊膜接种法、羊膜腔接种法、尿囊腔接种法和卵黄囊接种法。可根据病毒的特性，选择适宜的接种途径。

（一）受精卵的检查

1. 受精卵的选择　受精卵一般为健康鸡所产，可在产后 10 天内应用。

2. 37～38℃，相对湿度 45%～60% 为鸡胚发育最适环境，每天翻动两次，以免粘壳（接种病毒后温度应为 35～37℃）。

3. 孵育后第 4 天检卵　活鸡胚可见清晰的血管，有胚动，绒毛尿囊膜界限明显；死鸡胚不动，血管和胚体均呈暗红或暗黑色；未受精卵不见鸡胚痕迹。

4. 接种前定胚位，在检卵灯下画出气室、胚胎位置及打孔部位。

（二）观察鸡胚模型图

观察鸡胚胎模型，注意绒毛尿囊膜、尿囊腔、羊膜腔及卵黄囊位置，以上均是病毒接种的常用部位（图 2-5-1）。

（三）接种方法

1. 鸡胚卵黄囊接种法

（1）材料：鸡胚（已孵育 6～8 天）；无菌注射器、碘酒、乙醇、锥子、镊子等。

（2）方法

1）取孵育 6～8 天的鸡胚，将气室及胚位画出。

2）将卵垂直置于卵架上，气室向上。用碘酒、乙醇消毒气室部的卵壳。

3）用无菌锥子在气室部的卵壳中心钻一小孔，注射器由气室小孔沿卵纵轴刺入约 3cm，即达卵黄囊内，注入被检材料 0.5ml（图 2-5-1）。

4）退出注射器，用熔化的石蜡封上穿刺孔，37℃孵育，每天检卵并且翻动两次。

5）解剖及收获取孵育 24 小时以上濒死的鸡胚，无菌技术于气室端开窗，用镊子提起卵黄囊蒂，挤出卵黄囊液，用无菌生理盐水洗去卵黄囊上的卵黄囊液后，将囊置于无菌平皿内，低温保存、备用。

2. 鸡胚绒毛尿囊膜接种法

（1）材料：鸡胚（已孵育 12 天）；牛痘病毒稀释液；生理盐水、1ml 无菌注射器、6 号针头、锯片、解剖刀、毛细吸管、橡胶吸头、锥子、镊子、剪刀。

（2）方法

1）取已孵育 12 天的鸡胚，将气室及胚位画出，并在胚胎附近找一血管较少的部位画一个三角形，标记胎位。

2）碘酒消毒后，以锯片沿三角形磨破卵壳（注意勿伤及卵膜），并在气室部的卵壳正中钻一孔。

3）将卵平置架上，用解剖刀轻轻将三角形部位的卵壳揭去，形成卵窗露出卵膜（图 2-5-1）。

4）于卵膜当中以针头刺破一小缝，以橡胶吸头自气室端小孔将气室中空气吸出，反复数次，

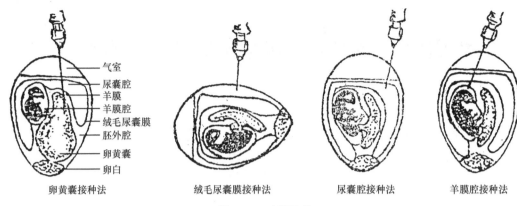

卵黄囊接种法　　绒毛尿囊膜接种法　　尿囊腔接种法　　羊膜腔接种法

图 2-5-1　鸡胚接种

使绒毛尿囊膜下陷与卵膜分离，而成"人工气室"。

5）将卵膜去掉，即滴入接种材料 0.2ml 于绒毛尿囊膜上。

6）迅速将胶布封于三角形卵窗上，其周围和气室端小孔以熔化石蜡封闭。

7）接种后将鸡胚水平放置于 37℃ 温箱孵育 48 ～ 72 小时，避免翻动，以防气室移位。

8）解剖及收获：将待收获鸡胚卵窗周围用碘酒消毒，用无菌镊子扩大卵窗，除去壳膜，轻轻夹起绒毛尿囊膜，若接种成功，可在绒毛尿囊膜上见到明显疹斑，用剪刀沿人工气室周围将接种的绒毛尿囊膜全部剪下，放于无菌平皿或载玻片上观察病变或低温保存。天花、牛痘、单纯疱疹等病毒在绒毛尿囊膜上，可形成特殊的疱样改变。

3. 鸡胚尿囊腔接种

（1）材料：9 ～ 11 天鸡胚；流感病毒；无菌 1ml 注射器附 6 号针头；灭菌毛细吸管、橡胶吸头、锥子、镊子。

（2）方法

1）取已孵育 9 ～ 11 天的鸡胚，在检卵灯下标出气室及胚胎位置，在尿囊与气室交界边缘上 0.5 ～ 1cm 处做一标记（避开血管），作为进针处。

2）以碘酒消毒该标记部位。

3）以消毒锥子钻孔，仅破卵壳勿穿破壳膜（图 2-5-1）。

4）将鸡胚直立：注射器垂直或斜行经气室穿入到达尿囊腔，注射量为 0.2ml。

5）接种后，以熔化石蜡封此小孔，在卵壳上标记接种病毒名称、接种日期，进行 37℃ 培养。如接种流感病毒，一般于接种后 37℃ 孵育 40 ～ 48 小时即可收获。每日检视鸡胚的死活，如果鸡胚在 24 小时内死亡者为非特异性死亡，弃之。

6）解剖及收获：收获前应先将鸡胚放 4℃ 冰箱过夜，使其血液凝固，避免收获时出血。将鸡胚直立卵架上，消毒气室部位蛋壳，用无菌镊子将壳除去，另用一无菌镊子撕开壳膜及绒毛尿囊膜。用无菌毛细吸管吸取尿囊液（可得 5 ～ 6ml）。流行性感冒、腮腺炎、新城鸡瘟等病毒都可应用鸡胚尿囊腔接种进行繁殖，并可通过病毒血凝试验加以证明。

4. 鸡胚羊膜腔接种法

（1）材料：鸡胚（已孵育 10 ～ 12 天），流感病毒；无菌注射器、无菌玻璃纸、无菌毛细吸管、碘酒、乙醇、锥子、镊子。

（2）方法

1）取孵育 10 ～ 12 天的鸡胚，将气室及胎位画出。

2）将卵竖置卵架上，消毒气室部卵壳。

3）用锥子在气室部的卵壳上钻一圆形裂痕，直径约为 2cm，细心地用镊子除去蛋壳及壳膜，但勿破坏绒毛尿囊膜。

4）选择无大血管处，用无菌镊子穿过绒毛尿囊膜，轻轻将羊膜夹住并呈伞状提起，然后用注射针刺入羊膜腔内，注入量为 50～100μl（图 2-5-1）。

5）用镊子将羊膜轻轻送回原位，用无菌玻璃纸覆盖气室打孔处，再用石蜡封闭四周，37℃孵育 3～5 天。

6）解剖及收获：先消毒气室部，剪去壳膜及绒毛尿囊膜，吸弃尿囊液，夹起羊膜，用无菌毛细吸管刺入羊膜腔内吸取羊水，收集于无菌小瓶内冷藏、备用。

二、病毒数量的测定

某些病毒如黏病毒（流感病毒）、炭疽病毒（牛痘病毒）、虫媒病毒（乙型脑炎病毒）、肠道病毒（埃可病毒）表面有糖蛋白，在一定条件下，能与动物红细胞表面的糖蛋白受体相结合而形成凝集，此即病毒红细胞凝集（HA）。利用 HA 可以检测培养物中某些病毒的存在，滴定病毒的血凝效价，并可粗略估计病毒颗粒的数量（1 个血凝单位≈10^6 病毒颗粒）。

若血清中特异性抗体与相应病毒结合后，使病毒失去凝集红细胞的能力而出现抑制血凝现象（HAI）。利用 HAI 可检测血清中血凝抑制抗体的存在并测出其效价。临床上，分别测患者发病早期和恢复期血清抗体效价，对辅助诊断一些病毒感染有一定意义。

（一）病毒红细胞凝集试验

1. 材料 流感病毒鸡胚培养尿囊液；20 孔凹窝塑料板、1ml 吸管、1% 鸡红细胞悬液；生理盐水、橡胶吸头。

2. 方法

（1）取一块洗净晾干的 20 孔凹窝塑料板，用蜡笔做好标记。用带有橡胶吸头的吸管，于 1～9 孔内各加入生理盐水 0.2ml，在第 1 孔内加入已经稀释成 1：5 的流感病毒尿囊液 0.2ml，混匀后吸出 0.2ml 至第 2 孔，再混匀后吸 0.2ml 至第 3 孔，如此稀释到第 8 孔（病毒稀释度为 1：10～1：1280），自第 8 孔吸出 0.2ml 弃去，第 9 孔不加流感病毒尿囊液做红细胞对照。

（2）每孔加入 1% 鸡红细胞悬液 0.2ml，摇匀置室温 45 分钟，观察结果（表 2-5-1）。观察结果时，注意不要振摇试管。

表 2-5-1　病毒红细胞凝集试验操作方法

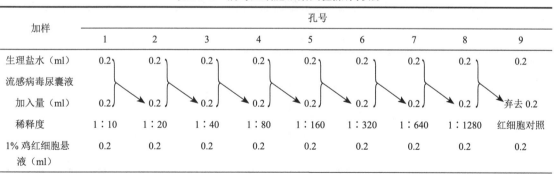

加样	孔号								
	1	2	3	4	5	6	7	8	9
生理盐水（ml）	0.2	0.2	0.2	0.2	0.2	0.2	0.2	0.2	0.2
流感病毒尿囊液 加入量（ml）	0.2	0.2	0.2	0.2	0.2	0.2	0.2	0.2	弃去 0.2
稀释度	1：10	1：20	1：40	1：80	1：160	1：320	1：640	1：1280	红细胞对照
1% 鸡红细胞悬液（ml）	0.2	0.2	0.2	0.2	0.2	0.2	0.2	0.2	0.2
摇匀，置室温 45 分钟后观察结果									

3. 结果 直接观察塑料板孔内的红细胞凝集式样（图 2-5-2），判断结果并做记录。各孔红细胞凝集程度以"++++""+++""++""+""–"表示，以红细胞凝集程度呈"++"的最高病毒稀释度作为病毒的红细胞凝集滴度，亦即 1 个血凝单位。例如：若红细胞凝集程度呈"++"的最高病毒稀释度为 1：320，即为 1 个血凝单位，在红细胞凝集抑制试验中，病毒血凝素需用 4 个单位，按上例 1 个血凝单位为 1：320，则 1：80 含病毒的尿囊液即为 4 个血凝单位。

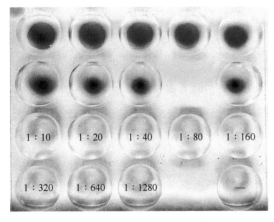

图 2-5-2 病毒红细胞凝集试验

4. 注意事项

（1）用反复吹吸法稀释混匀病毒或血清时，手法要轻、稳，尽量减少气泡出现。

（2）为了试验准确，加红细胞时，应从最后一孔起向前加。

（3）加样毕，可将塑料板放光滑台面上慢慢画圈摇匀，但要防止溅出。

（4）观察结果时，塑料板底部垫上白纸，减少移动并按时观察。若延续时间太长，可能会出现病毒凝集红细胞后再离解的现象，因而影响结果。

（二）病毒红细胞凝集抑制试验

1. 材料　流感病毒鸡胚培养尿囊液；流感病毒血凝素（每 0.2ml 含 4 单位）；流感患者早期及恢复期血清；20 孔凹窝塑料板、1ml 吸管、1% 鸡红细胞悬液；生理盐水、橡胶吸头。

2. 方法

（1）取干净凹窝塑料板一块，用蜡笔做好标记。用带有橡胶吸头的吸管，于第 2 至第 9 孔内加入生理盐水 0.2ml。

（2）于第 1、2 及 9 孔中各加入稀释成 1:5 的流感患者发病早期血清 0.2ml，混匀后，从第 2 孔吸出 0.2ml 加入第 3 孔，按同法稀释至第 8 孔，吸出 0.2ml 弃去（血清稀释度为 1:5～1:640）。

（3）在第 1 孔至第 8 孔中，各加入 4 单位流感病毒血凝素 0.2ml，第 9 孔不加，作为血清对照。

（4）取同一患者的恢复期血清标本一份，按同法做红细胞凝集抑制试验。

（5）另取两孔，分别作病毒血凝素对照和红细胞对照。第 10 孔，病毒血凝素对照，生理盐水 0.2ml+4 单位流感病毒血凝素 0.2ml。第 11 孔，红细胞对照，生理盐水 0.4ml。

（6）温室静置 10 分钟后，于 1～11 孔中各加入 1% 鸡红细胞悬液 0.2ml，摇匀。病毒红细胞凝集抑制试验可按表 2-5-2 进行。

表 2-5-2　病毒红细胞凝集抑制试验操作方法

加样	孔号										
	1	2	3	4	5	6	7	8	9	10	11
生理盐水（ml）	—	0.2	0.2	0.2	0.2	0.2	0.2	0.2	0.2	0.2	0.4
早期或恢复期患者血清（1:5）加入量（ml）	0.2	0.2	0.2	0.2	0.2	0.2	0.2	0.2	0.2	—	—
								弃去 0.2			
稀释度	1:5	1:10	1:20	1:40	1:80	1:160	1:320	1:640	1:5	病毒对照	红细胞对照
4 单位流感病毒血凝素（ml）	0.2	0.2	0.2	0.2	0.2	0.2	0.2	0.2	—	0.2	—
室温静置 10 分钟											
1% 鸡红细胞悬液（ml）	0.2	0.2	0.2	0.2	0.2	0.2	0.2	0.2	0.2	0.2	0.2
摇匀，室温静置 45 分钟观察结果											

（7）室温静置 45 分钟后观察结果。

3. 结果 在红细胞凝集抑制试验中，若不出现红细胞凝集为阳性，说明病毒已与抗体发生结合；若出现红细胞凝集为阴性，说明已知抗体和病毒是不相应的，仍需用其他已知抗体进一步鉴定。最高血清稀释度能完全抑制红细胞凝集者为红细胞凝集抑制效价。比较早期、恢复期血清的血凝抑制抗体的效价，并做出判断。

4. 注意事项

（1）发病早期、恢复期血清要同时做，以求条件一致。

（2）其他事项与红细胞凝集试验类同。

三、病毒感染性的测定

病毒中和试验是较常用的病毒血清学试验方法。原理是特异性的抗病毒免疫血清（中和抗体）和病毒结合后，使病毒失去毒力的作用。病毒中和试验通常须在动物、鸡胚或组织培养细胞中进行，常用于流行病学调查或病毒型别鉴定。此法只用于估计病毒感染性的强弱和含量，不能准确测定感染性病毒颗粒的多少。

脊髓灰质炎病毒分型鉴定

本实验用中和试验方法，在组织培养管中进行脊髓灰质炎病毒的型别鉴定。

1. 材料 Ⅰ、Ⅱ、Ⅲ型脊髓灰质炎病毒免疫血清（1∶5）；待鉴定病毒液；人胚肾单层细胞培养管；维持液［含 2% 小牛血清的伊格尔（Eagle）液］。

2. 方法 以三型免疫血清［中和 100 半数组织培养物感染量（TCID50）病毒的抗体滴度大于 1/200］与新分离的病毒组织培养管进行中和试验，以确定新分离病毒是否为脊髓灰质炎病毒及其型别。

（1）将待鉴定病毒稀释成 1∶10，分别与三型免疫血清（1∶5 稀释）等量混合（0.12ml+0.12ml），在 37℃水浴中作用 12 小时。

（2）接种于两支组织培养管中，每管 0.1ml，在 37℃吸附 0.5 小时。

（3）各管加 0.9ml 维持液，置 37℃温箱孵育，观察 7 天。

（4）试验中应包括血清对照、病毒对照和正常细胞对照（表 2-5-3）。

表 2-5-3 脊髓灰质炎病毒分型鉴定实验操作方法

分组	试验项目	孔数	免疫血清（ml）	病 毒（ml）	维持液（ml）
病毒待检组	Ⅰ型免疫血清	2	0.05	0.05	0.9
	Ⅱ型免疫血清	2	0.05	0.05	0.9
	Ⅲ型免疫血清	2	0.05	0.05	0.9
免疫血清对照	Ⅰ型免疫血清	1	0.05	—	0.95
	Ⅱ型免疫血清	1	0.05	—	0.95
	Ⅲ型免疫血清	1	0.05	—	0.95
病毒对照（1∶10）		2	—	0.05	0.95
正常细胞对照		2	—	—	1.00

3. 结果 接种后每天或隔天观察细胞病变，第 7 天判定最后结果。病毒加入免疫血清后，不出现病变者表示为该免疫血清所中和，即可确定病毒的型别。

（沈二霞）

实验六　真菌培养和生长现象观察

真菌生长速度缓慢，多数真菌营养要求不高，生长繁殖最适 pH 接近中性，最佳温度为 25 ～ 30℃，但某些深部真菌为 37℃。常用的培养基有沙氏培养基、麦芽糖培养基、葡萄糖培养基、玉米粉琼脂培养基及血液琼脂培养基等。真菌分离培养的目的是进行致病性真菌的菌种鉴定，辅助诊断。

一、真菌的培养方法——大培养法

（一）材料

1. 培养基　沙氏（Sabouraud）斜面培养基。
2. 菌种　新型隐球菌、白念珠菌及青霉菌斜面。

（二）方法

酵母及类酵母真菌的接种方法和细菌接种方法一样。但对丝状真菌（或皮毛检材）的接种应用钩钩取材料，点种在培养基即可，不用画线，接种完毕，用熔化石蜡封管口棉塞，置 22 ～ 28℃培养，1 周后观察其生长情况。若 3 周无真菌生长，可报告结果阴性。

（三）结果

1. 新型隐球菌菌落为圆形、较大、白色、表面光滑湿润、无菌丝长入培养基内，类似一般细菌菌落，为酵母型菌落。
2. 白念珠菌菌落与新型隐球菌菌落相似，但有部分单细胞真菌在出芽繁殖后，芽管延长不与母细胞脱离，形成假菌丝侵入培养基内，这种菌落称为类酵母型菌落。
3. 青霉菌菌落为丝状菌落，为蓝绿色，菌落底部有营养菌丝长入培养基内。

二、真菌的培养方法——小培养法（小瓷片培养法）

（一）材料

1. 菌种　申克孢子丝菌斜面。
2. 小瓷片、盖玻片、蛋白甘油混合液；凡士林、沙氏培养基；针头、平皿（内有潮湿滤纸）。

（二）方法

1. 小瓷片的准备　取特制的中央有四方形空洞的小瓷片，于方形空洞两面的周边涂上鸡蛋清甘油混合液，各粘上盖玻片一块，做成培养小室。另外，用棉花塞紧瓷片边缘小圆孔，用纸包好小瓷片，高压蒸汽灭菌备用。
2. 取上述已灭菌的小瓷片，用凡士林封闭盖玻片之四周，以带针头的注射器吸取已熔化的沙氏琼脂，自其边缘圆孔处注入，以充满四方空间一半为度。
3. 待琼脂凝固后，用接种针挑取真菌材料，从小圆孔处种入培养基内，接种完毕再用棉花将孔堵住，并用胶布封闭圆孔。
4. 置小瓷片于有潮湿滤纸的平皿内，在 22 ～ 28℃培养，每天用高倍镜观察，镜下可连续看到真菌生长过程，以及菌丝、孢子的特征。

（三）结果

结果如图 2-6-1 所示，高倍镜下观察菌丝和孢子，镜下可见梭形或圆形孢子。

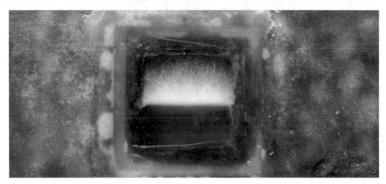

图 2-6-1　真菌小培养瓷片

（沈二霞）

实验七 医学蠕虫

一、吸 虫

寄生于人体的吸虫属于吸虫纲的复殖目。我国常见的医学吸虫有华支睾吸虫、布氏姜片吸虫、肝片吸虫、卫氏并殖吸虫、斯氏并殖吸虫、日本血吸虫等，这些吸虫寄生在人体不同组织器官。复殖目吸虫生活史复杂，具有世代交替和宿主转换现象，在中间宿主软体动物（如螺和鱼虾蟹）体内进行无性世代，大多在脊椎动物和人体内进行有性世代。发育阶段大多包括虫卵、毛蚴、胞蚴、雷蚴、尾蚴、囊蚴和成虫。

（一）华支睾吸虫（*Clonorchis sinensis*）

华支睾吸虫简称肝吸虫，成虫寄生于人体的肝胆管内。

1. 成虫　体形狭长，背腹扁平，前端稍窄，后端钝圆。虫体大小一般为（10～25）mm×（3～5）mm。口吸盘略大于腹吸盘，前者位于虫体前端，后者位于虫体前1/5处。消化道简单，口位于口吸盘的中央，其后为球形的咽及短的食管，肠支分两支，沿虫体两侧直达后端，末端为盲端。雌雄同体，雄性生殖器官有睾丸1对，前后排列于虫体后部1/3处，呈分支状。从睾丸各发出一条输出管，向前约在虫体的中部汇合为输精管，与贮精囊相通，经射精管进入生殖腔。无阴茎、阴茎袋和前列腺。雌性生殖器官有卵巢1个，边缘分叶，位于睾丸之前。输卵管起自卵巢，远端为卵模，卵模周围为梅氏腺。子宫从卵模开始盘绕而上，开口于腹吸盘前缘的生殖腔。受精囊在睾丸和卵巢之间，呈椭圆形，与输卵管相通。劳氏管位于受精囊旁，为短管，开口于虫体背面。卵黄腺呈滤泡状，分布于虫体两侧，两条卵黄腺管汇合后，与输卵管相通（图2-7-1）。

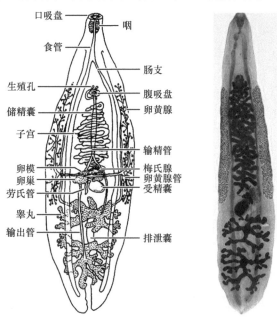

图 2-7-1　华支睾吸虫成虫模式图及染色标本

2. 虫卵　形状似芝麻，淡黄褐色，卵甚小，平均为（27～35）μm×（12～20）μm，是常见人体寄生虫虫卵中最小的虫卵。一端较窄且有盖，卵盖周围的卵壳增厚形成肩峰，另一端有结节样小突起，称小疣。从粪便排出的虫卵内含毛蚴（图2-7-2）。

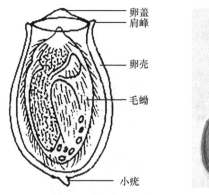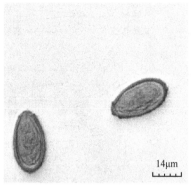

图 2-7-2 华支睾吸虫虫卵模式图及镜下图（400×）

3. 尾蚴 略似烟斗状，具有圆筒形的体部和弯曲的尾部，尾部不分叉。体部长 0.216 ～ 0.238mm，尾部长度大于体部 2 ～ 3 倍，在体前端的背面有一对眼点，可见口、腹吸盘（图 2-7-3）。

4. 囊蚴 呈椭球形或球形，大小为（0.15 ～ 0.17）mm×（0.13 ～ 0.15）mm。囊壁分两层，外层较厚，内层较薄。幼虫纤曲在囊内，可见口、腹吸盘和一个大的排泄囊，排泄囊内含黑色钙质颗粒（图 2-7-4）。

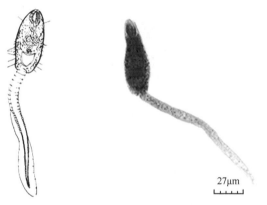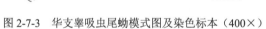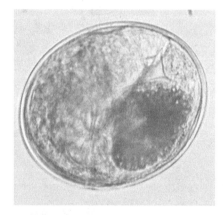

图 2-7-3 华支睾吸虫尾蚴模式图及染色标本（400×）　　图 2-7-4 华支睾吸虫囊蚴镜下图（400×）

（二）布氏姜片吸虫（*Fasciolopsis buski*）

布氏姜片吸虫简称姜片虫，成虫寄生于人体小肠。

1. 成虫 长椭圆形、肥厚，背腹扁平，新鲜虫体呈肉红色。前窄后宽，体长 20 ～ 75mm，宽 8 ～ 20mm，厚 0.5 ～ 3mm，是寄生于人体的最大的吸虫。口吸盘较小，近体前端，直径约为 0.5mm，腹吸盘靠近口吸盘后方，漏斗状，肌肉发达，较口吸盘大 4 ～ 5 倍，肉眼可见。咽和食管短，肠支在腹吸盘前分叉，呈波浪状弯曲，向后延至虫体末端。睾丸两个，高度分支呈珊瑚状，前后排列于虫体的后半部。卵巢位于体中部稍前方，分 3 瓣，每瓣再分支。子宫盘曲在卵巢和腹吸盘之间。缺受精囊，有劳氏管。卵黄腺颇发达，分布于虫体的两侧。两性生殖系统均开口于位于腹吸盘前缘的生殖孔（图 2-7-5）。

2. 虫卵 呈椭圆形，大小为（130 ～ 140）μm×（80 ～ 85）μm，是人体寄生虫中最大的蠕虫卵。淡黄色，卵壳薄，一端有不明显的卵盖。卵内含 1 个卵细胞和 20 ～ 40 个卵黄细胞（图 2-7-6）。

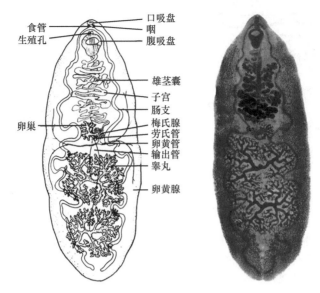

图 2-7-5 布氏姜片吸虫成虫模式图及染色标本

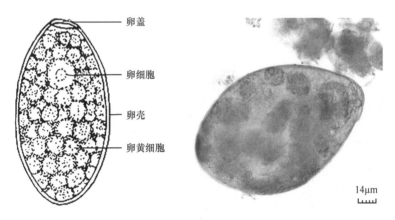

图 2-7-6 布氏姜片吸虫虫卵模式图及镜下图（400×）

3. 尾蚴 形状似蝌蚪，分为椭圆形的体部和细长的尾部。体部平均大小为 195μm×145μm，尾部为 498μm×57μm。具有口、腹吸盘，口吸盘大于腹吸盘。肠支分两支，排泄系统中的收集管内含有许多圆形折光颗粒（图 2-7-7）。

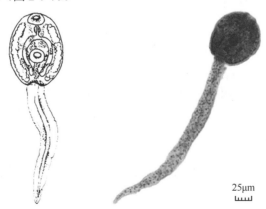

图 2-7-7 布氏姜片吸虫尾蚴模式图及染色标本（400×）

4. 囊蚴　呈扁圆形，平均大小为 216μm×187μm，外壁厚度不匀，脆弱易破；内壁光滑，厚度均匀，较坚韧。内含后尾蚴，可见口、腹吸盘，收集管内的折光颗粒被挤压成两堆，明显可见（图 2-7-8）。

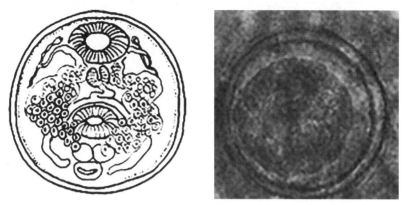

图 2-7-8　布氏姜片吸虫囊蚴模式图及镜下图（400×）

（三）肝片吸虫（*Fasciola hepatica*）

肝片吸虫常寄生在牛羊及其他哺乳动物的胆管内，亦可感染人体。

1. 成虫　虫体背腹扁平，叶片状，新鲜虫体呈棕红色，长约 3cm，宽约 1.3cm，雌雄同体。体前端头锥明显，腹吸盘较小，不甚明显，位于头锥基部。肠支有许多侧分支，呈树枝状。睾丸两个，高度分支，前后排列于虫体中部。卵巢 1 个，较小，分支较细，位于腹吸盘右后方。无受精囊，有劳氏管。子宫较短，盘曲在卵巢与腹吸盘之间。卵黄滤泡非常发达，分布于虫体两侧，自头锥基部直达体后端（图 2-7-9）。

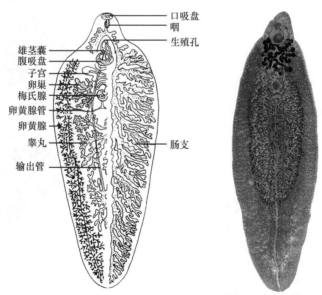

图 2-7-9　肝片吸虫成虫模式图及染色标本

2. 虫卵　椭圆形，淡黄褐色，大小为（130 ~ 150）μm×（63 ~ 90）μm，卵壳薄，一端有小盖，光镜下不甚明显。卵内充满许多卵黄细胞，卵细胞不易见到。该虫卵易与布氏姜片吸虫虫卵相混淆（图 2-7-10）。

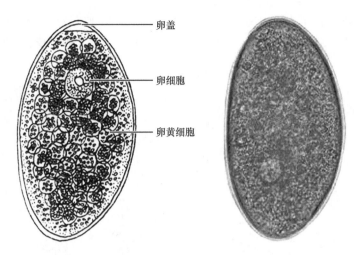

图 2-7-10　肝片吸虫虫卵模式图及镜下图（400×）

（四）卫氏并殖吸虫（*Paragonimus westermani*）

卫氏并殖吸虫又称肺吸虫。成虫主要寄生于人的肺部，是人体并殖吸虫病（肺吸虫病）的主要病原。

1. 成虫　虫体肥厚，背侧略隆起，腹面扁平。活体呈暗红色。固定标本呈椭圆形，体长7～12mm，宽4～6mm，厚2～4mm。除口吸盘、腹吸盘、生殖孔及其邻近部位外，全身满布细小的体棘。口、腹吸盘大小略同，腹吸盘位于虫体腹面中线之前，肠管分2支，沿虫体两侧形成3～4个弯曲延伸至虫体后端。卵巢6叶，与子宫并列于腹吸盘之后。2个睾丸分支如指状，左右并列于约在虫体后端的1/3处。密集的卵黄滤泡所组成的卵黄腺位于虫体两侧（图2-7-11）。

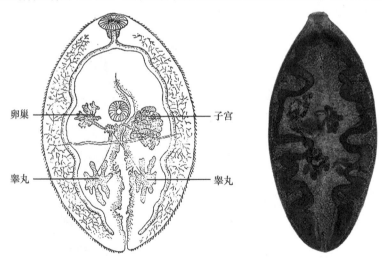

图 2-7-11　卫氏并殖吸虫成虫模式及染色标本

2. 虫卵　金黄色，卵圆形，左右多不对称，大小为（80～118）μm×（48～60）μm，最宽处多近卵盖一端，后端稍窄。卵盖较宽，由边缘向中央拱起，有的盖略有倾斜，有时亦可见脱盖的卵。卵壳厚薄不匀，无卵盖端多增厚。卵内含1个卵细胞和10多个卵黄细胞（图2-7-12）。

3. 尾蚴　体部为椭圆形，尾部短小呈球形，属微尾型的短尾尾蚴。体前端有圆形口吸盘，腹吸盘位于体部中横线之后。虫体前端有穿刺腺7对，腹吸盘后方有一个倒三角形排泄囊，侧面观时呈一凹陷（图2-7-13）。

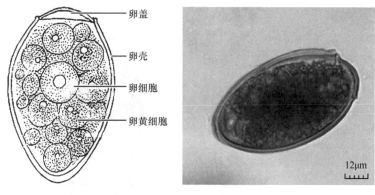

图 2-7-12　卫氏并殖吸虫虫卵模式图及镜下图（400×）

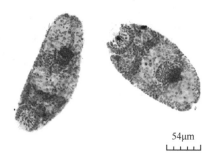

54μm

图 2-7-13　卫氏并殖吸虫尾蚴染色标本（400×）

4. 囊蚴　呈乳白色圆球形，直径为 300～400μm，囊壁两层，内含一条卷缩的后尾蚴，可见两支波浪状的肠支和充满黑色颗粒的排泄囊（图 2-7-14）。

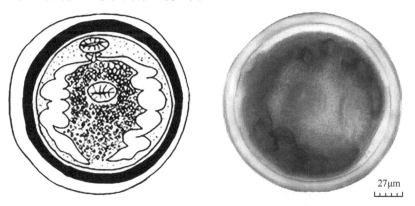

27μm

图 2-7-14　卫氏并殖吸虫囊蚴模式图及镜下图（400×）

（五）斯氏并殖吸虫（*Pagumogonimus skrjabini*）

人不是斯氏并殖吸虫的适宜宿主，绝大多数虫体在人体的寄生阶段是童虫。

成虫虫体窄长，前宽后窄，两端较尖，大小为（11.0～18.5）mm×（3.5～6.0）mm，最宽处约在虫体前 1/3 或稍后。腹吸盘位于体前约 1/3 处，略大于口吸盘。卵巢位于腹吸盘的后侧方，其大小及分支情况与虫龄密切相关，虫龄高者，分支数多，形如珊瑚。睾丸 2 个，左右并列，长形且分支（图 2-7-15）。

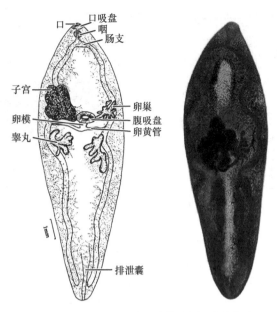

图 2-7-15 斯氏并殖吸虫成虫模式图及染色标本

（六）日本血吸虫（*Schistosoma japonicum*）

1. 成虫 雌雄异体。雄虫乳白色，大小为（10～20）mm×（0.5～0.55）mm，虫体扁平，前端有发达的口吸盘和腹吸盘。自腹吸盘以下，虫体向两侧延展，并向腹面卷曲，形成抱雌沟，故外观呈圆柱状。雄虫生殖系统由睾丸、输出管、输精管、贮精囊和生殖孔组成，睾丸为 7 个，呈串珠状排列，每个睾丸各发出 1 输出管，汇于输精管，通于贮精囊，生殖孔开口于腹吸盘后方。雌虫前细后稍粗，形似线虫，大小为（12～28）mm×（0.1～0.3）mm，其腹吸盘不及雄虫腹吸盘明显。由于肠管内含较多的红细胞消化后残留物质，故雌虫呈灰褐色。雌虫常居留于抱雌沟内，与雄虫合抱。雌性生殖系统中的卵巢位于虫体中部，呈长椭圆形。卵巢下方的输卵管绕过卵巢，与卵黄管在卵巢前汇合成卵模。卵模外被梅氏腺，与子宫相接，子宫开口于腹吸盘下方的生殖孔（图 2-7-16）。

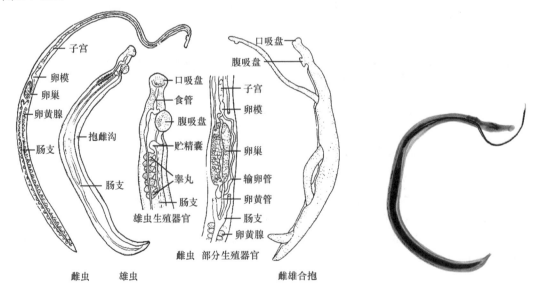

图 2-7-16 日本血吸虫成虫模式图及雌雄合抱染色标本

2. 虫卵 成熟虫卵大小平均为 $89\mu m \times 67\mu m$，椭圆形，淡黄色，卵壳厚薄均匀，无卵盖，卵壳一侧有一逗点状小棘，表面常附有组织残留物。卵内含一条葫芦状的毛蚴，毛蚴与卵壳之间常有大小不等圆形或椭圆形油滴状的毛蚴分泌物。在宿主粪便中所见的虫卵一般为成熟虫卵（图 2-7-17）。

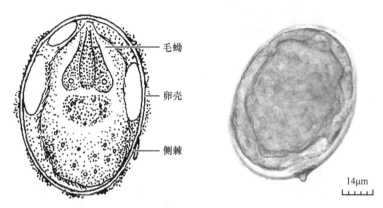

图 2-7-17 日本血吸虫成熟虫卵模式图及镜下图（400×）

沉积在宿主肝、肠组织内的虫卵，随着毛蚴的发育和死亡，虫卵可出现不同时期的死亡虫卵，即变性卵。常见有以下几种：①刚死亡的成熟虫卵：虫卵大小近成熟卵，呈灰黑色，卵壳薄，卵内毛蚴轮廓较清楚，但内部结构开始模糊。②颗粒性虫卵：可能由胚胎早期演变而来，呈浅黄色、黄色或灰黑色，卵壳薄或部分不均匀，胚胎结构不清楚或部分缺失，卵内多为规则或不规则的颗粒。③萎缩性虫卵：一种由成熟虫卵演变而来，呈棕黄色或黑黄色，卵壳表面粗糙，毛蚴萎缩成块状或模糊的网状结构；另一种由胚胎期虫卵演变而来，呈棕黄色或黑灰色，卵壳稍厚，卵内见萎缩的胚胎。④黑卵：虫卵小，卵壳厚，内容物呈黑色一团。⑤空壳或其他：仅残留卵壳，均匀的淡黄色，卵壳上可见褶皱状裂口，无内容物。亦可见龟裂卵，折光性强，呈灰黑或银灰色，壳厚，龟裂状。

3. 毛蚴 游动时呈长椭圆形，静止或固定后呈梨形，平均大小为 $99\mu m \times 35\mu m$，周身被有纤毛，此为其运动器官。前端有一锥形的顶突（亦称钻孔腺），体内前部中央有一袋状的顶腺，开口于顶突；另有长梨形的侧腺 1 对，位于顶腺稍后的两侧，开口于顶腺的两侧方（图 2-7-18）。

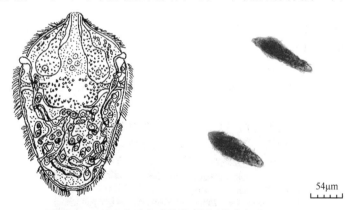

图 2-7-18 日本血吸虫毛蚴模式图及染色标本（400×）

4. 尾蚴 血吸虫尾蚴属叉尾型，由体部及尾部组成，尾部分尾干和尾叉。体部大小（100～150）$\mu m \times$（40～66）μm，尾干大小（140～160）$\mu m \times$（20～30）μm，尾叉长 50～70μm。体部前端为头器，内有一头腺。口孔位于体前端正腹面，腹吸盘位于体部后 1/3 处。在腹吸盘周围有 5 对左右对称排列的单细胞钻腺，其中 2 对位于腹吸盘前，称前钻腺，内含粗大的嗜酸性分泌颗粒；3 对位于腹吸盘后，称后钻腺，内含较细的嗜碱性分泌颗粒（图 2-7-19）。

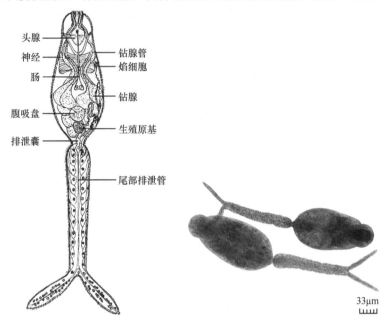

图 2-7-19　日本血吸虫尾蚴模式图及染色标本（400×）

二、绦　　虫

寄生在人体的医学绦虫有 30 余种，分属于圆叶目和假叶目。发育过程中需要 1 ～ 2 个中间宿主，人可作为某些绦虫的终宿主或中间宿主。成虫大多寄生在脊椎动物和人体消化道内，幼虫寄生于中间宿主的组织中。常见的医学绦虫有猪带绦虫、牛带绦虫、微小膜壳绦虫、细粒棘球绦虫、曼氏迭宫绦虫等。

（一）猪带绦虫（*Taenia solium*）

猪带绦虫亦称链状带绦虫、猪肉绦虫、有钩绦虫。成虫寄生于人体小肠，引起猪带绦虫病，幼虫囊尾蚴寄生于人体皮下、肌肉、脑、眼和内脏，引起囊尾蚴病。

1. **成虫**　乳白色，扁长如带，长 2 ～ 4m，前端较细，向后渐扁阔，节片较薄，略透明。头节近似球形，直径为 0.6 ～ 1mm，除有 4 个吸盘外，顶端具有顶突，其上有 25 ～ 50 个小钩，排列成内外两圈。颈部纤细，直径仅约为头节的 1/2，长 5 ～ 10mm。链体的节片数为 700 ～ 1000 片，近颈部的幼节节片短而宽；中部的成节近方形，末端的孕节较大，呈窄长的长方形（图 2-7-20、图 2-7-21）。

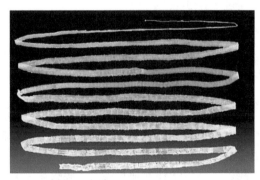

图 2-7-20　猪带绦虫成虫

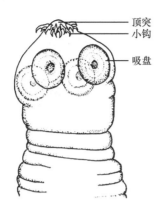
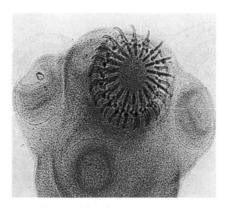

图 2-7-21　猪带绦虫头节模式图及染色标本（100×）

　　每一成节具雌、雄生殖器官各一套。睾丸有 150 ～ 200 个，散布在节片的两侧。输精管向一侧横走，经阴茎囊开口于生殖腔。阴道在输精管的后方，开口于生殖腔。卵巢在节片后 1/3 的中央，分为三叶，除左右两叶外，在子宫与阴道之间有一中央小叶。块状的卵黄腺位于卵巢之后（图 2-7-22）。孕节中仅见充满虫卵的子宫向两侧发出分支，每侧为 7 ～ 13 支，各分支不整齐并继续分支，呈不规则的树枝状，每一孕节中约含 4 万个虫卵（图 2-7-23）。

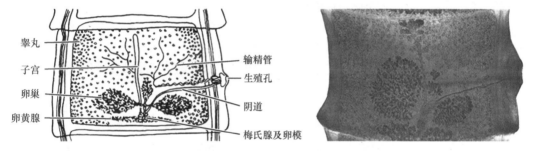

图 2-7-22　猪带绦虫成节模式图及染色标本（100×）

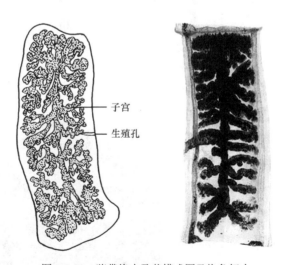

图 2-7-23　猪带绦虫孕节模式图及染色标本

　　2. 虫卵　呈球形或近似球形，直径为 31 ～ 43μm。卵壳薄，内为胚膜，虫卵自孕节散出后，卵壳多已脱落。胚膜较厚，棕黄色，由许多棱柱体组成，在光镜下呈放射状的条纹。胚膜内含球形的六钩蚴，有 3 对小钩（图 2-7-24）。

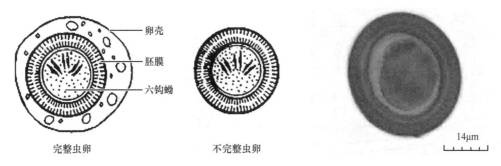

完整虫卵   不完整虫卵   14μm

图 2-7-24 猪带绦虫虫卵模式图及镜下图（400×）

卵壳
胚膜
六钩蚴

3. 囊尾蚴 俗称囊虫，如黄豆大小，约为（8 ～ 10）mm×5mm，为白色半透明的囊状物，囊内充满透明的囊液。囊壁分两层，外为皮层，内为间质层，间质层有一处向囊内增厚形成米粒大小的白点，即向内翻卷收缩的头节，其头节形态结构和成虫头节相同（图 2-7-25）。

（二）牛带绦虫（*Taenia saginata*）

牛带绦虫亦称肥胖带绦虫、牛肉绦虫、无钩绦虫。成虫寄生于人体小肠，可引起牛带绦虫病。

1. 成虫 外形与猪带绦虫很相似，但二者虫体大小和结构有差异（图 2-7-26 ～图 2-7-29），主要区别见表 2-7-1。

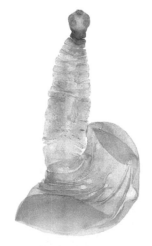

图 2-7-25 猪带绦虫囊尾蚴

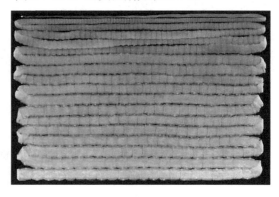

图 2-7-26 牛带绦虫成虫

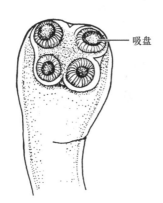

吸盘

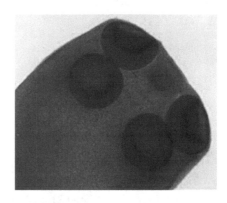

图 2-7-27 牛带绦虫头节模式图及染色标本（100×）

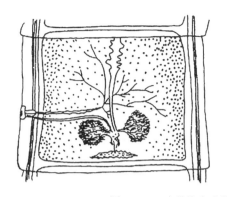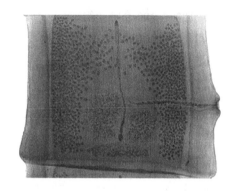

图 2-7-28　牛带绦虫成节模式图及染色标本（100×）

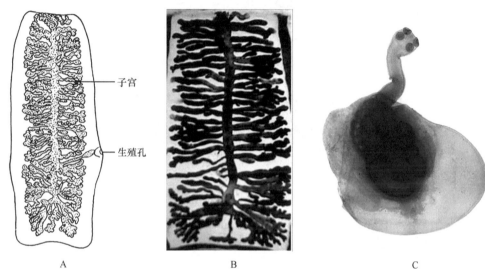

A　　　　　　　　　　　　B　　　　　　　　　　　　C

图 2-7-29　牛带绦虫孕节模式图及染色标本和囊尾蚴染色标本
A. 孕节模式图；B. 孕节染色标本；C. 囊尾蚴染色标本

表 2-7-1　猪带绦虫和牛带绦虫形态鉴别

鉴别要点	猪带绦虫	牛带绦虫
体长	2 ～ 4m	4 ～ 8m
节片	700 ～ 1000 节，较薄、略透明	1000 ～ 2000 节，较厚、不透明
头节	球形、直径约为 1mm，具有顶突和 2 圈小钩，小钩有 25 ～ 50 个	略呈方形、直径为 1.5 ～ 2.0mm，无顶突及小钩
成节	卵巢分为 3 叶，即左右两叶和中央小叶	卵巢只分 2 叶，子宫前端常可见短小的分支
孕节	子宫分支不整齐，每侧有 7 ～ 13 支	子宫分支较整齐，每侧有 15 ～ 30 支
囊尾蚴	头节具顶突和小钩，可寄生于人体引起囊尾蚴病	头节无顶突及小钩，不寄生于人体

2. 虫卵　两种带绦虫的虫卵在光镜下难以区别。

（三）微小膜壳绦虫（*Hymenolepis nana*）

微小膜壳绦虫又称短膜壳绦虫，成虫主要寄生于鼠类，亦可寄生于人体小肠。

1. 成虫　为小型绦虫，大小为（5 ～ 80）mm×（0.5 ～ 1）mm。头节呈球形，直径为 0.13 ～ 0.4mm，具有 4 个吸盘和 1 个短而圆可自由伸缩的顶突。顶突上有 20 ～ 30 个小钩。颈部较长而纤细。链体由 100 ～ 200 个节片组成，最多时可达 1000 个节片。所有节片均宽大于长并由前向后逐渐增大，各节片生殖孔都位于虫体同侧。成节有 3 个较大的圆球形睾丸，横列在节片中部，储精囊较发达；卵巢呈分叶状，位于节片中央；卵黄腺椭圆形，在卵巢后方的腹面。孕节子宫呈袋状，其中充满虫卵并占据整个节片（图 2-7-30）。

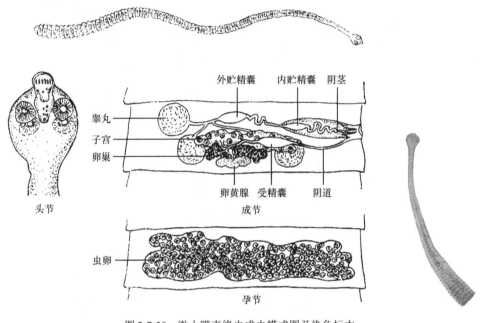

图 2-7-30　微小膜壳绦虫成虫模式图及染色标本

2. 虫卵　圆形或近圆形，大小为（48 ～ 60）μm×（36 ～ 48）μm，无色透明。卵壳很薄，其内有透明的胚膜，胚膜两端略凸起并由该处各发出 4 ～ 8 根丝状物，弯曲延伸在卵壳和胚膜之间，胚膜内含一个六钩蚴（图 2-7-31）。

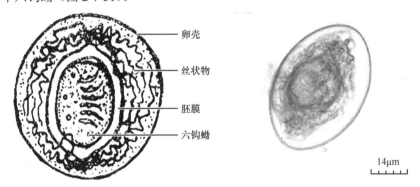

图 2-7-31　微小膜壳绦虫虫卵模式图及镜下图（400×）

（四）缩小膜壳绦虫（*Hymenolepis diminuta*）

缩小膜壳绦虫又称长膜壳绦虫，是鼠类常见的寄生虫，偶然寄生于人体小肠。

1. 成虫（图 2-7-32）　与微小膜壳绦虫基本相同，但虫体较大，两者区别见表 2-7-2。

2. 虫卵　圆形或椭圆形，直径约为 66μm，黄褐色，卵壳较厚，胚膜两端无丝状物，但卵壳与胚膜间有透明胶状物，胚膜内含六钩蚴（图 2-7-33）。

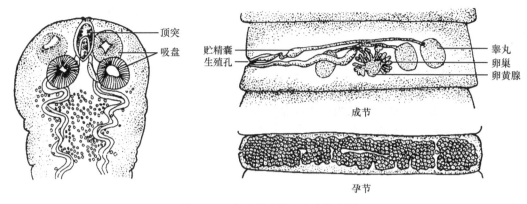

图 2-7-32 缩小膜壳绦虫成虫模式图

表 2-7-2 微小膜壳绦虫和缩小膜壳绦虫形态鉴别

鉴别要点	微小膜壳绦虫	缩小膜壳绦虫
虫体	小型绦虫，长 5～80mm	中型绦虫，长 200～600mm
节片数	100～200 节	800～1000 节
头节	顶突发育良好，可自由伸缩，上有 20～30 个小钩	顶突发育不良，藏在头顶凹中，不易伸出，上无小钩
孕节	子宫袋状	子宫袋状，但四周向内凹陷呈瓣状

（五）细粒棘球绦虫（*Echinococcus granulosus*）

细粒棘球绦虫又称包生绦虫。成虫寄生于犬科食肉动物的小肠，幼虫棘球蚴寄生于人体和多种食草类家畜和其他动物的肝、肺、脑等组织，引起棘球蚴病。

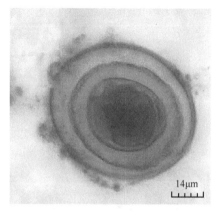

图 2-7-33 缩小膜壳绦虫虫卵
镜下图（400×）

1. 成虫 为绦虫中最小的虫种之一，体长 2～7mm（平均仅 3.6mm）。除头颈节外，整个链体只有幼节、成节和孕节各一节，偶或多一节。头节略呈梨形，具有顶突和 4 个吸盘。顶突伸缩力很强，其上有两圈大小相间、呈放射状排列的小钩，共 28～48 个。各节片均为狭长形。成节的结构与带绦虫成节相似，睾丸 45～65 个，均匀散布在生殖孔水平线前后方。孕节中的子宫具有不规则的分支和侧囊，含虫卵 200～800 个（图 2-7-34）。

2. 卵 与猪、牛带绦虫虫卵基本相同，在光镜下难以区别。

3. 棘球蚴 为圆形囊状体，随寄生时间长短、寄生部位和宿主不同，直径可由不足 1 厘米至数十厘米。棘球蚴为单房性囊，由囊壁和囊内含物（生发囊、原头蚴、囊液等）组成。囊壁外有宿主的纤维组织包绕。囊壁分两层，外层为角皮层，厚 1～4mm，乳白色、半透明，似粉皮状，较脆，易破裂，光镜下无细胞结构而呈多层纹理状。内层为生发层（亦

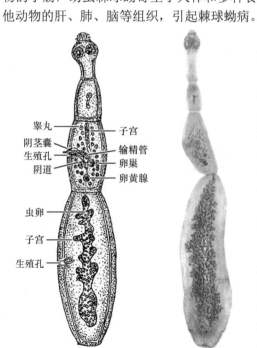

图 2-7-34 细粒棘球绦虫成虫模式图及染色标本

称胚层），厚 22 ～ 25μm，有单层细胞构成。生发层紧贴在角皮层内，囊腔内充满囊液，亦称棘球蚴液。囊液无色透明或微带黄色。生发层（胚层）向囊内长出许多原头蚴，原头蚴呈椭圆形或圆形，大小为 170μm×122μm，为向内翻卷收缩的头节，其顶突和吸盘内陷。另外，还可见石灰小体等。原头蚴与成虫头节的区别在于其体积小，缺顶突腺。生发囊也称为育囊，是具有一层生发层的小囊，直径约为 1mm。在小囊壁上生成数量不等的原头蚴，多者可达 30 ～ 40 个。原头蚴可向生发囊内生长，也可向囊外生长为外生性原头蚴。子囊可由母囊（棘状蚴囊）的生发层直接长出，也可由原头蚴或生发囊进一步发育而成。子囊结构与母囊相似，其囊壁具有角皮层和生发层，囊内也可生长原头蚴、生发囊以及与子囊结构相似的小囊（称为孙囊）。原头蚴、生发囊和子囊可从生发层上脱落，悬浮在囊液中，称为囊砂或棘球蚴砂（图 2-7-35）。

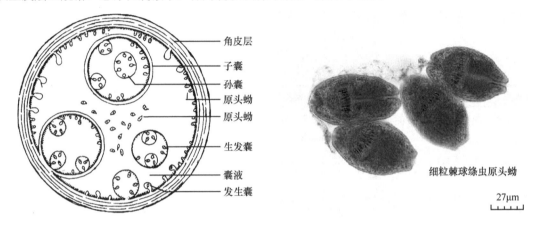

图 2-7-35　棘球蚴模式图及原头蚴染色标本（400×）

（六）多房棘球绦虫（*Echinococcus multilocularis*）

多房棘球绦虫形态和生活史均与细粒棘球绦虫相似，其成虫主要寄生在狐、犬等小肠内，中间宿主多是啮齿类动物和牦牛、绵羊等，幼虫期是多房棘球蚴（亦称泡球蚴），在人体寄生可引起严重的泡球蚴病。

1. 成虫　外形和结构都与细粒棘球绦虫相似，但虫体更小，长仅为 1.2 ～ 3.7mm，平均为2.13mm，头节、顶突、小钩和吸盘等都相应偏小，顶突上小钩为 13 ～ 34 个。虫体常有 4 ～ 5 个节片，成节生殖孔位于节片中线偏前，睾丸数较少，为 26 ～ 36 个，分布在生殖孔后方。孕节子宫为简单的囊状，无侧囊，内含虫卵 187 ～ 404 个。

2. 虫卵　形态和大小均与细粒棘球绦虫虫卵相似，在光镜下难以区别。

3. 泡球蚴　主要寄生于中间宿主的肝脏，亦可寄生于肺、脑等器官。多呈单个巨块型，淡黄色或白色囊泡状团块，有时呈结节型，或两者兼有。大体可见无数小囊泡或多个结节连接，囊泡呈圆形或椭圆形，直径为 0.1 ～ 3mm，一般无纤维性被膜。镜下见囊泡壁由角皮层和生发层构成，角皮层薄且不完整，泡球蚴与周围组织无纤维组织被膜分隔，可向器官表面蔓延至体腔内，形态不规则，且与正常组织无明显界限。泡囊腔内含少量不透明稀薄液体或胶状物，人泡球蚴的原头节少见，啮齿动物泡状蚴原头节较多。

（七）犬复孔绦虫（*Dipylidium caninum*）

犬复孔绦虫为犬和猫的常见寄生虫，偶可感染人体，成虫寄生于终宿主小肠。

1. 成虫　小型绦虫，大小为（10 ～ 15）cm×（0.3 ～ 0.4）cm，约有 200 个节片。头节近似菱形，横径约为 0.4mm，具有 4 个吸盘和 1 个棒状、可伸缩的顶突，其上有 1 ～ 7 圈呈玫瑰刺状的小钩，小钩数和圈数可因虫龄和顶突受损伤程度不同而异。颈部细而短，近颈部的幼节较小，外形短而宽，往后节片渐大并接近方形，成节和孕节为长方形。每个节片均具有雌雄生殖器官各两套。两个生殖腔孔对称分列于节片两侧缘的近中部。成节有睾丸 100 ~ 200 个，各经输出管、输精管通入左右两个贮精囊，开口于生殖腔。两个卵巢均呈分叶状，位于两侧生殖腔后内侧，每个卵巢后方各有一个呈分叶状的卵黄腺。孕节两端略缩窄，孕节中子宫分为多个贮卵囊，每个贮卵囊含虫卵 2 ~ 40 个（图 2-7-36）。

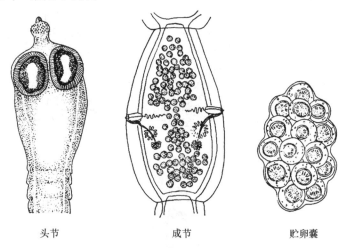

头节　　　　　　成节　　　　　　贮卵囊

图 2-7-36　犬复孔绦虫成虫模式图

2. 虫卵　圆球形，透明，直径为 35 ~ 50μm，两层卵壳均薄，内含一个六钩蚴。

（八）曼氏迭宫绦虫（*Spirometra mansoni*）

曼氏迭宫绦虫成虫主要寄生于猫科动物，偶然寄生于人体，中绦期裂头蚴可寄生于人体，导致曼氏裂头蚴病，其危害远较成虫为大。

1. 成虫　大小为（60 ~ 100）cm×（0.5 ~ 0.6）cm。头节细小，长 1 ~ 1.5mm，呈指状，其背、腹面各有一条纵行的吸槽。颈部细长，有生发作用。链体约有 1000 个节片，节片一般宽度均大于长度，但远端的节片长宽几近相等。成节和孕节的结构相似，均具有发育成熟的雌、雄性生殖器官各一套。肉眼即可见到每个节片中部凸起的子宫，在孕节中更为明显（图 2-7-37）。

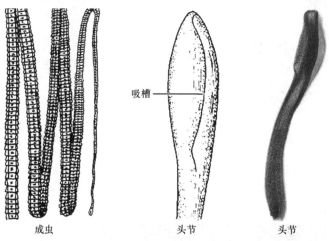

　　　　　成虫　　　　　　　　　头节　　　　　头节

图 2-7-37　曼氏迭宫绦虫成虫模式图和头节模式图及其染色标本

光镜下，睾丸呈小圆球形，有 320 ~ 540 个，散布在节片靠中部的实质组织中，由睾丸发出的输出管在节片中央汇合成输精管，然后弯曲向前并膨大成贮精囊和阴茎，再通入圆形雄性生殖孔。卵巢分两叶，位于节片后部，自卵巢中央发出输卵管，其末端膨大为卵模后连接子宫。卵模外有梅氏腺包绕。阴道为纵行的小管，其月牙形的外口位于雄性生殖孔之后，另一端膨大为受精囊再连接输卵管。小滤泡状的卵黄腺散布在实质组织的表层，包绕着其他器官。子宫位于节片中部，螺旋状盘曲，紧密重叠，基部宽而顶端窄小，略呈发髻状，子宫孔开口于阴道口下方。孕节中充满虫卵，生殖器官与成节相似（图2-7-38）。

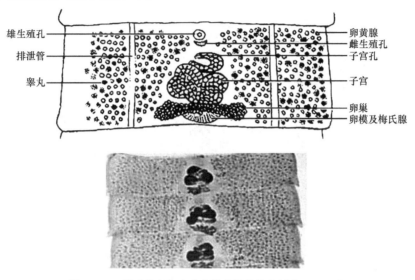

图 2-7-38　曼氏迭宫绦虫成节模式图及染色标本（100×）

2. 虫卵　椭圆形，两端稍尖，大小为（52～76）μm×（31～44）μm，浅灰褐色，卵壳较薄，一端有卵盖，内含一个卵细胞和若干个卵黄细胞（图2-7-39）。

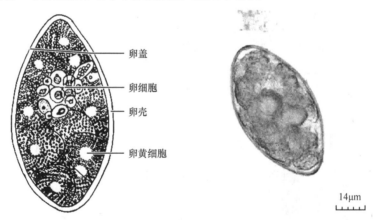

图 2-7-39　曼氏迭宫绦虫虫卵模式图及镜下图（400×）

3. 裂头蚴　长带形，白色，大小为（0.5～30）cm×（0.3～1）cm，体不分节但具有不规则横皱褶。头端膨大，中央有一明显凹陷，与成虫头节相似；后端多呈钝圆形，活时伸缩能力很强（图2-7-40）。

图 2-7-40　曼氏迭宫绦虫裂头蚴及其头节染色标本（100×）

（九）阔节裂头绦虫（*Diphyllobothrium latum*）

阔节裂头绦虫成虫主要寄生于犬科食肉动物小肠，也可寄生于人，裂头蚴寄生于各种淡鱼类。

1. 成虫 外形和结构与曼氏迭宫绦虫相似，但虫体稍长，可达 10m，具有 3000～4000 节片。头节细小，呈匙形，长 2～3mm，其背、腹侧各有一条窄而深凹的吸槽。颈部细长，成节的宽度显著大于长度，为宽扁的矩形。睾丸有 750～800 个，子宫盘曲如玫瑰花状，开口于生殖腔之后。孕节长 2～4mm，宽 10～12mm，末端孕节长宽相近。孕节和成节结构基本相同（图 2-7-41）。

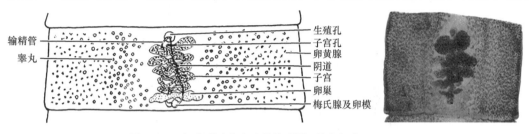

图 2-7-41 阔节裂头绦虫成节模式图及染色标本（100×）

2. 虫卵 近卵圆形，大小为（55～76）μm×（41～56）μm，浅灰褐色，卵壳较厚，一端有一明显的卵盖，另一端有一小棘。虫卵排出时，卵内胚胎已开始发育。

三、线 虫

在我国可寄生于人体并致病的线虫有 30 余种，较常见的线虫有蛔虫、鞭虫、钩虫、蛲虫、旋毛虫、粪类圆线虫等。发育过程中可需要或不需要中间宿主，虫体可寄生于人体的肠道或多种组织。

（一）似蚓蛔线虫（*Ascaris lumbricoides*）

似蚓蛔线虫简称蛔虫，成虫寄生于人体小肠。

1. 成虫 为寄生人体的肠道线虫中体形最大者，虫体呈长圆柱形，形状似蚯蚓，头尾两端逐渐变细，尾端呈钝圆锥形。活虫呈粉红色，死后呈灰白色。雌虫长 20～35cm，个别虫体可达 40cm 以上；雄虫长 15～31cm，最宽处直径为 2～4mm。体表可见有细横纹和两条明显的侧索。口孔位于虫体顶端，其周有 3 个呈品字形排列的唇瓣，唇瓣内缘有细齿（图 2-7-42）。雌性生殖系统为双管型，盘绕在虫体后 2/3 部分的原体腔内，阴门位于虫体腹面中部之前。雄性生殖系统为单管型，尾端向腹面卷曲，末端具有一对镰刀状的交合刺。

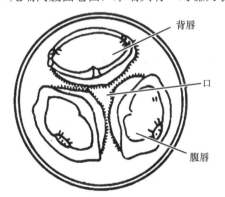
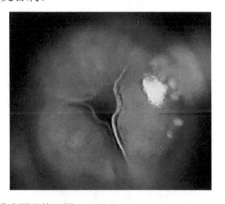

图 2-7-42 似蚓蛔线虫唇瓣模式图及镜下图（100×）

2. 虫卵 在人体粪便中查见的蛔虫虫卵有受精卵和未受精卵两种。蛔虫受精卵呈宽椭圆形，大小为（45～75）μm×（35～50）μm，卵壳较厚，自外向内分为三层：受精膜、壳质层和蛔甙层。壳质层较厚，另两层极薄，在普通显微镜下难以分清。卵壳外常有一层由虫体子宫分泌物形成的凹凸不平的蛋白质膜，被宿主胆汁染成棕黄色。卵内有一个大而圆的卵细胞，其两端与卵壳间可见新月形空隙。蛔虫受精卵在外界发育，卵细胞不断分裂，最后发育为含幼虫的感染期虫卵。蛔虫未受精卵多呈长椭圆形，大小为（88～94）μm×（39～44）μm，卵壳与蛋白质膜均较受精卵薄，无蛔甙层，卵内含许多大小不等的折光性颗粒。若蛔虫虫卵的蛋白质膜脱落，卵壳则呈无色透明，应注意与其他线虫虫卵相鉴别（图 2-7-43、图 2-7-44）。

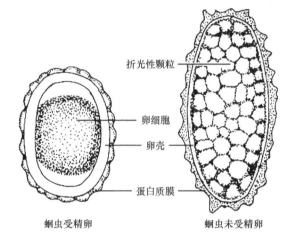

蛔虫受精卵　　　　　　　　　　　　蛔虫未受精卵

图 2-7-43　蛔虫虫卵模式图

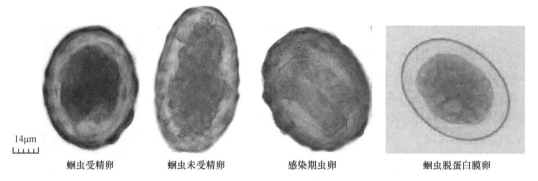

蛔虫受精卵　　　　蛔虫未受精卵　　　　感染期虫卵　　　　蛔虫脱蛋白膜卵

图 2-7-44　蛔虫虫卵镜下图（400×）

（二）毛首鞭形线虫（*Trichuris trichiura*）

毛首鞭形线虫简称鞭虫，成虫主要寄生于人体盲肠。

1. 成虫　外形似马鞭，前端细长，约占虫体长的 3/5，后 2/5 粗如鞭柄。鞭虫口腔极小，有一尖刀状口矛，咽管细长。雌虫长 35～50mm，尾端钝圆。雄虫长 30～45mm，尾端向腹面呈环状卷曲，有交合刺 1 根，外有鞘，表面有小刺（图 2-7-45）。两性成虫的生殖系统均为单管型。

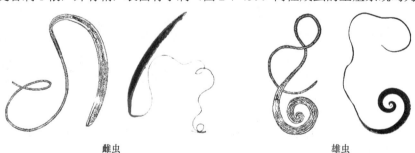

雌虫　　　　　　　　　　　　　　　雄虫

图 2-7-45　毛首鞭形线虫模式图及染色标本

2. 虫卵 呈纺锤形或橄榄形，大小为（50～54）μm×（22～23）μm，棕黄色，卵壳较厚，两端各有一个透明塞状突起，称为盖塞。虫卵随粪便排出时，卵内有 1 个尚未分裂的细胞（图 2-7-46）。

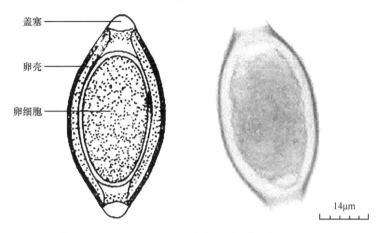

图 2-7-46 毛首鞭形线虫虫卵模式图及镜下图（400×）

（三）蠕形住肠线虫（*Enterobius vermicularis*）

蠕形住肠线虫简称蛲虫，成虫寄生于人体盲肠、结肠和回肠下段。

1. 成虫 细小，乳白色，线头状。虫体角皮具有横纹，头端角皮膨大，形成头翼。咽管下部膨大呈球形。雌虫大小为（8～13）mm×（0.3～0.5）mm，虫体中部膨大，尾端长直而尖细，生殖系统为双管型。雄虫较小，大小为（2～5）mm×（0.1～0.2）mm，尾端向腹面卷曲，生殖系统为单管型。尾端有一根交合刺（图 2-7-47）。

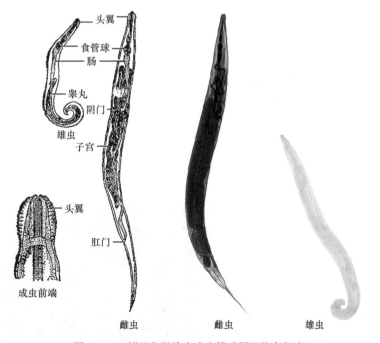

图 2-7-47 蠕形住肠线虫成虫模式图及染色标本

2. 虫卵 无色透明，大小为（50～60）μm×（20～30）μm，卵壳较厚。长椭圆形，两侧不对称，一侧扁平，另一侧稍凸，刚产出的虫卵内含一蝌蚪期胚胎（图 2-7-48）。

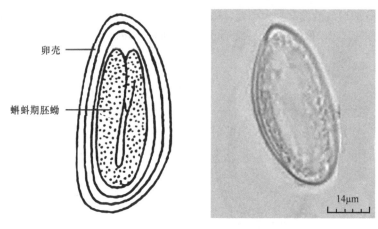

图 2-7-48　蠕形住肠线虫虫卵模式图及镜下图（400×）

（四）十二指肠钩口线虫和美洲板口线虫

寄生于人体的钩虫主要有：十二指肠钩口线虫（*Ancylostoma duodenale*），简称十二指肠钩虫；美洲板口线虫（*Necator americanus*），简称美洲钩虫。两种钩虫均寄生于人体小肠。

1. 成虫　体长约 1cm，半透明，活时为淡红色，死后呈灰白色。虫体前端较细，顶端有一个发达的口囊，由坚韧的角质构成。十二指肠钩虫口囊呈卵圆形，其腹侧缘有 2 对钩齿。美洲钩虫口囊呈近圆形，其腹侧缘有 1 对板齿。钩虫雄性生殖系统为单管型，雄虫末端膨大，即为角皮延伸形成的膜质交合伞，内有肌肉性状辐肋支持，依其部位分别称为背辐肋、侧辐肋和腹辐肋，背辐肋的分支特点是鉴定虫种的重要依据之一。雄虫交合伞内有一对细长的交合刺，生殖系统为单管型。雌虫末端呈圆锥形，生殖系统为双管型（图 2-7-49 ～图 2-7-51）。两种钩虫成虫的鉴别见表 2-7-3。

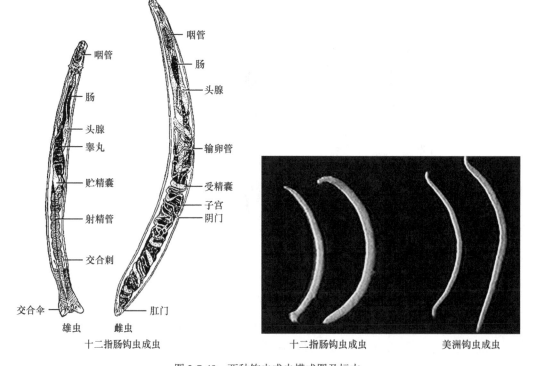

图 2-7-49　两种钩虫成虫模式图及标本

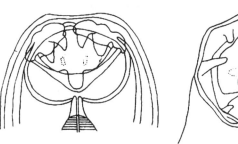
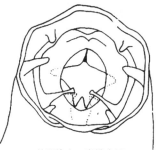

十二指肠钩虫口囊模式图 美洲钩虫口囊模式图

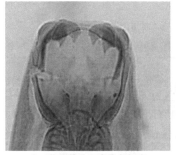
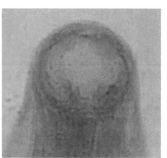

十二指肠钩虫口囊染色标本 美洲钩虫口囊染色标本

图 2-7-50 两种钩虫口囊模式图及染色标本（100×）

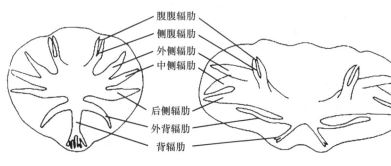

腹腹辐肋
侧腹辐肋
外侧辐肋
中侧辐肋
后侧辐肋
外背辐肋
背辐肋

十二指肠钩虫交合伞（张开） 美洲钩虫交合伞（张开）

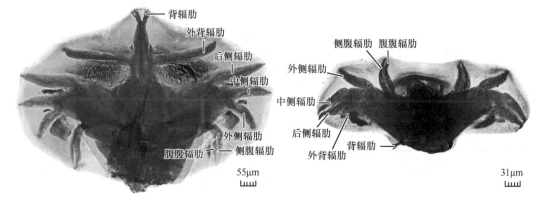

背辐肋
外背辐肋
后侧辐肋
中侧辐肋
外侧辐肋
腹腹辐肋
侧腹辐肋
55μm

侧腹辐肋 腹腹辐肋
外侧辐肋
中侧辐肋
后侧辐肋
外背辐肋
背辐肋
31μm

图 2-7-51 两种钩虫交合伞模式图及染色标本（100×）

表 2-7-3 十二指肠钩虫成虫和美洲钩虫成虫形态鉴别

鉴别要点	十二指肠钩虫成虫	美洲钩虫成虫
大小（mm）	♀:（10～13）×0.6	♀:（9～11）×0.4
	♂:（8～11）×（0.4～0.5）	♂:（7～9）×0.3
体形	前端与后端均向背面弯曲，体略呈"C"形	前端向背面仰曲，后端向腹面弯曲，体略呈"S"形
口囊	腹侧前缘有两对钩齿	腹侧前缘有一对板齿
交合伞	撑开时略呈圆形	撑开时略呈扇形
背辐肋	远端分2支，每支远端再分3小支	基部先分2支，每支远端再分2小支
交合刺	两刺呈长鬃状，末端分开	合并成一刺，被包裹于另一刺的凹槽内
阴门	位于虫体后1/3处	位于体中部或稍前
尾刺	有	无

注：♀，雌性；♂，雄性。

2. 虫卵　椭圆形，卵壳薄，无色透明。大小为（56～76）μm×（36～40）μm，随粪便排出时，卵内细胞多为2～4个，卵壳与卵细胞间有明显的空隙。若患者便秘或粪便放置过久，卵内细胞可继续分裂为桑椹状的多细胞期。十二指肠钩虫虫卵与美洲钩虫虫卵极为相似，不易区别，统称钩虫虫卵（图2-7-52）。

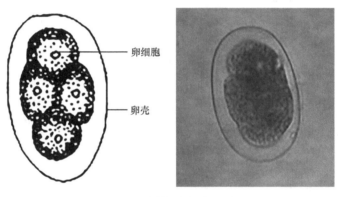

图 2-7-52　钩虫虫卵模式图及镜下图（400×）

3. 幼虫　通称钩蚴，分为杆状蚴和丝状蚴两个阶段。自虫卵刚孵出的幼虫为杆状蚴，虫体体壁透明，前端钝圆，后端尖细。口腔细长，有口孔，咽管前段较粗，中段细，后段则膨大呈球状。杆状蚴有两期，第一期杆状蚴长约0.23mm，第二期杆状蚴长约0.4mm。丝状蚴长0.5～0.7mm，口腔封闭，在与咽管连接处有2个角质状的矛状结构，称为口矛或咽管矛。口矛既有助于虫体的穿刺作用，其形状也有助于虫种的鉴定。丝状蚴的咽管细长，约为虫体长度的1/5，整条丝状蚴体表覆盖鞘膜。丝状蚴具有感染能力，故又称为感染期蚴。两种钩虫丝状蚴的鉴别要点见表2-7-4和图2-7-53。

表 2-7-4 十二指肠钩虫丝状蚴和美洲钩虫丝状蚴形态鉴别

鉴别要点	十二指肠钩虫丝状蚴	美洲钩虫丝状蚴
头端	略扁平，中间有微凹，较大	略圆、较小
鞘膜横纹	不显著	显著
口矛	透明，丝状，背矛较粗，两矛间距宽	黑色，杆状，两矛粗细相等，前端分叉，两矛间距窄
肠管	管腔较窄，为体宽的1/2，肠细胞颗粒粗大，绿褐色	管腔较宽，为体宽的3/5，肠细胞颗粒少，淡绿褐色

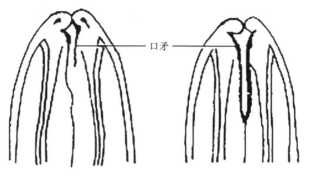

十二指肠钩蚴丝状蚴口矛　　　　　　美洲钩蚴丝状蚴口矛

图 2-7-53　两种钩虫丝状蚴口矛模式图

（五）粪类圆线虫（*Strongyloides stercoralis*）

粪类圆线虫为一种兼性寄生虫，生活史较复杂，包括自生世代和寄生世代。成虫寄生于宿主（如人、犬、猫等）小肠内，幼虫可侵入肺、脑、肝、肾等组织器官。在宿主体内的生活阶段包括成虫、虫卵、幼虫（杆状蚴和丝状蚴）（图 2-7-54）。

1. 成虫　自生世代的雌虫大小为（1.0 ～ 1.7）mm×（0.05 ～ 0.075）mm，尾端尖细，生殖系统为双管型。成熟虫体子宫内有呈单行排列的各发育期虫卵，阴门位于虫体腹面中部略后。雄虫大小为（0.7 ～ 1.0）mm×（0.04 ～ 0.05）mm，尾端向腹面卷曲，具 2 根交合刺。

寄生世代雌虫大小为 2.2mm×（0.04 ～ 0.06）mm，虫体半透明，体表具细横纹，尾部尖细，末端略呈锥形。口腔短，咽管细长，为虫体长的 1/3 ～ 2/5。生殖器官为双管型，2 个子宫前后排列，其内各含 8 ～ 12 个虫卵，单行排列。阴门位于距尾端 1/3 处的腹面。雄虫短小，大小为 0.7mm×（0.04 ～ 0.06）mm（图 2-7-54）。

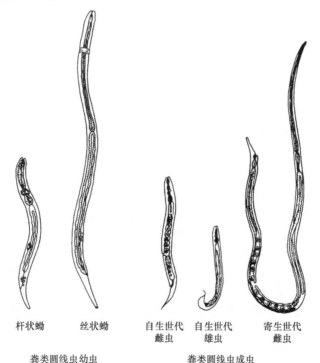

杆状蚴　　　丝状蚴　　　　　自生世代　　自生世代　　寄生世代
雌虫　　　　雄虫　　　　雌虫

粪类圆线虫幼虫　　　　　　　粪类圆线虫成虫

图 2-7-54　粪类圆线虫模式图

2. 杆状蚴 长 0.2 ~ 0.45mm，头端钝圆，尾部尖细，具双球型咽管（图 2-7-55）。

3. 丝状蚴 即感染期幼虫，虫体细长，长 0.6 ~ 0.7mm，咽管呈柱状，尾端尖细，末端分叉，与钩虫幼虫极为相似（图 2-7-56），鉴别要点见表 2-7-5。

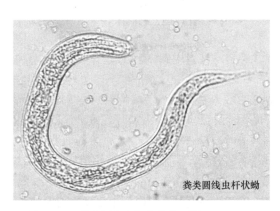

图 2-7-55 粪类圆线虫杆状蚴镜下图（400×）

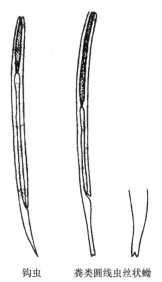

图 2-7-56 钩虫和粪类圆线虫丝状蚴形态比较

表 2-7-5 钩虫和粪类圆线虫幼虫形态鉴别

	鉴别要点	钩虫	粪类圆线虫幼虫
杆状蚴	体长	较长	较短
	口腔	长	短
	尾端	短而锐尖	极短而尖
丝状蚴	体长	0.5 ~ 0.7mm	0.5mm
	咽管	为体长的 1/5	为体长的 1/2，咽管球不明显
	尾	尖细	分叉

（六）旋毛形线虫（*Trichinella spiralis*）

旋毛形线虫简称旋毛虫，其成虫和幼虫分别寄生于同一宿主的小肠和骨骼肌细胞内。

1. 成虫 微小，细线状，乳白色，虫体后端稍粗。雌虫大小为（3 ~ 4）mm×0.06mm，雄虫大小为（1.4 ~ 1.6）mm×（0.04 ~ 0.05）mm。消化道的咽管长度为虫体长的 1/3 ~ 1/2，其后段背面有一杆状体，由一列圆盘状杆细胞组成。两性成虫的生殖器官均为单管型。雌虫子宫较长，其中段含虫卵，后段含幼虫，愈近阴道处的幼虫发育愈成熟，雌虫尾部直而钝圆。雄虫末端有两个扁平的叶状交配附器，无交合刺（图 2-7-57）。

2. 幼虫囊包 自阴门产生的新生幼虫，大小为 124μm×6μm。发育成熟的幼虫卷曲于宿主骨骼肌内的梭形囊包中，其长轴与肌纤维平行，大小为（0.25 ~ 0.5）mm×（0.21 ~ 0.42）mm。一个囊包内通常含 1 ~ 2 条幼虫，囊包壁有两层，内层厚而外层薄，由肌细胞退变及结缔组织增生形成（图 2-7-58）。

（七）丝虫（filaria）

丝虫是由节肢动物传播的一类寄生性线虫。成虫寄生在脊椎动物终宿主的淋巴系统、皮下组织、腹腔、胸腔等处。雌虫为卵胎生，产出带鞘或不带鞘的微丝蚴（microfilaria）。大多数微丝蚴

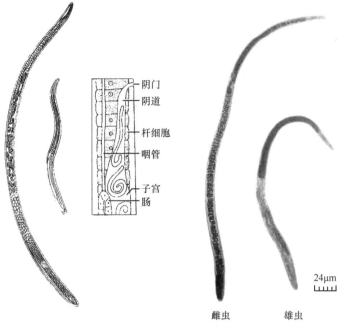

阴门
阴道
杆细胞
咽管
子宫
肠

24μm

雌虫　　　雄虫

图 2-7-57　旋毛形线虫成虫模式图及染色标本

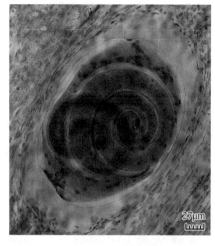

27μm

图 2-7-58　旋毛形线虫幼虫囊包染色标本
（100×）

可出现于血液中，少数出现于皮内或皮下组织。寄生于人体的丝虫已知有 8 种，在我国仅有班氏吴策线虫（*Wuchereria bancrofti*）（班氏丝虫）、马来布鲁线虫（*Brugia malayi*）（马来丝虫）的流行。

1. 成虫　班氏丝虫和马来丝虫成虫的形态相似。虫体乳白色，细长如丝线，雌虫大于雄虫，体表光滑。雄虫尾端向腹面卷曲，雌虫尾端钝圆，略向腹面弯曲，生殖系统为双管型，阴门靠近头端的腹面，卵巢位于虫体后部。子宫粗大，几乎充满虫体，子宫近卵巢的一端含大量卵细胞，向前逐渐成为不同发育程度的虫卵。成熟虫卵壳薄而透明，内含卷曲的幼虫。在向生殖孔移动的过程中，卵壳伸展成为鞘膜而包被于幼虫体表，此幼虫称为微丝蚴。

2. 微丝蚴　虫体细长，头端钝圆，尾端尖细，外被鞘膜。体内有很多圆形或椭圆形的体核，头端无核部位称头间隙。在虫体前端 1/5 处有神经环，其后有排泄孔。近尾端腹侧有肛孔。尾端有无尾核因种而异（图 2-7-59）。两种微丝蚴的鉴别要点见表 2-7-6。

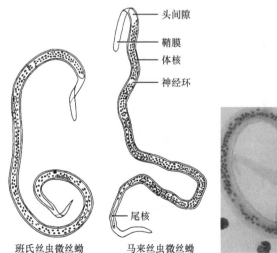

头间隙
鞘膜
体核
神经环

尾核

班氏丝虫微丝蚴　　　马来丝虫微丝蚴

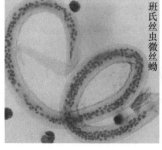

班氏丝虫微丝蚴

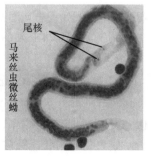

尾核

马来丝虫微丝蚴

图 2-7-59　丝虫微丝蚴模式图及镜下图（瑞氏染色，1000×）

表 2-7-6　班氏丝虫微丝蚴和马来丝虫微丝蚴形态鉴别

鉴别要点	班氏丝虫微丝蚴	马来丝虫微丝蚴
长（μm）×宽（μm）	（244～296）×（5.3～7.0）	（177～230）×（5～6）
体态	柔和，弯曲较大	硬直，大弯上有小弯
头间隙（长：宽）	较短（1：1或1：2）	较长（2：1）
体核	圆形，较小，大小均匀，排列疏松，清晰可数	卵圆形，大小不等，排列紧密，常互相重叠，不易分清
尾核	无	有2个，前后排列，尾核处较膨大

3. 丝状蚴　感染期幼虫，寄生于蚊体内。虫体细长，两种丝虫的丝状蚴体长均超过了1.1mm。头端略尖，尾部自肛孔向后较细，末端略呈三角形。

（八）广州管圆线虫（*Angiostrongylus cantonensis*）

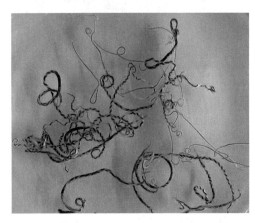

图 2-7-60　广州管圆线虫成虫

广州管圆线虫成虫寄生于鼠类肺部血管，人是本虫的非适宜宿主，在人体内幼虫通常滞留在中枢神经系统，虫体停留在第4期幼虫或成虫早期（性未成熟）阶段。

1. 成虫　线状，细长，体表具微细环状横纹。头端钝圆，头顶中央有一小圆口，缺口囊。雄虫大小为（11～26）mm×（0.21～0.53）mm，尾端略向腹面弯曲。交合伞对称，肾形，内有辐肋支撑。雌虫大小为（17～45）mm×（0.3～0.66）mm，尾端呈斜锥形。子宫双管型，白色，与充满血液的肠管缠绕成红（或黑褐）白相间的螺旋纹，较醒目（图2-7-60）。

2. 第3期幼虫　为感染期幼虫。无色透明，大小为（0.462～0.525）mm×（0.022～0.027）mm，头端稍圆，尾部顶端骤然变尖细，食管比虫体长度1/2稍短，可见排泄孔、肛孔和生殖原基。

3. 第4期幼虫　体长约为第3期幼虫的2倍，虫体无色透明，肠管呈黄色。雌虫前端有处于发育阶段的隐约可见的双管子宫，阴道开口于虫体近末端的肛孔处。雄虫后端膨大，隐约可见位于虫体后1/3发育中的单生殖管，交合刺和交合囊位于泄殖腔的背面。

（九）结膜吸吮线虫（*Thelazia callipaeda*）

结膜吸吮线虫主要寄生于犬、猫等动物眼结膜囊内，也可寄生于人眼。

1. 成虫　细长，圆柱形，乳白色半透明，体表具有明显的环纹，侧面观其上下排列呈锯齿状。雌虫大小为（7.9～20）mm×（0.3～0.7）mm，近阴门处子宫内虫卵逐渐发育为内含盘曲的幼虫，雌虫直接产出幼虫，为卵胎生。雄虫大小为（7.7～17）mm×（0.2～0.7）mm，尾端向腹面卷曲，伸出长短交合刺2根。雌、雄虫尾端肛门周围均有数对乳突和一对尾感器。

2. 幼虫　初生幼虫大小为（350～414）μm×（13～19）μm，外被鞘膜，盘曲状，尾部拖连一个大的鞘膜囊。

（十）棘颚口线虫（*Gnathostoma spinigerum*）

棘颚口线虫为犬、猫的常见寄生虫，也寄生于虎、狮、豹等野生食肉动物，其幼虫偶可寄生人体。人是本虫非适宜宿主，从人体获得的虫体多为第3期幼虫或未完全成熟的早期成虫。

1. 成虫　较粗壮，圆柱形，两端略向腹面弯曲，活时鲜红色。雄虫长11～31mm，雌虫长25～54mm，小型宿主体内的虫体相应较小。虫体前端略膨大成球形，称头球，上有4～8圈尖锐的小倒钩，顶部中央有口，口周有 1 对肥厚的唇。虫体前部和近尾端体表有体棘，体棘的形态在分类上有重要意义。雄虫末端膨大成假交合伞，有 4 对有柄乳突和 4 对小乳突，交合刺 1 对，不等长。雌虫阴门位于虫体中部稍后方。

2. 虫卵　椭圆形，大小为（65 ～ 70）μm×（38 ～ 40）μm，黄棕色，透明。卵壳表面颗粒状，一端有帽状透明塞，内含 1 ～ 2 个细胞。

3. 第 3 期幼虫　早期第 3 期幼虫大小为（0.585 ～ 0.624）mm×（0.052 ～ 0.060）mm，体表具横纹和小棘。头球具 4 环小钩。含有此期幼虫的剑水蚤被第二宿主鱼、蛙吞食，在其肝脏和肌肉结囊，发育成晚期第 3 期幼虫。晚期第 3 期幼虫大小为（2.59±0.01）mm×（0.314±0.169）mm，全身和头球表面具环列小棘，体前部的体棘长 10μm，排列紧密，往后逐渐变小、变稀，长度仅为 2μm。头球具 4 环小钩，自前向后逐渐增多。体内有 4 个肌质的管状颈囊，各自开口于头球内的气室中。食管棒状，肠管粗大，内充满黄褐色颗粒。

棘颚口线虫各阶段形态模式见图 2-7-61。

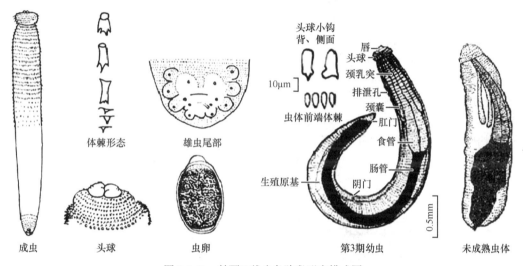

图 2-7-61　棘颚口线虫各阶段形态模式图

（马长玲）

实验八 医学原虫

医学原虫有 40 余种，较常见的医学原虫有叶足虫纲的溶组织内阿米巴、孢子纲的疟原虫和弓形虫、动鞭纲的阴道毛滴虫、蓝氏贾第鞭毛虫、杜氏利什曼原虫等。发育过程中可需要或不需要中间宿主，虫体入侵宿主，可引起宿主组织或细胞的受损。

一、叶足虫

叶足虫隶属于肉足鞭毛虫门（Phylum Sarcomastigophora）的叶足纲（Class Lobosea），以具有叶状伪足的细胞运动器为基本特征。虫体一般包括可活动的滋养体期和不活动的包囊期。

（一）溶组织内阿米巴（*Entamoeba histolytica*）

溶组织内阿米巴是至今唯一被肯定为可引起人阿米巴病的肠道阿米巴原虫，生活史有滋养体期和包囊期，4 核包囊为感染期。

1. 滋养体 大小为 12 ~ 60μm。在光镜下观察活体，可见较白细胞稍大的折光性活动小体，在适宜温度下运动活泼，常伸出单一伪足做定向阿米巴运动。滋养体最常用铁苏木精染色，在油镜下，胞质有透明的外质和富含颗粒的内质，内质含一个球形的泡状核，纤薄的核膜内缘有均匀分布、大小一致的核周染色质粒。核仁小，常居中，其周围围以纤细无色的丝状结构。在有症状患者组织中分离的滋养体常含有摄入的红细胞，有时也可见白细胞和细菌（图 2-8-1）。

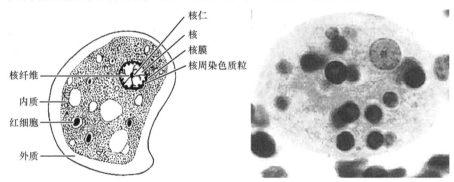

图 2-8-1　溶组织内阿米巴滋养体模式图及镜下图（铁苏木精染色，1000×）

2. 包囊 直径为 10 ~ 20μm，囊壁光滑。粪便中可查到成熟度不同的单核、双核或成熟的 4 核包囊，核的结构同滋养体期，在未成熟期的单或双核包囊中可见糖原泡和短棒状的拟染色体。碘染时包囊呈淡棕色或黄色，糖原泡为棕红色。铁苏木精染色的包囊为深蓝色，糖原泡被溶解成空泡，拟染色体色深更清晰。成熟的 4 核包囊，糖原泡和拟染色体消失（图 2-8-2、图 2-8-3）。

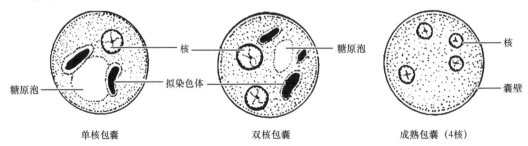

图 2-8-2　溶组织内阿米巴包囊模式图

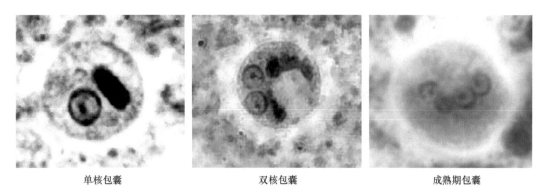

| 单核包囊 | 双核包囊 | 成熟期包囊 |

图 2-8-3　溶组织内阿米巴包囊镜下图（铁苏木精染色，1000×）

（二）其他消化道阿米巴

寄生于人体消化道的阿米巴除溶组织内阿米巴外均为肠腔共栖型原虫，不具致病性，一般不侵入人体组织且不引起临床症状。但大量原虫寄生、宿主免疫力下降或合并细菌感染导致肠功能紊乱时，可出现非特异性临床症状。迪斯帕内阿米巴和结肠内阿米巴常在人粪中检查到。常见的非致病性的阿米巴种类如下：

1. 迪斯帕内阿米巴（*Entamoeba dispar*）　迪斯帕内阿米巴与溶组织内阿米巴形态相同，生活史相似。可通过同工酶分析、ELISA、PCR 等方法进行鉴别。

2. 结肠内阿米巴（*Entamoeba coli*）　是人体肠道常见的共栖原虫，其形态与溶组织内阿米巴相似。

（1）滋养体：直径为 15 ～ 50μm，胞质呈颗粒状，含空泡和食物泡，多内含细菌，但不含红细胞。伪足短小，活动迟缓。细胞核经铁苏木精染色后可见核周染粒大小不一，排列不齐，核仁大，常偏位。

（2）包囊：呈球形，直径为 10 ～ 35μm 或更大，明显大于溶组织内阿米巴包囊。核与滋养体的相似，成熟包囊具 8 个核。未成熟包囊胞质含有糖原泡和草束状的拟染色体（图 2-8-4）。

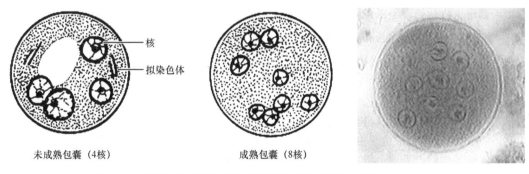

未成熟包囊（4核）　　　　成熟包囊（8核）

图 2-8-4　结肠内阿米巴包囊模式图及镜下图（铁苏木精染色，1000×）

3. 哈门氏内阿米巴（*Entamoeba hartmani*）　哈门氏内阿米巴形态与溶组织内阿米巴相似，但体积较小。滋养体直径为 4 ～ 12μm，内质无吞噬的红细胞。包囊直径为 4 ～ 10μm。流行病学调查中，常以包囊小于 10μm 为特征与溶组织内阿米巴相鉴别。

4. 微小内蜒阿米巴（*Endolimax nana*）　滋养体直径为 6 ～ 12μm，胞核有一粗大明显的核仁，无核周染色质粒。胞质量少，颗粒状，含空泡。滋养体以短小、透明的伪足做迟缓运动。包囊直径为 5 ～ 10μm，成熟包囊有 4 个核。

5. 布氏嗜碘阿米巴（*Iodamoeba butschlii*）　滋养体直径为 8 ～ 20μm，胞核有大而明显的核仁，核仁和核膜间绕有一层几乎无色的颗粒，这一结构是鉴别的主要特征之一。无核周染色质粒，胞质内含有粗大的颗粒和空泡。包囊直径为 5 ～ 20μm，呈不规则椭圆形，成熟的包囊仅含有 1 个核。突出的特点是胞质含有大而圆形或卵圆形、边缘清晰的糖原泡，常把核推向一边，被碘染成棕色团块，铁苏木精染色为泡状空隙。

6. 齿龈内阿米巴（*Entamoeba gingivalis*）　生活史仅有滋养体期，直径为 5 ～ 15μm，内、外质分明，活动频繁，食物泡常含细菌、白细胞等，偶有红细胞。核仁明显，居中或略偏位，有核周染色质粒。

（三）致病性自生生活阿米巴

自生生活阿米巴种类繁多，广泛分布于水体、淤泥、尘土和腐败植物中。现已发现纳格勒属（*Naegleria* spp.）、棘阿米巴属（*Acanthamoeba* spp.）和狒狒巴拉姆希阿米巴（*Balamuthia mandrillaris*）可侵入人体并致病。

1. 纳格勒属阿米巴　滋养体有阿米巴型和鞭毛型。在人体组织中寄生的为阿米巴型。此型狭长或椭圆形，最长直径为 10 ～ 35μm，常向一端伸出圆形或钝性的伪足，运动活泼。核为泡状核，核仁大而居中。胞质颗粒状，内含空泡、食物泡等，侵入组织的滋养体可见吞噬的红细胞。在不良环境中可变成梨形、一端有 2 ～ 9 根鞭毛、直径为 10 ～ 15μm 的鞭毛型。该型虫体运动活泼，不取食，不分裂，不直接形成包囊，常在 24 小时后又转为阿米巴型。包囊圆球形，直径为 7 ～ 10μm，囊壁光滑有孔，核与滋养体的核相似。滋养体在外界因干燥而形成包囊。

2. 棘阿米巴属阿米巴　滋养体为长圆形，直径为 15 ～ 45μm，无鞭毛型。体表有细小的棘刺状伪足，做无定向缓慢运动。胞质含小颗粒和食物泡。核为泡状核，核中央含一大而致密的球状核仁。包囊圆球形，直径为 9 ～ 27μm，两层囊壁，外壁有皱纹，内壁光滑呈多形性，如球形、星形、六角形等。胞质内布满细小颗粒，单核，常位于包囊中央。

3. 狒狒巴拉姆希阿米巴　滋养体有指状伪足，直径为 12 ～ 60μm，泡状核，核仁居中。成熟包囊呈圆球形，直径为 6 ～ 30μm，具有不规则外壁和圆形内壁。

二、鞭　毛　虫

鞭毛虫隶属于肉足鞭毛虫门的动鞭毛纲（Class Zoomastigophorea），是以鞭毛作为运动细胞器的原虫。营寄生生活的鞭毛虫主要寄生于宿主的消化道、泌尿道、血液及组织内。

（一）阴道毛滴虫（*Trichomonas vaginalis*）

阴道毛滴虫寄生于人体阴道和泌尿生殖道，生活史无包囊期，仅有滋养体期。

滋养体无色透明，有折光性，体态多变，活动力强。固定染色后呈梨形或椭圆形，大小为（7 ～ 23）μm×（10 ～ 15）μm，自毛基体发出 4 根前鞭毛和 1 根后鞭毛，后鞭毛向后伸展与虫体波动膜外缘相连，波动膜位于虫体前 1/2 处，虫体借助鞭毛摆动前进，以波动膜的波动做旋转式运动。1 个椭圆形泡状核位于虫体前端 1/3 处。1 根轴柱，纤细透明，纵贯虫体，自后端伸出体外。胞质内有深染的颗粒，为该虫特有的氢化酶体（图 2-8-5）。

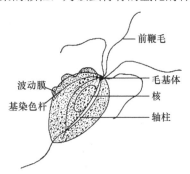
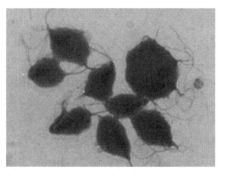

图 2-8-5　阴道毛滴虫滋养体模式图及镜下图（吉姆萨染色，1000×）

（二）蓝氏贾第鞭毛虫（*Giardia lamblia*）

蓝氏贾第鞭毛虫简称贾第虫，主要寄生于人的小肠，4核成熟包囊是感染期。

1. 滋养体 呈纵切为半的倒置梨形，大小为（9～21）μm×（5～15）μm。两侧对称，前端宽钝，后端尖细，背面隆起，腹面扁平。腹面前半部向内凹陷成吸盘状陷窝，虫体借此吸附在宿主肠黏膜上，一对细胞核位于虫体前端1/2靠近吸盘的部位。共有4对鞭毛，按其位置分别为前侧鞭毛、后侧鞭毛、腹鞭毛和尾鞭毛各一对。以往曾认为滋养体有一由前向后沿中线连接尾鞭毛的一对"轴柱"，但目前认为此结构实际是尾鞭毛从虫体前端毛基体发出后，从前向后延伸过程中的部分，一对呈爪锤状的中体与该部分的1/2处相交（图2-8-6）。

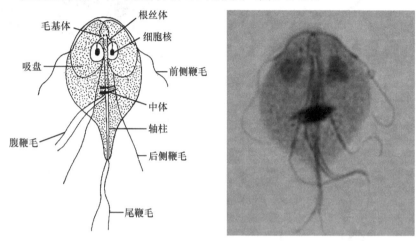

图 2-8-6 蓝氏贾第鞭毛虫滋养体模式图及镜下图（铁苏木精染色，1000×）

2. 包囊 椭圆形，囊壁较厚，大小为（8～14）μm×（7～10）μm。未成熟的包囊内含2个核，成熟的包囊内含4个核。胞质内可见到中体、鞭毛的早期结构（图2-8-7）。

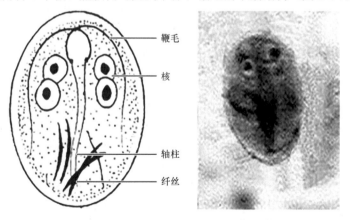

图 2-8-7 蓝氏贾第鞭毛虫包囊模式图及镜下图（铁苏木精染色，1000×）

（三）杜氏利什曼原虫（*Leishmania donovani*）

杜氏利什曼原虫生活史有无鞭毛体和前鞭毛体两个时期。前者寄生于人和脊椎动物的单核巨噬细胞内，后者寄生于白蛉的消化道内。

1. 无鞭毛体 又称利杜体（Leishman-Donovan body），虫体很小，卵圆形，虫体大小为（2.9～5.7）μm×（1.8～4.0）μm。经瑞氏染液染色后胞质呈淡蓝色或淡红色。内有一个较大的圆形核，呈红色或淡紫色。动基体位于核旁，着色较深，细小，杆状。在1000倍的镜下有时可见虫体前端从颗粒状的基体发出一根丝体，基体和根丝体在普通显微镜下不易区分（图2-8-8）。

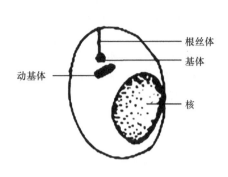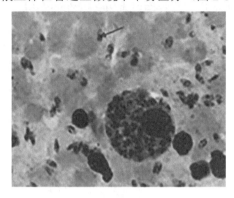

图 2-8-8　杜氏利什曼原虫无鞭毛体模式图及镜下图（吉姆萨染色，1000×）

2. 前鞭毛体（promastigote）　成熟的虫体呈梭形，大小为（14.3～20）μm×（1.5～1.8）μm，核位于虫体中部，动基体在前部。基体在动基体之前，由此发出一鞭毛游离于虫体外。前鞭毛体运动活泼，鞭毛不停地摆动。有时虫体前端聚集成团，排列成菊花状（图2-8-9）。

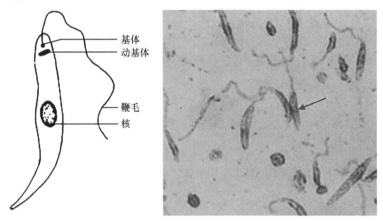

图 2-8-9　杜氏利什曼原虫前鞭毛体模式图及镜下图（吉姆萨染色，1000×）

（四）锥虫

锥虫是一种血鞭毛原虫（hemoflagellate protozoa），寄生于人体的锥虫根据其感染途径可分为两大类，即通过唾液传播的涎源性锥虫和通过粪便传播的粪源性锥虫。

1. 布氏冈比亚锥虫与布氏罗得西亚锥虫　布氏冈比亚锥虫（*Trypanosoma brucei gambiense*）与布氏罗得西亚锥虫（*Trypanosoma brucei rhodesiense*）同属于人体涎源性锥虫，是非洲锥虫病或称睡眠病的病原体。两种锥虫在形态、生活史、致病及临床表现方面有共同特征。

两种锥虫在人体内寄生，皆为锥鞭毛体（trypomastigote），具多态性，可分为细长型和粗短型。在用吉姆萨染液或瑞氏液染色的血涂片中，虫体胞质呈淡蓝色，一个核居中，呈红色或红紫色。动基体为深红色，点状。波动膜为淡蓝色。细胞质内有深蓝色的异染质颗粒。细长型长20～40μm，宽1.5～3.5μm，前端较尖细，游离鞭毛可长达6μm，动基体位于虫体后部近末端。粗短型长15～25μm，宽3.5μm，游离鞭毛短于1μm，或者鞭毛不游离，动基体位于虫体近后端，为腊肠型。鞭毛起自基体，伸出虫体后，与虫体表膜相连。当鞭毛运动时，表膜伸展，即成波动膜（图2-8-10）。

2. 克氏锥虫（*Trypanosoma cruzi*）　亦称枯氏锥虫，属人体粪源性锥虫，是克氏锥虫病［即查加斯病（Chagas disease）］的病原体。

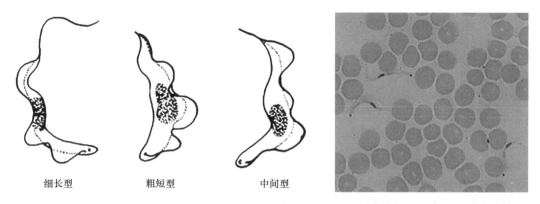

图 2-8-10　布氏冈比亚锥虫与布氏罗得西亚锥虫锥鞭毛体模式图及布氏罗得西亚锥虫锥鞭毛体镜下图
（瑞氏染色，1000×）

克氏锥虫生活史中因寄生环境不同，有三种不同形态：无鞭毛体、上鞭毛体和锥鞭毛体。无鞭毛体存在于细胞内，圆形或椭圆形，大小为 2.4～6.5μm，具有核和动基体，无鞭毛或鞭毛短。上鞭毛体存在于锥蝽的消化道内，纺锤形，长 20～40μm，动基体在核的前方，游离的鞭毛自核的前方发出。锥鞭毛体存在于宿主血液或锥蝽的后肠内，在血液内，外形弯曲如新月状。大小为（11.7～30.4）μm×（0.7～5.9）μm，游离的鞭毛自核的后方发出。

（五）其他毛滴虫

1. 人毛滴虫（*Trichomonas hominis*）　多寄生于人体盲肠、结肠。生活史只有滋养体期。虫体呈梨形，形如阴道毛滴虫，大小为（5～14）μm×（7～10）μm，具前鞭毛 3～5 根和 1 根后鞭毛，后鞭毛连接波动膜，游离于尾端。波动膜的内侧借助一弯曲、薄杆状的肋与虫体相连，肋与波动膜等长。胞核 1 个，位于前端，核内散在的染色质分布不均，胞质内含有食物泡和细菌。纤细的轴柱由前向后贯穿虫体（图 2-8-11）。

2. 口腔毛滴虫（*Trichomonas tenax*）　为寄生口腔的梨形鞭毛虫，仅有滋养体期，大小为（5～16）μm×（2～15）μm，前鞭毛 4 根，后鞭毛 1 根，无游离末端，波动膜稍长于阴道毛滴虫，核 1 个，位于虫体前部中央，含丰富染色质粒，轴柱较纤细，沿虫体末端伸出（图 2-8-12）。

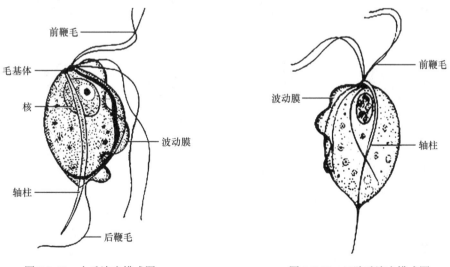

图 2-8-11　人毛滴虫模式图　　　　　图 2-8-12　口腔毛滴虫模式图

<h2>三、孢子虫</h2>

孢子虫隶属于顶复门（Phylum Apicomplex）的孢子纲（Class Sporozoa），细胞内寄生阶段一般无运动细胞器。生殖方式包括无性和有性两类。无性生殖有裂体增殖（schizogony）和孢子生殖（sporogony）；有性生殖是通过雌雄配子结合进行的配子生殖（gametogony）。

（一）疟原虫

寄生于人体的疟原虫主要有五种，即间日疟原虫（*Plasmodium vivax*）、恶性疟原虫（*Plasmodium falciparum*）、三日疟原虫（*Plasmodium malariae*）、卵形疟原虫（*Plasmodium ovale*）、诺氏疟原虫（*Plasmodium knowlesi*）。在我国间日疟原虫和恶性疟原虫多见，其他三种少见。在人体疟原虫的生活史中，人为中间宿主，雌性按蚊为终宿主，五种疟原虫的生活史基本相同。

1. 疟原虫在人体内的发育　疟原虫在人体内先后在肝细胞和红细胞内发育。在肝细胞内为裂体增殖，称红细胞外期（红外期）；在红细胞内发育包括红细胞内裂体增殖期（红内期）和配子体形成的有性期。疟原虫在红细胞内生长、发育、繁殖，形态变化很大，一般分为滋养体、裂殖体、配子体三个发育期。疟原虫经吉姆萨或瑞氏染液染色，核为紫红色或红色，胞质为蓝色，疟色素不受染色的影响为棕黄色、棕褐色、黑褐色（图 2-8-13 ～图 2-8-15）。

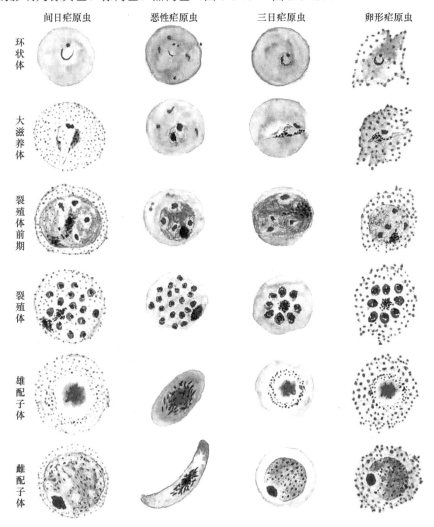

图 2-8-13　薄血膜中四种疟原虫形态模式图（吉姆萨染色）

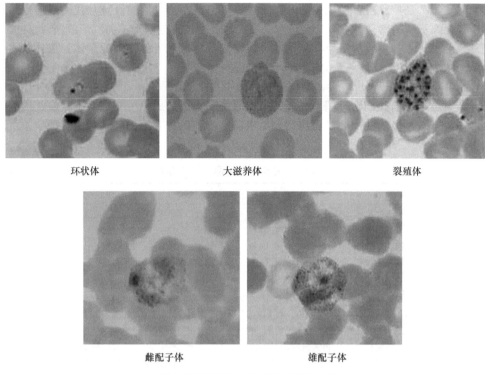

环状体　　　　　　　　　　大滋养体　　　　　　　　　　裂殖体

雌配子体　　　　　　　　　　雄配子体

图 2-8-14　薄血膜间日疟原虫镜下图（瑞氏染色，1000×）

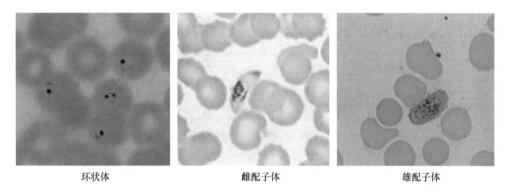

环状体　　　　　　　　　　雌配子体　　　　　　　　　　雄配子体

图 2-8-15　薄血膜恶性疟原虫镜下图（瑞氏染色，1000×）

（1）滋养体（trophozoite）：按发育先后，滋养体有早、晚期之分。早期滋养体又称为环状体（ring form），是疟原虫侵入红细胞后最早的发育时期。虫体胞质较少，中间出现空泡，胞质呈环状，核小并偏于一侧，颇似镶宝石的戒指。晚期滋养体或大滋养体阶段虫体继续增大，胞核增大，胞质增多，有时伸出伪足或出现空泡。同时胞质中出现疟色素。间日疟原虫和卵形疟原虫受染的红细胞胀大可达 1 倍，颜色变淡，并出现染成淡红色的小点，称许夫纳点（Schüffner's dots）。恶性疟原虫受染的红细胞出现粗大的黑褐色的莫勒点（Maurer's dots），三日疟原虫受染的红细胞出现齐曼点（Ziemann's dots）。

（2）裂殖体（schizont）：晚期滋养体发育成熟，虫体变圆，胞质内空泡消失，核开始分裂后即称为裂殖体。裂殖体初期，核开始分裂但胞质尚未分裂，称为未成熟裂殖体。核反复分裂，胞质随之分裂，每一小部分胞质包绕一个胞核，形成裂殖子。此时，疟色素渐趋集中。含有裂殖子的虫体称为成熟裂殖体。恶性疟原虫的晚期滋养体和裂殖体阶段均隐匿于内脏和皮下脂肪的毛细血管内，因此其晚期滋养体、裂殖体一般不出现在外周血液。

（3）配子体：是疟原虫有性生殖的开始阶段。疟原虫在红细胞内经过几代裂体增殖后，部分裂殖子侵入红细胞后核增大，不再分裂，胞质增多，最后发育为圆形、卵圆形或新月形的配子体。疟色素均匀分布于虫体内，核1个，配子体有雌雄之分。雌配子体（大配子体）虫体较大，胞质致密，疟色素多而粗大，核致密而偏于虫体一侧或居中。雄配子（小配子体）虫体较小，胞质较薄，疟色素少而细小，核质疏松、较大，多位于虫体的中央。

五种疟原虫寄生的红细胞时期不同，间日疟原虫和卵形疟原虫主要寄生于网织红细胞，三日疟原虫多寄生于较衰老的红细胞，而恶性疟原虫可寄生于各发育期的红细胞。五种疟原虫形态鉴别见表2-8-1。

表 2-8-1　五种人体疟原虫形态鉴别

	间日疟原虫	恶性疟原虫	三日疟原虫	卵形疟原虫	诺氏疟原虫
环状体（早期滋养体）	环较大，约为红细胞直径的1/3；核1个，偶有2个；胞质薄，淡蓝色；红细胞内多只含1个原虫，偶有2个	环状体较小，约为红细胞直径的1/5；核1~2个；红细胞可含2个以上原虫，虫体常位于红细胞的边缘	环较粗壮，约为红细胞直径的1/3；核1个；胞质深蓝色；红细胞很少含有2个原虫	似三日疟原虫	似恶性疟原虫，但环稍大、稍粗，为红细胞直径的1/5~1/4
大滋养体（晚期滋养体）	胞质增多，形状不规则；空泡明显；核1个，疟色素棕黄色，细小杆状，分散在胞质中	体小，圆形；胞质深蓝色，空泡不明显；疟色素黑褐色，集中。原虫此时开始集中在内脏毛细血管	体小，圆形或呈带状；空泡小或无，亦可呈大环状；核1个；疟色素深褐色，颗粒状，常分布于虫体的边缘	较三日疟原虫大，圆形；空泡不明显；核1个；疟色素为棕黄色的粗大颗粒，较少	似三日疟原虫
未成熟裂殖体	核开始分裂，胞质随着核的分裂渐呈圆形或不规则，空泡消失；疟色素开始集中	外周血不易见到。虫体仍似大滋养体，但核开始分裂，疟色素黑褐色，集中	体小，圆形，空泡消失；核开始分裂；疟色素深褐色，分布不均	体小，圆或卵圆形，空泡消失；核开始分裂；疟色素棕黄色，分布不均	似三日疟原虫
成熟裂殖体	虫体充满胀大的红细胞，裂殖子12~24个，通常16~18个，排列不规则；疟色素黄褐色，集中成堆	外周血不易见到。裂殖子8~26个，通常8~18个，排列不规则；疟色素黑色，集中成一团	裂殖子6~12个，通常8个，排成菊花状；疟色素深褐色，多集中在中央	裂殖子6~14个，通常8个，排列不规则；疟色素棕黄色，集中在中央或一侧	似三日疟原虫，但裂殖子可多至16个
雄配子体	圆形，胞质色蓝而略带红；核大而疏松，常位于中央；疟色素分散	腊肠形，两端钝圆，胞质色蓝而略带红；核疏松，淡红色，位于中央；疟色素分布在核周	圆形，略小于正常红细胞；胞质淡蓝色；核大而疏松，淡红色，位于中央；疟色素分散	似三日疟原虫；疟色素似间日疟原虫	似间日疟原虫，疟色素呈黑色颗粒状
雌配子体	圆形或卵圆形，占满胀大的红细胞；胞质蓝色；核小致密，深红色，偏一侧；疟色素分散	新月形，两端较尖，胞质蓝色；核致密，深红色，位于中央；疟色素黑褐色，分布于核周围	如正常红细胞大，圆形；胞质深蓝色；核小而致密，深红色，偏一侧，疟色素多而分散	似三日疟原虫；疟色素似间日疟原虫	似间日疟原虫，疟色素呈黑色颗粒状
被寄生红细胞的变化	除环状体外，其余各期均胀大。大滋养体期开始出现许夫纳点（红色、细小）	正常或缩小，可有数颗莫勒点（黑褐色、粗大）	正常或略缩小，偶见少量齐氏小点（淡紫色、微细）	正常或略胀大、多数卵圆形，边缘不整齐；常见较多许夫纳点（红色、粗大），且环状体期已出现	似三日疟原虫

2. 疟原虫在蚊体内的发育　疟原虫在蚊体内发育包括在蚊胃腔内进行有性生殖（即配子生殖）和在蚊胃壁进行的无性生殖（即孢子生殖）两个阶段。当雌性按蚊刺吸疟疾患者或带虫者血液时，疟原虫随血液进入蚊胃后，仅雌、雄配子体能继续发育，其余各期原虫均被消化。雌配子体逸出红细胞外，发育为不活动的圆形或椭圆形的雌配子；与此同时，雄配子体核分裂为 4 ~ 8 块，胞质亦向外伸出成 4 ~ 8 条细丝，然后每一小块胞核进入一条细丝内，细丝脱离母体，即雄配子形成，在蚊胃腔中游动。雄配子钻进雌配子体内，受精形成圆球形的合子。合子变为长形香蕉状能活动的动合子（ookinete）。动合子穿过蚊胃壁上皮细胞或其间隙，在蚊胃基底膜下形成球形的卵囊（oocyst）。卵囊长大，囊内的核和胞质反复分裂进行孢子生殖，从成孢子细胞表面芽生子孢子，形成数万计的子孢子（sporozoite）。子孢子呈梭形，长 11 ~ 13μm，宽约 1μm。子孢子可主动地从卵囊壁钻出或因卵囊破裂后释出，经血淋巴集中于按蚊的涎腺，发育为成熟子孢子。

（二）刚地弓形虫（*Toxoplasma gondii*）

刚地弓形虫发育的全过程有五种不同形态的阶段，即滋养体、包囊、卵囊、裂殖体和配子体。

1. 滋养体　指在中间宿主有核细胞内营分裂繁殖的虫体，包括速殖子（tachyzoite）和慢殖子（bradyzoite）。游离的速殖子呈香蕉形或半月形，一端较尖，另一端钝圆；一边扁平，另一边较膨隆。速殖子长 4 ~ 7μm，最宽处为 2 ~ 4μm。经吉姆萨或瑞氏染液染色后胞质呈蓝色，胞核呈紫红色，位于虫体中央，在核与尖端之间有染成浅红色的颗粒，称副核体。细胞内寄生的虫体呈纺锤形或椭圆形，以内二芽殖方式不断繁殖，一般含数个至十多个虫体，这种被宿主细胞膜包绕的虫体集合体称伪包囊（pseudocyst），内含的滋养体称速殖子（图 2-8-16）。

2. 包囊　圆形或椭圆形，直径为 5 ~ 100μm，具有一层富有弹性的坚韧囊壁。囊内含数个至数百个滋养体，囊内滋养体称慢殖子，可不断增殖，其形态与速殖子相似，但虫体较小，核稍偏后。包囊可长期在组织内生存（图 2-8-16）。

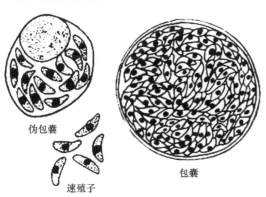
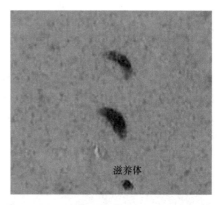

图 2-8-16　刚地弓形虫形态模式图和滋养体镜下图（瑞氏染色，1000×）

3. 卵囊　圆形或椭圆形，大小为 10 ~ 12μm；具有两层光滑透明的囊壁，内充满均匀小颗粒。成熟卵囊含 2 个孢子囊，每个分别含 4 个新月形的子孢子（图 2-8-17）。

4. 裂殖体　在猫科动物小肠绒毛上皮细胞内发育增殖，成熟的裂殖体为长椭圆形，内含 4 ~ 29 个裂殖子，以 10 ~ 15 个居多，呈扇状排列，裂殖子形如新月状，前尖后钝，较滋养体为小。

5. 配子体　游离的裂殖子侵入另一个肠上皮细胞发育形成配子母细胞，进而发育为配子体，有雌雄之

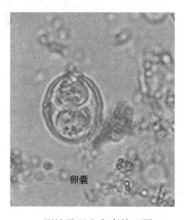

图 2-8-17　刚地弓形虫卵囊镜下图（400×）

分。雌配子体呈圆形，其体积可不断增大达 10 ～ 20μm，核染成深红色，较大，胞质深蓝色，成熟后发育为雌配子；雄配子体量较少，成熟后形成 12 ～ 32 个雄配子，其两端尖细，长约 3μm。雌雄配子受精结合发育为合子，而后发育成卵囊。

（三）隐孢子虫（*Cryptosporidium parvum*）

隐孢子虫生活史只需一个宿主，生活史包括裂体增殖、配子生殖和孢子生殖三个阶段，卵囊随宿主粪便排出。

卵囊呈圆形或椭圆形，直径为 4 ～ 6μm，成熟卵囊中内含 4 个裸露的子孢子和残留体。子孢子为月牙形，残留体由颗粒状物和一空泡组成。粪便中的卵囊若不染色，难以辨认。在改良抗酸染色标本中，卵囊为玫瑰红色，背景为蓝绿色，对比性很强。因观察的角度不同，囊内子孢子排列似不规则，呈多态状，残留体为暗黑（棕）色颗粒状（图 2-8-18）。

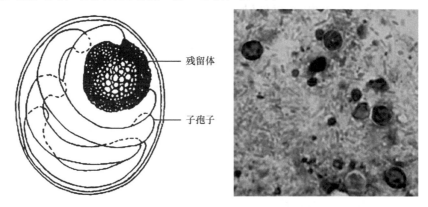

残留体

子孢子

图 2-8-18　隐孢子虫虫卵囊模式图及其改良抗酸染色（1000×）

（四）其他孢子虫

1. 人芽囊原虫（*Blastocystis hominis*）　人芽囊原虫形态多样，在体外培养时可见空泡型、颗粒型、阿米巴型、包囊型、复分裂型。空泡型虫体呈圆形或卵圆形，直径为 2 ～ 200μm，多为 4 ～ 15μm，虫体中央有一透亮空泡，核呈月牙形或块状，1 至 4 个不等。颗粒型虫体中心内充满圆形颗粒状物质。阿米巴型外形多变，伪足突起，胞质中含细菌或颗粒状物质。复分裂型虫体含多个核，核与核之间有胞质相连。包囊圆形或卵圆形，直径为 3 ～ 5μm，胞质中含 1 ～ 4 个核，外覆一层厚的囊壁（图 2-8-19）。

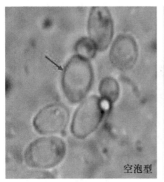
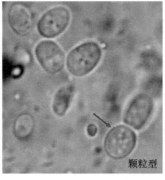
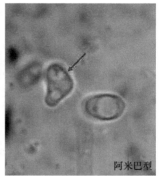

空泡型　　　　　　　　　颗粒型　　　　　　　　　阿米巴型

图 2-8-19　人芽囊原虫镜下图（400×）

2. 肉孢子虫（*Sarcocystis* spp.）　肉孢子虫虫种的鉴别与分类颇为混乱。一般认为，寄生于人体小肠并以人为终宿主的肉孢子虫有三种：林氏肉孢子虫（*Sarcocystis lindemanni*），也称人肌肉孢子虫，中间宿主是人；猪–人肉孢子虫（*Sarcocystis suihominis*），中间宿主为猪；牛–人肉孢子虫（*Sarcocystis bovihominis*），中间宿主为牛。后两种孢子虫寄生于人体小肠，统称人肠肉孢子虫。

（1）卵囊：成熟卵囊呈长椭圆形，大小为 9 ～ 16μm。内有 2 个孢子囊，每个孢子囊内含 4 个子孢子。因囊壁薄而脆弱常在肠内自行破裂，孢子囊即脱出。

（2）肉孢囊（sarcocyst）：在中间宿主的肌肉中呈圆柱形或纺锤形，大小差别很大，长径 1 ～ 5cm，横径 0.1 ～ 1cm。囊壁内有许多间隔把囊内的慢殖子分隔成簇。

3. 贝氏囊等孢球虫（*Cystoisospora belli*）为寄生于人体的一种肠道原虫。卵囊呈长椭圆形，大小为（20 ～ 33）μm×（10 ～ 19）μm，出现在粪便中的卵囊仅含 1 个孢子体，经 48 小时后发育为内含 2 个椭圆形孢子体的成熟卵囊，每个孢子体含有 4 个半月形的子孢子。

四、纤 毛 虫

纤毛虫隶属纤毛门（Phylum Ciliophora），大多数纤毛虫在生活史的所有阶段都有纤毛，而有些虫体在生活史的某阶段纤毛可缺如。与医学有关的仅结肠小袋纤毛虫一种。

结肠小袋纤毛虫（*Balantidium coli*）是人体最大的寄生原虫，寄生于人体结肠内。

1. 滋养体　椭圆形或卵圆形，无色透明或淡灰略带绿色，大小为（30 ～ 150）μm×（25 ～ 120）μm。全身被有纤毛，可借纤毛的摆动迅速旋转前进。虫体极易变形，前端有一凹陷的胞口，下接漏斗状胞咽，颗粒状食物进入虫体，形成食物泡经消化后，残渣经虫体后端的胞肛排出体外。虫体中、后部各有一伸缩泡用以调节渗透压。铁苏木精染色后可见一个肾形的大核和一个圆形的小核，后者位于前者的凹陷处（图 2-8-20、图 2-8-21）。

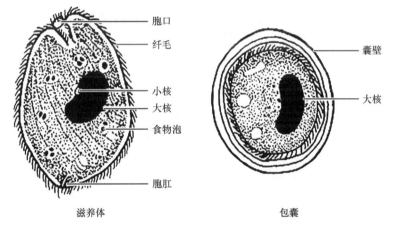

图 2-8-20　结肠小袋纤毛虫形态模式图

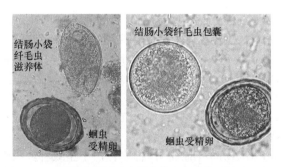

图 2-8-21　结肠小袋纤毛虫滋养体和包囊镜下图（400×）

2. 包囊　圆形或卵圆形，直径为 40 ～ 60μm，淡黄或淡绿色，囊壁厚而透明，染色后可见一明显的腊肠型大核（图 2-8-20、图 2-8-21）。

（马长玲）

实验九　医学节肢动物

医学节肢动物可通过骚扰、蜇刺、吸血、毒害、寄生和传播病原体等方式危害人体健康。节肢动物的共同特征：躯体分节，左右对称，具分节的附肢；体表骨骼化；循环系统开放式，发育史多经历蜕皮和变态。重要的医学节肢动物有昆虫纲的蚊、蝇、蚤、虱和蛛形纲的疥螨、恙螨、蠕形螨、蜱等。

一、昆　虫　纲

（一）蚊（mosquito）

蚊与其他双翅目昆虫在形态上的区别：①喙细长，比头部长几倍；②翅脉特殊，翅脉与翅缘有鳞片；③足细长，足和身体其他部分覆有鳞片。目前全球已发现 112 个属，其中按蚊、库蚊、伊蚊 3 个属的蚊种与疾病关系最密切，是重要的传播媒介。

1. 成虫　蚊是小型昆虫，体长 1.6 ～ 12.6mm，呈灰褐色、棕褐色或黑色，分头、胸、腹三部分。

（1）头部：似半球形，有复眼和触角各 1 对，触须 1 对。触角有 15 节，第 3 节以后各节具轮毛，雌蚊的轮毛短而稀，雄蚊的轮毛长而密。在雌蚊触角上，除轮毛外，还有短毛。

蚊的口器常称为喙，为刺吸式口器，由上内唇、舌各 1 个，上、下颚各 1 对，共同组成细长的针状结构，包藏在鞘状下唇之内。上内唇细长，腹面凹陷构成食管的内壁，舌位于上内唇之下，和上颚共同把开放的底面封闭起来，组成食管，以吸取血液。舌的中央有一条涎液管。上颚末端较宽，如刀状，其内侧具细锯齿，是蚊吸血时用以切割皮肤的工具。下颚末端较窄，呈细刀状，其末端具有粗锯齿，在皮肤切开以后可锯刺皮肤。下唇末端裂为 2 片，称唇瓣。雄蚊的上、下颚退化或几乎消失，不能刺入皮肤，因而不适于吸血。

（2）胸部：分前胸、中胸和后胸，每胸节各有足 1 对，中胸有翅 1 对，后胸的翅退化为一对平衡棒。中胸、后胸各有气门 1 对。蚊翅窄长，膜质。翅脉简单，上覆鳞片。按蚊翅鳞可形成麻点、斑点或条纹，是分类的重要依据。蚊足细长，有前足、中足和后足各 1 对。足上常有鳞片形成的黑白斑点和环纹，为蚊种分类特征之一。

（3）腹部：分 10 节，第 1 ～ 7 节明显可见，有的蚊种在其背面有由淡色鳞片组成的横带、纵条或斑点。最末 3 节为外生殖器；雌蚊腹部末端有尾须 1 对，雄蚊则为钳状的抱器，构造复杂，是鉴别蚊种的重要依据。

重要传病的蚊种如下。

1）中华按蚊（*Anopheles sinensis*）：灰褐色，中型蚊种。雌蚊触须具 4 个白环，顶端 2 个宽，另 2 个窄；翅前缘具 2 个白斑，尖端白斑大；腹侧膜上有 T 形暗斑；后足 1 ～ 4 跗节具窄端白环。

2）微小按蚊（*Anopheles minimus*）：棕褐色，小、中型蚊种。雌蚊触须有 3 个白环，末端两个白环等长并夹一约等长的黑环；1 个较窄白环位于触须后半部，上述的黑、白环也可有变化；翅前缘具 4 个白斑；各足跗节一致暗色。

3）淡色库蚊（*Culex pipiens pallens*）：色褐、红棕或淡褐，中型蚊种。喙无白环；各足跗节无淡色环；腹部背面有基白带。

4）三带喙库蚊（*Culex tritaeniorhynchus*）：棕褐色，小型蚊种。喙中段有一宽阔白环，触须尖端为白色；各足跗节基部有一细窄的白环；第 2 ～ 7 腹节背面有基部淡色带。

5）白纹伊蚊（*Aedes albopictus*）：中小型黑色蚊种，有银白色斑纹。在中胸盾片上有一正中白色纵纹，自前缘延伸至小盾片前而分叉。后跗 1 ～ 4 节有基白环，末节全白。腹部背面 2 ～ 6 节有基白带。

6）埃及伊蚊（*Aedes aegypti*）：深褐色或黑色，具有银白色或白色斑纹，中型蚊种。中胸背面两肩侧有1对由白宽弯鳞形成的长柄镰刀状斑，两白斑之间有1对金黄色纵线，形成一弦琴状斑纹。

重要传病的蚊种成虫标本见图2-9-1。

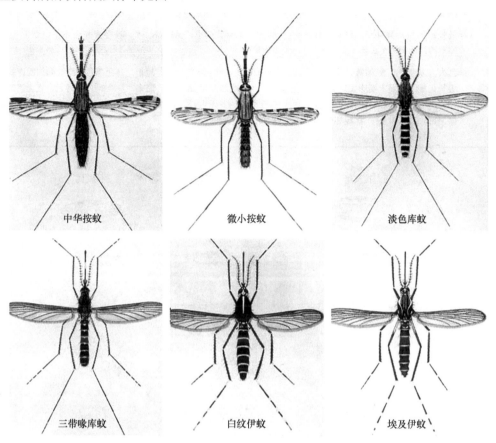

图 2-9-1　重要传病的蚊种成虫标本

2. 卵　雌蚊产卵于积水中。蚊卵小，长不足1mm。按蚊卵呈舟形，两侧有浮囊，产出后浮在水面。库蚊卵呈圆锥形，无浮囊，产出后粘在一起形成卵筏浮于水面。伊蚊卵一般呈橄榄形，无浮囊，单个沉在水底。

3. 幼虫　俗称孑孓。幼虫共分4龄。1龄幼虫长约1.5mm，经3次蜕皮，成为第4龄幼虫时，体长可达12mm。幼虫分为头、胸、腹三部，各部着生毛或毛丛。头部有触角、复眼、单眼各1对，口器为咀嚼式，两侧有细毛密集的口刷。胸部略呈方形，不分节。腹部细长，可见9节。前7节形状相似，在第8节背面有气孔器与气门或细长的呼吸管，是幼虫期蚊分类的重要依据。库蚊呼吸管细长，伊蚊呼吸管粗短，按蚊无呼吸管，各腹节背面有掌状毛，使之漂浮水面。

4. 蛹　侧面观呈逗点状，胸背两侧有1对呼吸管。蚊蛹不食能动，常停息在水面，若遇到惊扰时即潜入水中。

按蚊、库蚊、伊蚊各发育阶段的形态特征鉴别见表2-9-1，三者形态模式图见图2-9-2。

表 2-9-1　按蚊、库蚊、伊蚊各发育阶段的形态特征鉴别

鉴别要点	按蚊	库蚊	伊蚊
卵	舟形，有浮囊，分散，常排成图案状，浮于水面	圆锥形，无浮囊，集成卵筏，浮于水面	橄榄形，无浮囊，分散，沉于水底

续表

鉴别要点	按蚊	库蚊	伊蚊
幼虫	无呼吸管,具气门,有掌状毛,静态与水面平行	呼吸管长而细,呼吸毛多对,无掌状毛,静止时下垂,与水面呈角度	呼吸管短而粗,有呼吸毛1对,无掌状毛,静止时状态同库蚊
蛹	呼吸管粗而短,漏斗状,口阔,具深裂隙,体大多灰褐色	呼吸管细长,管状,口小,无裂隙,体大多棕褐色	呼吸管长短不一,口斜向或三角形,无裂隙,体黑色
成蚊	体色大多灰褐色,触须雌、雄与喙等长,雄蚊触须末端膨大呈棒状,翅多具黑白斑,足有无白环不定,停息时,体与喙呈一直线和停落面呈一角度	体色大多棕褐色,触须雌蚊甚短,短于喙之半,雄蚊触须则比喙长,翅多无黑白斑,足多无白环,停息时体与喙有角度,体与停落面平行	体色黑色,雌蚊触须同库蚊,雄蚊触须与喙等长,翅无黑白斑,足有白环,停息时状态同库蚊

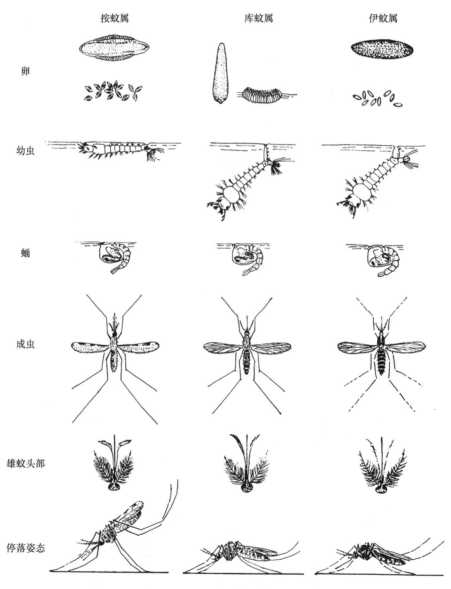

图 2-9-2 按蚊、库蚊、伊蚊的形态模式图

（二）蝇（fly）

与人类疾病有关的蝇类多属蝇科（Muscidae）、丽蝇科（Calliphoridae）、麻蝇科（Sarcophagidae）、厕蝇科（Fanniidae）、皮蝇科（Hypodermatidae）及狂蝇科（Oestridae）等。

1. **成蝇** 体长一般为 4 ～ 14mm，呈暗灰、黑、黄褐、暗褐等色，许多科类带有金属光泽，全身被有鬃毛（图 2-9-3）。

（1）头部：球形或半球形。一对复眼大，两眼间距离多以雄蝇较窄，雌蝇较宽。头顶有 3 个排成三角形的单眼。颜面中央有 1 对触角，分 3 节，第 3 节最长，其基部前外侧有 1 根触角芒。大部分蝇类的口器为舐吸式，由基喙、中喙和口盘（含 1 对唇瓣）组成，基喙上有 1 对触须。口器可伸缩折叠，以口盘直接舐吸食物。吸血蝇类的口器为刺吸式（图 2-9-3）。

（2）胸部：前胸和后胸退化，中胸特别发达。中胸背板上的鬃毛、条纹等特征是分类的根据。前翅 1 对，有 6 条不分支纵脉和 1 条腋脉。第 4 纵脉弯曲形状不一，为某些种属的鉴别特征。后翅退化为平衡棒。足 3 对，较短，多毛，跗节分 5 节，末端有爪和爪垫各 1 对，中间有 1 个爪间突，爪垫发达，密布纤毛，可分泌黏液，具有黏附作用并能携带病原体。

（3）腹部：圆筒状，末端尖圆，末端若干节演化为外生殖器。雌外生殖器通常藏于腹部，产卵时伸出。雄外生殖器是蝇种鉴定的重要依据。

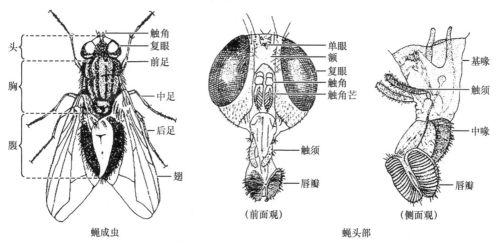

图 2-9-3　蝇成虫及头部模式图

我国主要蝇种（图 2-9-4）如下。

1）家蝇（*Musca domestica*）：体长 5 ～ 8mm，灰褐色。胸部背面有 4 条黑色纵纹；翅第 4 纵脉末端向上急弯成折角；腹部橙黄色，具黑色纵条。

2）大头金蝇（*Chrysomyia megacephala*）：体长 8 ～ 11mm，躯体肥大，头宽于胸，体呈青绿色金属光泽。复眼深红色，颊橘黄色。

3）巨尾阿丽蝇（*Aldrichina grahami*）：体长 5 ～ 12mm，颊部黑色，胸部暗青灰色，胸背前部中央有 3 条短黑色纵纹，中央的 1 条较宽，腹部背面有深蓝色金属光泽。

4）丝光绿蝇（*Lucilia sericata*）：体长 5 ～ 10mm，呈绿色金属光泽，颊部银白色，胸背部鬃毛发达。

5）黑尾黑麻蝇（*Helicophagella melanura*）：体长 6 ～ 12mm，暗灰色，胸背面有 3 条黑色纵纹，腹部背面有黑白相间的棋盘状斑。

6）厩螫蝇（*Stomoxys calcitrans*）：体长 5 ～ 8mm，暗灰色，形似家蝇，刺吸式口器，胸部背面有 4 条不清晰的黑色纵纹，翅第 4 纵脉末端呈弧形弯曲。

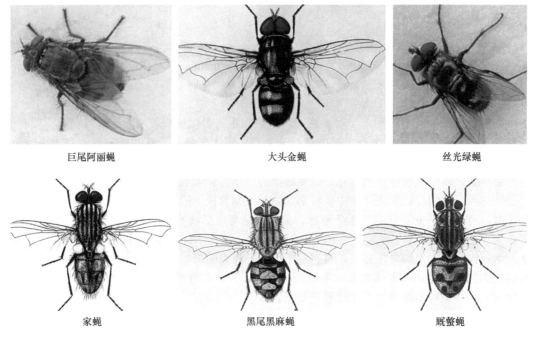

巨尾阿丽蝇	大头金蝇	丝光绿蝇
家蝇	黑尾黑麻蝇	厩螫蝇

图 2-9-4　常见的蝇种成虫标本

2. 卵　椭圆形或香蕉状，长约 1mm，乳白色。常数十至数百粒堆积成块。

3. 幼虫　俗称蛆。乳白色，圆柱形，前尖后钝，无足无眼。幼虫分 3 龄。长 1 ～ 13mm。幼虫腹部第 8 节后侧有后气门 1 对，由气门环、气门裂和钮孔组成，后气门形状是幼虫分类的重要依据（图 2-9-5、图 2-9-6）。

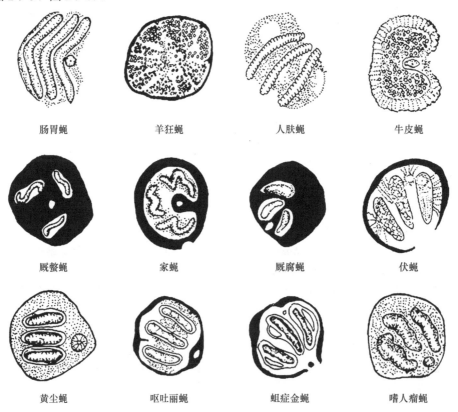

肠胃蝇	羊狂蝇	人肤蝇	牛皮蝇
厩螫蝇	家蝇	厩腐蝇	伏蝇
黄尘蝇	呕吐丽蝇	蛆症金蝇	嗜人瘤蝇

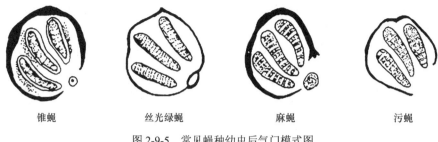

| 锥蝇 | 丝光绿蝇 | 麻蝇 | 污蝇 |

图 2-9-5　常见蝇种幼虫后气门模式图

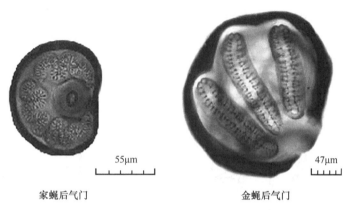

家蝇后气门　　　　　　　　金蝇后气门

图 2-9-6　家蝇和金蝇幼虫后气门镜下图（100×）

4. 蛹　其体外被有成熟幼虫表皮硬化而成的蛹壳。圆筒形，长 5 ～ 8mm，棕褐色至黑色，不食不动。

（三）白蛉（sandfly）

白蛉属双翅目毛蛉科白蛉亚科（Phlebotominae），是一类体小多毛的吸血昆虫。蒙古白蛉各个发育阶段见图 2-9-7。

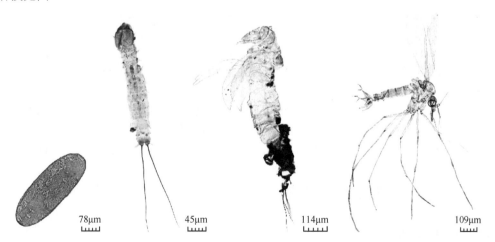

图 2-9-7　蒙古白蛉各个发育阶段（卵、1 龄幼虫、蛹、成虫）

1. 成虫　体长 1.5 ～ 4mm，呈灰褐色，全身密被细毛。头部球形，复眼大而黑。触角细长，分为 16 节。触须分 5 节，向下后方弯曲。口器较粗短，为刺吸式。口腔内大多有口甲和色板，咽内有咽甲，其形态是白蛉分类的重要依据。胸背隆起呈驼背状。翅狭长，被有细毛，末端尖。停息时两翅向后上方竖立呈"V"字形。有足三对，细长。腹部分 10 节，第 2 ～ 6 节的长毛在不同蛉种或竖立或平卧或两者混杂。雌蛉尾端有尾须 1 对，腹内有受精囊；雄蛉外生殖器如钳状，雄外生殖器与雌受精囊的形态为分类的重要依据。

2. 卵　长椭圆形，长为 0.4mm，棕褐色，卵壳具有网状条纹。可见于地面泥土里以及墙缝、洞穴内。

3. 幼虫　小毛虫状，白色。分为 4 龄。幼虫尾端具尾鬃，1 龄幼虫只有 1 对尾鬃，2～4 龄幼虫有 2 对尾鬃。

4. 蛹　体外无茧，尾端连附有 4 龄幼虫蜕下的皮，淡黄色，长约 4mm。

（四）蠓（midge）

蠓属双翅目蠓科（Ceratopogonidae），为一类小型昆虫。蠓各发育阶段模式图见图 2-9-8。

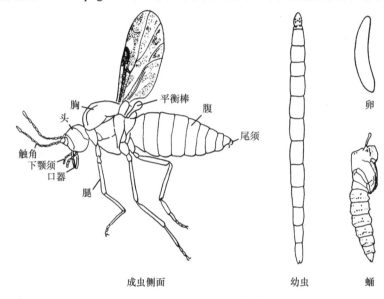

图 2-9-8　蠓各发育阶段模式图

1. 成虫　黑色或深褐色，俗称"小咬"或"墨蚊"。较细长，长 1～6mm。头部半近球形。复眼发达，呈肾形。触角丝状，分 15 节，各节上有轮毛，雄性触角上的轮毛比雌性多。在触角基部上方有单眼 1 对；口器为刺吸式，较短。中胸发达，前、后胸较小，胸部背面呈圆形隆起。翅短宽，翅上常有斑和微毛，其大小、颜色、位置等为分类依据。足细长。雌蠓腹部末端有尾须 1 对；雄蠓的第 9、10 腹节转化为外生殖器。

2. 卵　长椭圆形或香蕉形，长约 0.5mm，卵壳表面光滑或具有条纹或结节，外缘被有透明胶状物质，借以黏附于物体上。卵产出时为灰白色，渐变深色。

3. 幼虫　细长，呈蠕虫状，体分头、胸、腹三部分。头部具有骨化的头壳，胸部分 3 节，腹部分 9 节。幼虫分 4 龄。

4. 蛹　体长 1.4～4mm。早期淡黄色，羽化前呈深褐或黑色。分头、胸部和腹部，前胸背面有呼吸管 1 对，胸、腹部具有结节。

（五）蚋（black fly）

蚋属双翅目蚋科（Simuliidae），其各发育阶段模式图及成虫标本见图 2-9-9。

1. 成虫　为体长为 1.2～2.5mm 的小型昆虫，棕黑色或黑色。头部的复眼明显，雄蚋的复眼较大，两眼相连；雌蚋的两复眼分离。触角较粗短，如牛角状，具有 9～12 节。口器为刺吸式，粗短。胸部背面明显隆起。翅宽阔，末端圆，膜质透明。足短，较粗壮。腹部 10～11 节，最后 3 节演化为外生殖器，其为重要的分类依据。

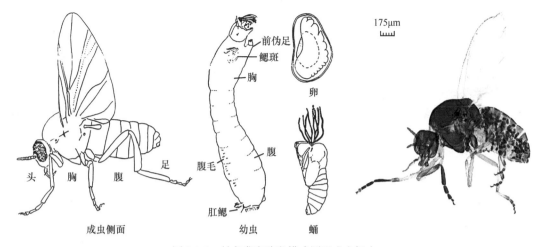

头　胸　腹　　足　　　腹毛　　　胸　　　腹　　　卵　　175μm
成虫侧面　　　　　前伪足　鳃斑　　肛鳃　　幼虫　蛹

图 2-9-9　蚋各发育阶段模式图及成虫标本

2. 卵　略呈长卵形、亚三角形、肾形等，长 0.1～0.4mm，表面光滑。卵壳坚硬，壳外被有一层酸性黏多糖的外浆膜，卵借此黏着形成卵块。初生卵为灰白色，后渐变黄色或棕褐色。

3. 幼虫　呈圆柱形，咀嚼式口器。体长因种而异，多为 4～8mm。刚孵出的 1 龄幼虫长 0.5～1.0mm，淡黄色，以后颜色变为黄色、浅灰、棕黄或暗绿色。成熟幼虫后腹部膨大，头部前端有 1 对放射状排列的刚毛的头扇，1 对单眼和 1 对触角；胸部 3 胸节愈合，前腹面有 1 对腹足，成熟幼虫中胸两侧有 1 对鳃斑；腹部分 8 节，尾端有一个可伸缩的肛鳃，肛鳃之后有骨化的肛板，肛板之后有一吸盘，称后环。

4. 蛹　成熟幼虫在一个前端开口的茧内化蛹，形似成虫，分头、胸、腹部，胸部前端具由呼吸丝组成的鳃器。通常头胸部和呼吸丝露出茧外，后端黏附于基质上。腹部分 9 节，其上的毛和钩刺是重要的分类依据。

（六）虻（tabanid fly）

虻属双翅目虻科（Tabanidae）。虻是一类中、大型昆虫，俗称"牛虻"或"瞎虻"，虻各发育阶段模式图见图 2-9-10。

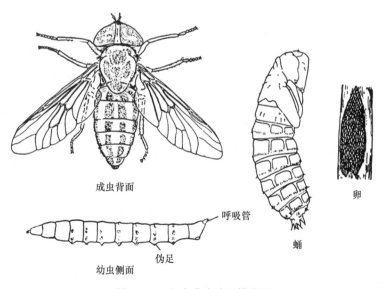

成虫背面　　　　呼吸管　　伪足　　卵　蛹
幼虫侧面

图 2-9-10　虻各发育阶段模式图

1. 成虫 体长 6 ～ 30mm，粗壮，呈棕褐色或黑色，多有较鲜艳色斑和光泽，体表多软毛。头部宽大，等于或宽于胸部。复眼明显，多具金属光泽。雄虻两眼相接；雌虻两眼分离。头部一般有称为胛的瘤状物，其位置、形状、数目等因种而异。触角短，多为 3 节，雌虻口器为舐吸式。翅宽，具横带、云雾斑或暗斑。足粗短，跗节分 5 节。雌雄蚋的尾器较隐蔽。

2. 卵 多呈纺锤形，长 1.0 ～ 2.5mm，褐色。常以 200 ～ 500 粒卵集成堆或形成块。

3. 幼虫 为细长纺锤状，两端呈锥状，色白、黄白、黄棕色和近于黑色等。腹部前 7 节各节前 1/4 处有伪足 4 对，排列成环形。尾部有呼吸管和肛叶。幼虫有 6 ～ 13 龄，成熟幼虫体长 1 ～ 6cm。

4. 蛹 为裸蛹，早期呈黄棕色，而后渐暗。可见明显的头、胸部和腹部，体表有许多突起、刚毛和棘刺。

（七）蚤（flea）

蚤属于昆虫纲、蚤目（Siphonaptera），是哺乳动物和鸟类的体外寄生虫。

1. 成虫 特征：①体小而侧扁，触角长在触角窝内，全身鬃、刺和栉均向后方生长，能在宿主毛、羽间迅速穿行。②无翅，足长，其基节特别发达，善于跳跃。雌蚤一般长 3mm 左右，雄蚤稍短，体棕黄至深褐色。

（1）头部：略呈三角形，触角分 3 节，末节膨大。雄蚤触角较长，向下藏在触角窝内，交尾时将触角上举以挟持雌虫。眼位于触角窝前方，其形状、大小和发育程度因种而异。刺吸式口器。蚤头部有许多鬃，根据生长部位称眼鬃、颊鬃、后头鬃等，有的种类颊部边缘具有若干粗壮的棕褐色扁刺，排成梳状，称为颊栉。

（2）胸部：分成 3 节，每节均由背板、腹板各 1 块及侧板 2 块构成。有的种类前胸背板后缘具有粗壮的梳状扁刺，称前胸栉。无翅，足 3 对，长而发达，尤以基节特别宽大，跗节分为 5 节，末节具有爪 1 对。

（3）腹部：腹部的前 7 节称正常腹节，每节由背板和腹板组成。雄蚤 8、9 腹节、雌蚤 7 ～ 9 腹节变形为外生殖器。第 7 节背板后缘两侧各有一组粗壮的鬃，称臀前鬃，其后方为略呈圆形的臀板，板上有若干杯状凹陷。雌蚤腹部钝圆，在 7 ～ 8 腹板的位置上可见骨化较厚的受精囊。受精囊可分头、尾两部分，形状各种蚤不同。雄蚤腹部末端较尖，其第 9 背板和腹板分别形成上抱器和下抱器。雄蚤外生殖器复杂，形状也因种而异，故其与雌蚤受精囊可被作为分类的依据。

我国重要的传病蚤如下。

1）致痒蚤（*Pulex irritans*）：亦称人蚤，在眼下方有眼鬃 1 根；雌蚤受精囊的头部圆形，尾部细长弯曲；雄蚤上抱器突起宽大呈半圆形，围绕 2 个钳状突起（图 2-9-11）。

2）印鼠客蚤（*Xenopsylla cheopis*）：眼鬃 1 根，位于眼的前方；雌蚤受精囊的尾部基段微宽或等宽于头部；雄蚤上抱器第 1 突起短，略呈三角形，第 2 突窄长，呈细指形（图 2-9-11）。

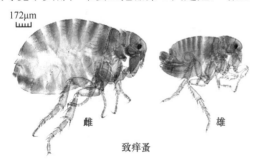
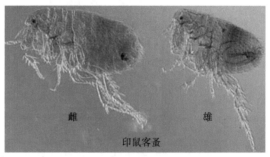

图 2-9-11 致痒蚤和印鼠客蚤

2. 卵 椭圆形，长 0.4 ～ 2.0mm，初产时白色、有光泽，以后逐渐变成暗黄色，表面光滑。

3. 幼虫 形似蛆而小，有三龄期。体白色或淡黄色，头部有咀嚼式口器和 1 对触角，无眼、无足。胸部 3 节，腹部 10 节，每个节上均有 1 ～ 2 列稀疏长鬃，末节端部有 1 对肛柱。幼虫甚活泼，爬行敏捷，在适宜条件下经 2 ～ 3 周发育，蜕皮 2 次即变为成熟幼虫，体长可达 4 ～ 6mm。

4. 蛹　成熟幼虫吐丝作茧，在茧内蜕皮化蛹。茧呈黄白色，外面常黏着一些灰尘或碎屑。蛹已具成虫雏形，头、胸、腹及足均已形成，并逐渐变为淡棕色。

蚤各发育阶段见图 2-9-12。

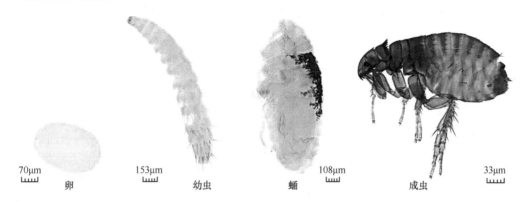

70μm 卵　　153μm 幼虫　　108μm 蛹　　33μm 成虫

图 2-9-12　蚤各个发育阶段（卵、幼虫、蛹、成虫）

（八）虱（louse）

虱属于虱目（Anoplura），是鸟类和哺乳动物的体外永久性寄生昆虫。它的发育各期都不离开宿主。虱体小、无翅、背腹扁平，足末端具有特殊的攫握器。寄生于人体的虱有两种，即人虱（*Pediculus humanus*）和耻阴虱（*Pthirus pubis*）。一般认为人虱又分为两个亚种，即人头虱（*Pediculus humanus capitis*）和人体虱（*Pediculus humanus corporis*）。

1. 成虫

（1）人虱：灰白色，体狭长，雌虫体长 2.5 ～ 4.2mm，雄虫稍小。头部略呈菱形，触角分 5 节。眼只具一个小眼面。口器为刺吸式，由吸喙和口针组成，口器不用时缩入头内的口针囊内。胸部 3 节融合，位于中胸背面有 1 对气门，无翅。3 对足均粗壮，长度大致相等。各足胫节远端内侧具 1 指状胫突，跗节仅 1 节，其末端有一弯曲的爪，爪与胫突合拢形成强有力的攫握器，因而虱能紧握宿主的毛发或内衣的纤维不致脱落。腹部分节明显，外观可见 8 节。第 3 ～ 8 节两侧有骨化的侧背片，每片上均有气门。雌虱腹部末端有 2 片瓣状尾叶，第 8 节腹面有一生殖腹片和 1 对生殖肢。雄虱腹部末端钝圆，3 ～ 7 节背面各有两个小背片，腹部后端有缩于体内的阳茎。人头虱和人体虱形态区别甚微，仅在于人头虱体略小、体色稍深、触角较粗短（图 2-9-13）。

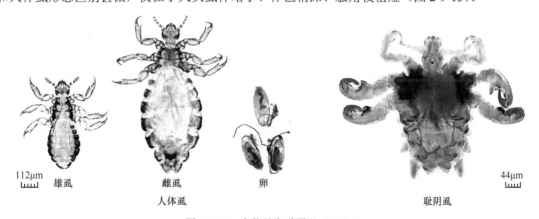

112μm 雄虱　　雌虱　　卵　　44μm

人体虱　　耻阴虱

图 2-9-13　人体虱和耻阴虱（100×）

（2）耻阴虱：灰白色，体形宽短似蟹。雌虱体长 1.5 ～ 2.0mm，雄性稍小。胸部宽而短。前足及爪均较细小，中、后足胫节和爪明显粗大，腹部前宽后渐窄，气门 6 对，第 3 ～ 5 节融合，前 3 对气门排成斜列。第 5 ～ 8 节侧缘各具锥形突起，上有刚毛（图 2-9-13）。

2. **卵** 椭圆形，大小约 0.8mm×0.3mm，乳白色，俗称虮子。卵黏附在毛发或纤维上，其游离端有盖，上有气孔和小室。

3. **若虫** 从卵盖处孵出，其外形与成虫相似，但较小，尤以腹部较短，生殖器官尚未发育成熟。

（九）臭虫（bedbug）

臭虫俗称壁虱，属半翅目、臭虫科（Cimicidae）。温带臭虫和热带臭虫为吸食人血的家栖种。

1. **成虫** 背腹扁平，卵圆形，红褐色，体长 4 ～ 6mm，遍体生有细毛。头部两侧有 1 对突出的复眼，触角 1 对，分 4 节，能弯曲，末 2 节细长。刺吸式口器，分 3 节，由头部前下端发出，不吸血时向后弯折在头、胸部腹面的纵沟内，吸血时向前伸与体约成直角。胸部最显著的是前胸，其背板中部隆起，前缘有不同程度的凹陷，头部即嵌在凹陷内，侧缘弧形，后缘向内微凹。中胸小，其背板呈倒三角形。后胸背面被 1 对翅基遮盖。足 3 对，各足跗节分 3 节，末端具爪 1 对。腹部宽阔，因第 1 节消失、第 10 节缩小，故外观只可见 8 节。雌虫腹部后端钝圆，有角质的生殖孔，第 5 节腹面后缘右侧有 1 个三角形凹陷的交合口，称柏氏器，是精子的入口。雄虫腹部后端窄而尖，端部有一镰刀形的阳茎，向左侧弯曲，储于阳茎槽中。

温带臭虫虫卵圆形，长 5.6mm，前胸背板前缘凹陷深，两侧缘向外延伸成翼状薄边，腹部较短胖；柏氏器管状，不明显。热带臭虫长椭圆形，长 7.0mm，前胸背板凹陷较浅，两侧缘不外延；腹部较瘦小；柏氏器块状，较明显（图 2-9-14）。

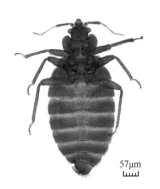
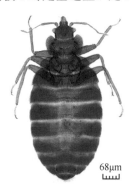

温带臭虫 57μm   热带臭虫 68μm

图 2-9-14　温带臭虫和热带臭虫成虫

2. **卵** 黄白色，长圆形，长 0.8 ～ 1.3mm，一端有略偏的小盖，卵壳上有网状纹。

3. **若虫** 与成虫外形相似，只是体小，体内生殖器官尚未成熟，缺翅基。若虫分 5 龄，在末次蜕皮后翅基出现，变为成虫。

（十）蜚蠊（cockroach）

蜚蠊俗称蟑螂，属蜚蠊目（Blattodea）。

1. **成虫** 椭圆形，背腹扁平，体长者可达 90mm，小者仅 2mm，一般为 10 ～ 35mm，体呈浅灰、棕褐色或深褐色，因种而异，体表油亮光泽。头部小且向下倾斜。复眼大，有的种类退化或消失，单眼 1 对或退化。触角细长呈丝状，可达 100 余节。口器为咀嚼式。前胸发达，背板宽扁，覆盖头的大部，略呈扇形；中、后胸较小。前翅革质，后翅膜质，翅脉分支甚多。少数种类无翅。翅的有无和大小形状是蜚蠊分类依据之一。足粗大多毛，基节扁阔，几乎覆盖腹板全部，跗节分 5 节，末节具 2 爪和 1 个袋状爪间盘。腹部扁宽，分为 10 节。雌虫最末腹节背板上着生 1 对尾须，雄虫的最末腹板着生 1 对腹刺，雌虫无腹刺，据此可分辨雌雄。雌虫的第 7 腹板为分叶状构造，具有夹持卵鞘的作用。

我国室内蜚蠊主要种类如下。

1）德国小蠊（*Blattella germanica*）：成虫体长 1.2 ～ 1.4cm，呈淡褐色。前胸背板上有两条黑色纵纹（图 2-9-15）。

2）美洲大蠊（*Periplaneta americana*）：成虫体长 2.8 ～ 3.2cm，呈红褐色。触角甚长。前胸背板淡褐色，中间有褐色蝶形斑，接近前缘处有 T 形淡黄色斑（图 2-9-15）。

2. 卵及卵荚 雌雄虫交配后，雌虫体内的卵受精，并由体内一侧附属腺分泌物把受精卵包起来，形成卵壳。受精卵在雌虫体内排列两行，再由另一侧附属腺分泌物质，将所有的受精卵包起来，形成卵荚。卵荚在雌虫体内为白色，露出体外部分渐变为褐色或深褐色。卵荚多为矩形，上缘有一排小的锯齿即齿状线，卵荚的大小、形状因种而异（图 2-9-16）。

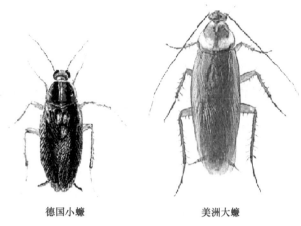

德国小蠊　　　　　　美洲大蠊

图 2-9-15 德国小蠊和美洲大蠊标本

3. 若虫 刚孵出的若虫需经一次蜕皮，才成为普通活动态的若虫。若虫较小，色淡无翅，生殖器官尚未成熟，生活习性与成虫相似。

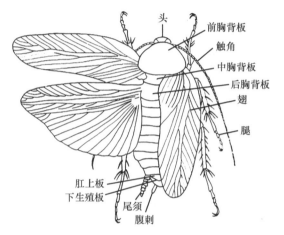
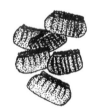

图 2-9-16 蜚蠊成虫与卵荚模式图

二、蛛形纲（Arachnida）

（一）疥螨（sarcoptid mite）

疥螨属真螨目（Acariforms）、疥螨科（Sarcoptidae），是一种永久性寄生螨类。寄生于人和哺乳动物的皮肤表皮层内，引起疥疮。

1. 成虫 雌螨大小为（0.3～0.5）mm×（0.25～0.4）mm；雄螨为（0.2～0.3）mm×（0.15～0.2）mm。近圆形或椭圆形，背面隆起，乳白或浅黄色。无眼无气门。

螨体由颚体和躯体两部分组成。颚体短小，位于前端，基部嵌入躯体内。螯肢如钳状，尖端有小齿。须肢分 3 节。躯体背面有波状横纹、成列的鳞片状皮棘和成对的粗刺和刚毛等，后半部有几对杆状刚毛和长鬃。背部前端有盾板，腹面光滑，仅有少数刚毛。足 4 对，短粗，分 5 节，呈圆锥形，前两对足与后两对足之间的距离较大。雌雄螨前 2 对足的末端均具有长柄的爪垫，称吸垫；后 2 对足的末端雌雄不同，雌虫均为长鬃，而雄虫的第 4 对足末端具吸垫。雌螨的产卵孔呈横裂缝状，位于后 2 对足之间的中央，躯体末端为一纵列的阴道。雄螨生殖孔位于第 4 对足之间略后处（图 2-9-17）。

2. 卵 呈圆形或椭圆形，淡黄色，壳薄，大小约为 80μm×180μm。

3. 幼虫 足 3 对，2 对在体前部，具有足垫；1 对近体后端，具有长鬃。

4. 若虫 外形似成虫，但体形比成虫小，生殖器尚未显现。雌若虫有 2 个若虫期，雄若虫只有 1 个若虫期。

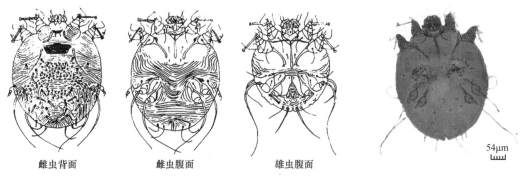

雌虫背面　　　　雌虫腹面　　　　雄虫腹面

图 2-9-17　人疥螨模式图及雌虫镜下（100×）

（二）蠕形螨（demodicid mite）

蠕形螨俗称毛囊虫，在分类上属于真螨目，蠕形螨科（Demodicidae），是一类永久性寄生螨，寄生于人和哺乳动物的毛囊和皮脂腺内，已知有 140 余种和亚种。寄生于人体的仅两种，即毛囊蠕形螨（*Demodex folliculorum*）和皮脂蠕形螨（*Demodex brevis*）。

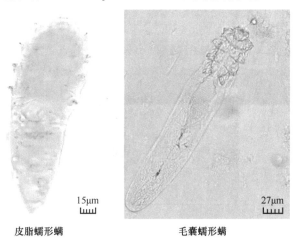

皮脂蠕形螨　　　　　　毛囊蠕形螨

图 2-9-18　皮脂蠕形螨和毛囊蠕形螨（100×）

1. 成虫　寄生人体的两种蠕形螨形态基本相似，螨体细长呈蠕虫状，乳白色，半透明。体长为 0.1～0.4mm，雌虫略大于雄虫。颚体宽短呈梯形，位于虫体前端，螯肢 1 对，针状，须肢 1 对，分 3 节，端节有倒生的须爪。躯体分足体和末体两部分，在足体腹面有足 4 对，粗短呈芽突状。雄螨的生殖孔位于足体背面的第 2 对足之间，雌螨的生殖孔在腹面第 4 对足之间。末体细长，体表有明显的环形皮纹。毛囊蠕形螨较长（0.29mm），末体占躯体长度的 2/3～3/4，末端较钝圆；皮脂蠕形螨略短（0.20mm），末体约占躯体长度的 1/2，末端略尖，呈锥状（图 2-9-18）。

2. 卵　无色半透明，毛囊蠕形螨卵呈蘑菇状或蝌蚪状，大小约为 40μm×100μm；皮脂蠕形螨卵呈椭圆形，大小约为 30μm×60μm。

3. 幼虫　体细长，283μm×34μm，有足 3 对，腹面足间有基节骨突 2 对。

4. 若虫　前若虫有足 3 对，腹面足间有基节骨突 3 对。蜕皮为后若虫，有足 4 对，体细长，草杆状，颚体突出，基节骨突 4 对，末体可见环形皮纹。

（三）尘螨（dust mite）

尘螨普遍存在于人类居住场所的尘埃中，是一种过敏原。常见种类有屋尘螨（*Dermatophagoides pteronyssinus*）、粉尘螨（*Dermatophagoides farinae*）和微角尘螨（*Dermatophagoides microceras*）。

成虫椭圆形，体长为 0.17～0.50mm，白色至淡黄色。颚体位于躯体前端，螯肢钳状。躯体表面有肋状皮纹和少量刚毛，躯体背面前端有狭长盾板。雄虫体背后部还有 1 块后盾板。肩部有 1 对长鬃，后端有 2 对长鬃。外生殖器在腹面中央，雌螨为产卵孔，雄螨为阳茎。肛门靠近后端，雌螨呈纵行裂孔，雄螨呈菱形，肛区两侧有 1 对肛吸盘。有足 4 对，足基节形成基节内突，跗节末端具有爪和钟罩形爪垫各 1 个。

重要尘螨有以下三种。①屋尘螨：体长圆形，雌螨体长 0.29 ～ 0.38mm，雄螨稍小，雌螨背部中央有纵行皮纹，足Ⅲ较粗长，足Ⅳ短小。雄螨后盾板长大于宽，足Ⅰ、Ⅱ等粗，基节Ⅰ内突不相接（图 2-9-19）。②粉尘螨：体椭圆形，雌螨体长 0.37 ～ 0.44mm，雄螨稍小，雌螨背部中央有横行皮纹，末端拱形。足Ⅲ、Ⅳ等粗。雄螨后盾板短宽，足Ⅰ粗壮，基节Ⅰ内突相接（图 2-9-19）。③小角尘螨：体椭圆形，雄螨大小和形状特征似粉尘螨。雄螨跗节Ⅱ上刺状突缺如，雌螨跗节Ⅰ上的刺突小。

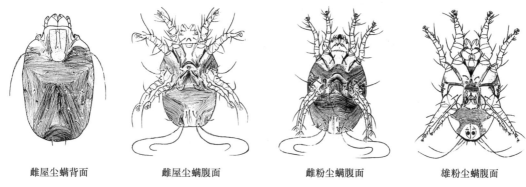

雌屋尘螨背面　　　雌屋尘螨腹面　　　雌粉尘螨腹面　　　雄粉尘螨腹面

图 2-9-19　屋尘螨和粉尘螨模式图

（四）恙螨（chigger mite）

恙螨属于真螨目、恙螨科（Trombiculidae）。恙螨的成虫和若虫营自生生活，幼虫寄生在家畜和其他动物体表，能传播恙虫病等疾病。多数恙螨种类的若虫和成虫尚不了解，因此目前分类以幼虫为主。重要种类有德里纤恙螨（*Leptotrombidium deliense*）。

幼虫大多为椭圆形，体色为红、橙、淡黄或乳白色。初孵出时体长约 0.2mm，经饱食后体长达 0.5 ～ 1.0mm 及以上。虫体分颚体和躯体两部分。颚体位于躯体前端，由螯肢及须肢各 1 对组成。螯肢的基节宽大呈三角形，端节称为螯肢爪，呈弯刀状。须肢圆锥形，分 5 节，第 1 节较小，第 4 节胫节末端有爪，第 5 节跗节着生在胫节腹面内侧缘，如拇指状。颚基在腹面向前延伸，其外侧形成 1 对螯盔。躯体背面的前端有盾板，呈长方形、矩形、五角形、半圆形或舌形，是重要分类依据。盾板上通常有 5 根刚毛，中部有 2 个圆形的感器基，由此生出呈鞭丝状、棍棒状的感器。多数种类在盾板的左右两侧有眼 1 ～ 2 对，位于眼板上。盾板后方的躯体上有横列的背毛，其排列的行数、数目和形状等因种类而异。足有 3 对，足分为 6 或 7 节，如为 7 节则股节又分为基股节和端股节。跗节末端有爪 1 对和爪间突 1 个，足上多羽状毛（图 2-9-20）。

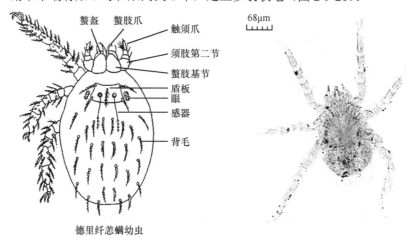

德里纤恙螨幼虫

图 2-9-20　德里纤恙螨幼虫模式图及标本

（五）蜱（tick）

蜱属于寄螨目、蜱总科（Ixodoidea）。成虫在躯体背面有壳质化较强的盾板，通称为硬蜱，属硬蜱科（Ixodiadae）；无盾板者，通称为软蜱，属软蜱科（Argasidae）。

1. 硬蜱成虫　圆形或长圆形，成虫体长 2～10mm；雌蜱饱食后胀大可至 20～30mm。表皮革质，背面具壳质化盾板。颚体也称假头，位于躯体前端，向前突出，从背面可见到，由颚基、螯肢、口下板及须肢组成。颚基与躯体的前端相连接，呈六角形、矩形或方形；雌蜱的颚基背面有 1 对孔区。螯肢 1 对，长杆状，从颚基背面中央伸出。口下板 1 块，位于螯肢腹面，与螯肢合拢时形成口腔。口下板腹面有倒齿，为吸血时固定于宿主皮肤内的附着器官。螯肢的两侧为须肢，1 对，由 4 节组成，第 4 节短小，嵌出于第 3 节端部腹面小凹陷内，对蜱体有固定作用。

躯体呈袋状，左右对称。背面有盾板，雄蜱背面的盾板几乎覆盖着整个背面，雌蜱的盾板小，仅占体背前部的一部分，有的蜱在盾板后缘形成不同花饰称为缘垛。腹面有足 4 对，每足 6 节，即基节、转节、股节、胫节、后跗节和跗节。第 1 对足跗节具哈氏器，有嗅觉功能。跗节末端有爪 1 对及爪垫 1 个。肛门位于躯体的后部，常有肛沟。气门 1 对，位于第 4 对足基节的后外侧，气门板宽阔（图 2-9-21）。

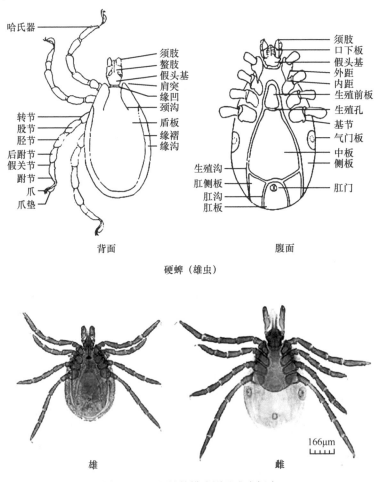

图 2-9-21　硬蜱的模式图及成虫标本

2. 软蜱成虫　颚体较小，在躯体腹面，从背面看不见。颚基背面无孔区，须肢长杆状，各节活动均灵活。躯体体壁柔韧，体形似扁囊，前端突起部分为顶突。躯体背腹面无盾板，体表多呈颗粒状小疣，或具皱纹、盘状凹陷。气门板小，位于第 4 对足前外侧。生殖孔位于腹面的前部，两性特征不显著。各基节都无距刺，跗节有爪，爪垫退化或无。成虫及若虫第1、2对足基节有基节腺的开口。肛门位于体中部或稍后，有些软蜱尚有肛前沟和肛后中沟及肛后横沟，分别位于肛门的前后方。雌蜱生殖孔呈横沟状，雄蜱为半月形（图2-9-22）。

硬蜱与软蜱形态特征的鉴别见表2-9-2。

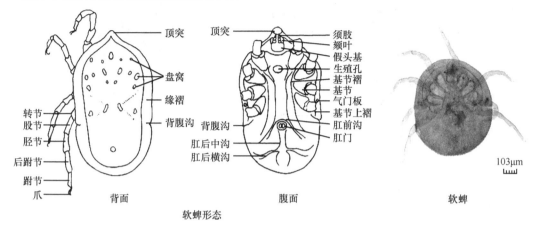

图 2-9-22　软蜱的模式图及成虫标本

表 2-9-2　硬蜱与软蜱形态特征的鉴别

区别点	硬蜱	软蜱
颚体	在躯体前端，从背面能见	在躯体前部腹面，从背面不能见
颚基背面	有1对孔区	无孔区
须肢	较短，第4节嵌在第3节上，各节运动不灵活	较长，各节运动灵活
躯体背面	有盾板，雄者大，雌者小	无盾板，体表有许多小疣，或具皱纹、盘状凹陷
基节腺	退化或不发达	发达，足基节Ⅰ、Ⅱ之间，通常有1对基节腺开口
雌雄蜱区别	雄蜱体小盾板大，遮盖整个虫体背面	雌蜱体大盾板小，仅遮盖背部前面，区别不明显

（六）革螨（gamasid mite）

与医学有关的革螨属于皮刺螨科（Dermanyssidea）。

1. 成虫　卵圆形，黄色或褐色，体表膜质，具骨化的骨板。长0.2～0.5mm，大者达1.5～3.0mm。颚体位于躯体前方，由颚基、螯肢及须肢组成。颚基紧连躯体，其形状是分类鉴定的依据。螯肢由螯杆和螯钳组成，雄螨螯肢演变为导精趾，雌螨螯钳呈针状、剪状和钳状。须肢呈长棒状，基部与颚基愈合，仅见5节。躯体一般呈卵圆形或椭圆形，背面隆起，背面具背板1～2块。背板上的刚毛数目和排列的毛序，因种而异。多数种类躯体腹面靠近颚体后缘的正中有一个叉形的胸叉。雌螨腹面由前而后有胸板、生殖板、腹板、肛板，有些虫种的生殖板和腹板可愈合为生殖腹板。雄螨腹面的骨板常愈合为一块全腹块。雌虫的生殖孔呈横缝隙状，位于胸板之后，被生殖板遮盖；雄虫的生殖孔位于胸板前缘，呈漏斗状。气门1对，呈圆孔状，位于第3、4对足基节间的外侧，与向前延伸至足基节Ⅱ的气门沟连接。足4对，分6节，足Ⅰ跗节背面亚端有一个跗感器，有感觉功能（图2-9-23）。

2. 卵　椭圆形，乳白或淡黄色，直径为0.1～0.35mm。

3. 幼虫　白色，足3对，无气门，口器不发达，不摄食。

4. 若虫　前若虫足4对，气门沟较短，经2～6天蜕皮为后若虫。后若虫与成虫相似，但无生殖孔和生殖板。

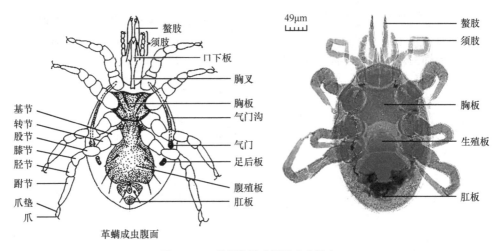

图 2-9-23 革螨的模式图及成虫标本

（马长玲）

实验十　病原生物免疫学检测

一、固有免疫反应检测

（一）吞噬作用

1. 中性粒细胞的吞噬作用

（1）材料

1）小鼠。

2）金黄色葡萄球菌 24 小时肉汤培养物。

3）无菌注射器及针头、解剖器械、玻片及瑞氏染液等。

（2）方法与结果

1）取金黄色葡萄球菌菌液 1～2ml，注射于小鼠腹腔中。

2）5 小时后解剖小鼠，用棉拭子取其腹腔液制作涂片。

3）涂片自然干燥，滴加瑞氏染液 1 分钟，再加等量新制蒸馏水吹匀，染色 5 分钟后水洗，待干燥后镜检。

4）油镜观察中性粒细胞吞噬葡萄球菌的现象。

2. 巨噬细胞的吞噬作用

（1）材料

1）豚鼠。

2）1% 可溶性淀粉、肉汤。

3）经洗涤的 10% 鸡红细胞悬液。

4）无菌注射器及针头、解剖器械、玻片及瑞氏染液等。

（2）方法与结果

1）第一次注射：取灭菌 1% 可溶性淀粉 5ml 注射于豚鼠腹腔。

2）第二次注射：12 小时后第二次注射肉汤 5ml 于豚鼠腹腔内。

3）第三次注射：1 小时后注射鸡红细胞悬液 5ml 于豚鼠腹腔内。

4）分别于第三次注射后 1 小时、6 小时、24 小时抽取腹腔液少许制作涂片，自然干燥，瑞氏染色法染色。

5）高倍镜观察巨噬细胞吞噬鸡红细胞的现象。

附　瑞氏（Wright）染液配方：瑞氏染粉 0.1g 溶于 60ml 甲醇溶液中，保存于棕色瓶中。

（二）溶菌酶的溶菌试验

（1）材料

1）含有溶壁微球菌（*Micrococcus Lysodeikticus*）的 1% 琼脂平板。

2）鸡蛋清（含有溶菌酶）。

3）学生唾液。

4）打孔器、针头、毛细吸管、量尺等。

（2）方法与结果

1）含有溶壁微球菌的 1% 琼脂平板制备：溶壁微球菌在使用前于普通琼脂斜面传代一次，后接种普通琼脂斜面 37℃培养 24 小时。用 pH6.4 的 1/15mol/L 磷酸盐缓冲液（PBS）将菌苔洗下，用比浊法调整到每毫升菌液含 2000 亿菌群的浓度，再以 70℃水浴加热 1 小时杀菌。称取 1g 优质琼脂加入磷酸盐缓冲液 100ml 中加热熔化。取 1ml 菌液加到 50～60℃已熔化的琼脂内，摇匀倾注平板（直径 7 ～ 8cm 平板加 15ml 培养基）待用。

2）如图 2-10-1 所示打孔（直径约 0.6cm）。

3）学生先用清水漱口后收集唾液，按图所示在孔内加入阴性对照、阳性对照及唾液（注意不要溢出并避免气泡出现）。

4）37℃培养 18 小时后观察结果，测量溶菌环的直径。如图 2-10-2 所示。

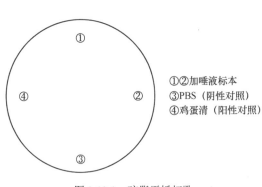

①②加唾液标本
③PBS（阴性对照）
④鸡蛋清（阳性对照）

图 2-10-1　琼脂平板打孔

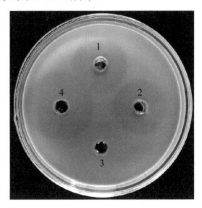

图 2-10-2　溶菌酶的溶菌试验结果

二、抗原—抗体的体外检测

（一）凝集反应试验

1. 玻片凝集反应　以细菌鉴定为例，讲述试验过程。

（1）材料

1）抗体：伤寒沙门菌免疫血清（1∶10 稀释）；痢疾志贺菌免疫血清（1∶10 稀释）。

2）抗原：伤寒沙门菌 24 小时斜面培养物。

3）生理盐水、清洁无菌玻片、接种环等。

（2）方法与结果

1）取清洁无菌玻片一张，划分为三格，并做好标记。

2）分别取伤寒沙门菌免疫血清、痢疾志贺菌免疫血清及生理盐水各 50μl，置于玻片上的各个分格中。

3）在无菌条件下，用灭菌接种环自斜面培养基上取伤寒沙门菌 1 环，先加于玻片上的生理盐水水滴中并充分混匀，作为阴性对照；接种环灭菌后，再取伤寒沙门菌分别混匀于上述 2 种免疫血清中。注意严格无菌操作，并避免不同血清间彼此污染而影响结果。

4）结果与判断：经 2 ～ 3 分钟后，如图 2-10-3 观察有无白色凝集颗粒产生。

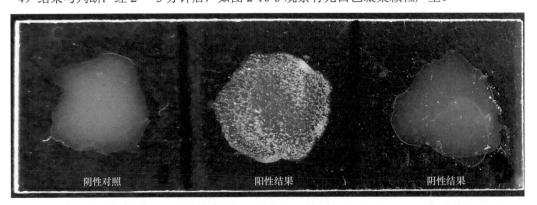

阴性对照　　　　　　　　　阳性结果　　　　　　　　　阴性结果

图 2-10-3　玻片凝集反应结果

2.试管凝集反应

（1）材料

1）伤寒沙门菌抗原（经加热杀死的伤寒沙门菌悬液）。

2）待检血清（稀释成1∶10）。

3）生理盐水。

4）小试管、移液枪等。

（2）方法

1）取清洁小试管7支，标记管号，排列在试管架上。

2）取生理盐水分装于各个小试管中，每管0.5ml。第1管加入1∶10待测血清0.5ml并连续吹吸数次，使血清与生理盐水充分混合（注意：避免液体外溢、产生气泡）；然后吸出0.5ml放入第2管，同样混合均匀后，吸出0.5ml放入第3管，如此连续稀释到第6管，于第6管吸出0.5ml弃之。如此，从第1管到第6管的血清稀释倍数分别为1∶20、1∶40、1∶80……1∶640，第7管不加待测血清作为阴性对照。稀释方法参阅图2-10-4。

3）血清稀释完毕，再分别加入伤寒沙门菌悬液，每管0.5ml，如此每管液体量为1ml。从1号管至6号管中待测血清的最终稀释倍数为1∶40、1∶80、1∶160……1∶1280。

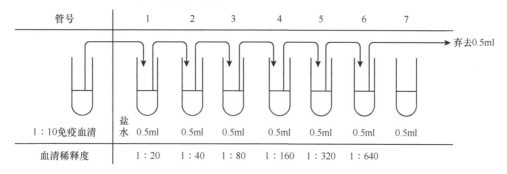

图2-10-4　试管凝集反应倍比稀释血清方法

4）振荡试管，使管内溶液混匀，37℃温箱过夜。次日取出观察结果。

（3）结果

1）观察结果时勿摇动试管，以免凝块摇散。

2）先观察阴性对照第7管：此管中细菌不发生凝集，管底沉淀物边缘圆形、整齐（若轻轻振荡细菌沉淀分散，溶液仍呈均匀浑浊）。

3）然后从第1管起，分别观察各管底和溶液，如有凝集，可见管底有凝集块（边缘不整齐），溶液澄清。

4）凝集程度可如下表示：

++++：溶液清澈透明，菌体全部形成凝块沉于管底。

+++：溶液较透明，大部分菌体凝集沉于管底。

++：溶液稍浑浊，可见较多细小凝集块。

+：溶液浑浊，基本凝集块。

-：阴性对照。

5）凝集效价：能与抗原产生明显凝集现象（++）的最高抗体稀释度即为该待测抗体的凝集效价。

3.间接免疫乳胶凝集试验　以玻片法检测待测血清中类风湿因子（RF）为例：首先将人IgG吸附于乳胶颗粒，随后与待测血清进行反应，如血清中有类风湿因子，则凝集反应阳性，本试验为定性检测，可用于辅助诊断。

（1）材料：有商品化的检测试剂盒销售，包含致敏乳胶颗粒、阳性样品、阴性样品。

（2）方法与结果

1）受检血清用磷酸盐缓冲液（PBS）稀释 10 ～ 20 倍。

2）黑玻片划分三个区，分别加稀释受检血清、阳性对照、阴性对照各 1 滴。

3）分别加 1 滴致敏乳胶，充分混匀。

4）出现颗粒凝集者为阳性。

（3）注意事项

1）本法快速敏感，但受多种因素影响，如乳胶颗粒的大小、浓度，稀释液的 pH 以及制作致敏颗粒用的丙种球蛋白的量等。反应时缓冲液的 pH 控制在 8.0 ～ 9.6，pH 5.5 ～ 8.0 会引起乳胶颗粒非特异性凝集。

2）致敏乳胶 4 ～ 8℃保存，不能冰冻，使用前摇匀。保存期限无一定规定，如无自凝现象一般均可使用。

附　自制致敏乳胶颗粒方法：用甘氨酸缓冲盐水（GBS）1∶10 稀释 10% 乳胶悬液，加等量人丙种球蛋白溶液（1mg/ml），混合后置 37℃ 30 分钟。随后 6000 ～ 8000r/min 离心 10 ～ 15 分钟，弃上清液。用 0.03% 牛血清白蛋白 GBS 缓冲液洗涤 2 次，最后配成 1.0% 致敏乳胶，4 ～ 8℃保存。

4. 反向间接血凝试验　以检测乙型肝炎表面抗原（HBsAg）的反向间接血凝为例介绍：将人 O 型红细胞经醛化固定后，用纯化的豚鼠抗-HBs 致敏，用来测定血清标本中的 HBsAg。可用于筛选献血人员以及检测患者血清中的 HBsAg。

（1）材料

1）抗-HBs 致敏的人 O 型红细胞。

2）阳性对照血清、阴性对照血清、待测血清。

3）V 型微量血凝板、移液枪、微量振荡器等。

（2）方法

1）细胞混悬液配制：每瓶冻干诊断细胞中加 4ml 稀释液，轻轻旋摇成均匀悬液后（细胞浓度约为 0.6%）即可使用。细胞混悬液最好当日配用，如存放在 2 ～ 10℃，使用期限不超过 3 天。

2）于微量血凝板的各孔中加入稀释液 25μl，然后取待测样品 25μl 做倍比稀释，至所需稀释度，再在每孔中加入 0.6% 的细胞混悬液 25μl。振摇 3 ～ 5 秒，置 37℃，1 小时后观察结果。

3）试验中设阳性、阴性及空白对照。

（3）结果判定：按细胞凝集程度反应可分为以下几种情况。

−：细胞沉于孔底呈紧密圆点状，不凝集。

±：在圆点周围极少量松散细胞。

+：轻度细胞凝集。

++：孔内细胞呈中等面积，呈薄膜状凝集。

+++：孔内细胞呈大面积薄膜状凝集。

血凝滴度的判断应与阴性及空白对照比较而定。

（4）注意事项

1）实验用的血凝板、移液枪等必须保证清洁，否则易造成假阳性。

2）血凝板用后，可用 10% 次氯酸钠（V/V）浸泡过夜后用水冲净，再用蒸馏水或离子交换水冲洗后晾干待用。

3）样品不得含有细菌或其他杂质，否则影响结果。

5. 间接凝集抑制试验　以诊断早期妊娠的间接乳胶凝集抑制试验为例加以详解。

（1）材料

1）家兔抗人绒毛膜促性腺激素（hCG）免疫血清。

2）吸附人绒毛膜促性腺激素的乳胶。

3）待检尿液、生理盐水等。

（2）方法

1）取洁净载玻片（底面可涂黑漆）一张，用蜡笔分为两格。

2）吸取生理盐水及待测尿液各一滴分别加于玻片右侧、左侧。

3）各加一滴家兔抗人绒毛膜促性腺激素免疫血清，分别充分混匀（液面直径达1.5cm左右，并将玻片连续轻轻摇动1分钟）。

4）各加一滴吸附绒毛膜促性腺激素的乳胶抗原，混匀。

5）将玻片缓慢摇动2～5分钟，然后观察结果。

（3）结果

如在2分钟内出现凝集现象者为阴性，2～5分钟出现凝集者为可疑，5分钟后不出现凝集者为阳性。

妊娠诊断试验阴性：出现凝集现象，即凝集未被抑制，说明待检尿液中无hCG。

妊娠诊断试验阳性：不出现凝集，即凝集被抑制，说明待检尿液中有hCG。

（二）沉淀反应

沉淀反应的抗原可以是多糖、脂类、蛋白质或其结合物，与相应的抗体相比，抗原的分子量小、单位体积内含量多、具有较大的反应面积。因此，在定量检测时为避免因抗原过剩而不能形成肉眼可见的沉淀物，通常需稀释抗原。

1. 环状沉淀

（1）材料

1）抗体：家兔抗人血清。

2）抗原：人血清1∶100稀释液。

3）生理盐水、沉淀小管、毛细吸管等。

（2）方法

1）取内径为3～4mm的玻璃小试管2支，在其内先加入家兔抗人血清少许（高约达小试管的1/3）。

2）将1∶100稀释的人血清沿45°倾斜的管壁缓慢叠加在血清上（高约达小试管的2/3处），使两液间形成清晰的接触面；将生理盐水加于另一支沉淀管的血清上作为阴性对照。

3）于37℃或室温中静置3～5分钟，观察结果。

（3）结果：在试管中，当抗原溶液加于抗体溶液上时，抗原层与抗体层互相扩散，在两者比例适当的界面上形成乳白色的环状物，即为阳性反应。如图2-10-5所示。

2. 单向琼脂扩散试验　以测定患者血清中IgG、IgA和IgM含量为例讲解。

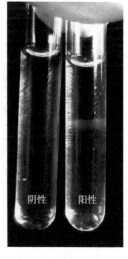

图2-10-5　环状沉淀结果

（1）材料

1）1%的琼脂、1%鞣酸、生理盐水。

2）羊抗人IgG诊断血清、标准血清、待检血清。

3）打孔器、微量注射器、量尺等。

（2）方法

1）免疫琼脂板的制备：将1%琼脂加热熔化后冷却并保存于56℃水浴中，加入抗血清（抗血清的最终稀释度取决于其效价），混匀后制成厚1.5mm的琼制板，待琼脂凝固后，打孔（孔径3mm，孔距1～1.5cm）。

注意：可以在打好的孔内再加入微量熔化的琼脂，或在酒精灯火焰上加热琼脂板片刻，以封闭琼脂与玻片之间的空隙，防止后续加入的抗原、抗体从孔底流失。

2）每支冻干标准血清加入蒸馏水 0.5ml，待完全溶解后，用生理盐水稀释成不同的稀释度。例如，标准血清 IgG 含量为 11.66mg/ml。

参考血清稀释度：1∶10、1∶16、1∶20、1∶32。

IgG 的相应含量（mg/ml）：1166、728、583、364。

3）待检血清的稀释：由于不同年龄人群各种免疫球蛋白的含量不同，待检血清的稀释倍数也不一样，推荐倍数参考表 2-10-1。

表 2-10-1　待检血清的稀释倍数

年龄组	免疫球蛋白		
	IgG	IgA	IgM
新生儿（脐血）	1∶40	原倍	原倍
小儿	1∶40	1∶10	1∶40
成人	1∶40	1∶20	1∶40

4）加样：将不同稀释度的标准血清与稀释的待检血清分别加入孔中，每孔 10μl，推荐每个样品加两个孔（结果取平均值，若两个孔的读数相差 0.2mm 以上需复测）。

5）将加好血清的免疫琼脂板置湿盒内，37℃条件下，IgG 一般需扩散 24 小时，IgA、IgM 一般需扩散 48 小时。琼脂板取出后于生理盐水中浸泡 2～3 小时，再用 1% 鞣酸浸泡 10 分钟，观察并测量沉淀环直径。

（3）结果判断：如图 2-10-6，测量不同稀释度的标准血清的沉淀环直径，作为横坐标，其蛋白含量为纵坐标，绘出标准曲线。然后测量待检血清沉淀环直径，从标准曲线上找出其含量，再乘以稀释倍数，即为待检血清免疫球蛋白的含量。

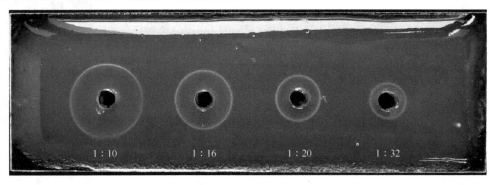

图 2-10-6　单向琼脂扩散试验结果

附　免疫球蛋白含量可用国际单位（IU/ml）表示，也可用 mg/ml 表示。其换算法如下：IgG 1 国际单位=30.4μg；IgA 1 国际单位=14.2μg；IgM 1 国际单位=8.47μg。一般正常人血清中各类 Ig 平均含量分别为：IgG（12.00±2.62）mg/ml；IgA（2.00±0.50）mg/ml；IgM（1.10±0.30）mg/ml。

3. 双向琼脂扩散试验　本试验以测定患者血清中甲胎蛋白为例进行详述。甲胎蛋白（AFP）是由人体胎儿肝细胞合成的在胚胎时期存在的一种球蛋白，出生后 1～2 周即消失，但在原发性肝癌患者血清中可检测到这种蛋白（其他疾病中较少出现）。利用沉淀反应，用已知含甲胎蛋白抗体的免疫血清测定患者血清中是否存在甲胎蛋白抗原，作为原发性肝癌的辅助诊断。

（1）材料

1）1% 生理盐水琼脂。

2）待检患者血清，AFP 阳性血清。

3）甲胎蛋白诊断血清（抗 AFP 抗体）。

4）清洁玻片、打孔器、微量加样器、吸管、湿盒、温箱等。

（2）方法

1）制备琼脂板：在清洁玻片上加熔化的 1% 琼脂铺成 3～4mm 厚的琼脂板，凝固后用打孔器在琼脂板上如图 2-10-7 所示位置进行打孔（直径 3mm 左右）。

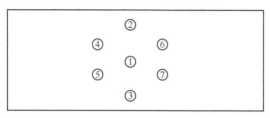

图 2-10-7 甲胎蛋白双向琼脂扩散试验

2）加样：将甲胎蛋白诊断血清加入中央圆孔，即①号孔。②③两孔加入 AFP 阳性血清作为阳性对照，④⑤⑥孔分别加入待检患者血清，⑦号加入无关血清作为阴性对照。推荐加样量 10μl。

注意：加样时不要将琼脂划破，并避免产生气泡或将样品加至孔外。

3）扩散：将琼脂板放在湿盒内，37℃，12～24 小时观察结果。

（3）结果判断：如图 2-10-8 所示琼脂板②③两孔为阳性对照，应与①号孔之间出现一条白色沉淀线；⑦号为阴性对照，与①号孔之间无白色沉淀线；其余各圆孔与①号孔之间如出现沉淀线且与阳性对照相吻合即为阳性结果，提示该患者血清中有甲胎蛋白。

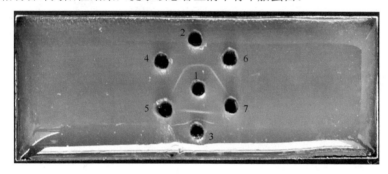

图 2-10-8 双向琼脂扩散试验结果

4. 火箭免疫电泳

（1）材料

1）标准免疫球蛋白（人 IgG）。

2）抗原：受检者血清样本；抗体：抗人 IgG 血清。

3）0.125mol/L 巴比妥缓冲液（pH8.6）。

4）微量移液器、金属打孔器等。

（2）方法

1）用 0.125mol/L 巴比妥缓冲液配制 1% 琼脂，在沸水浴中隔水加热使琼脂熔化后保温于 56℃水浴中。

2）用 0.125mol/L 巴比妥缓冲液将抗人 IgG 血清做 1：40 稀释，保温于 56℃水浴中。

3）上述配制的 1% 琼脂与 1：40 稀释抗人 IgG 血清等量混合后制板。

4）琼脂凝固后用金属打孔器在距琼脂板边缘 1.5cm 处纵向打一排孔，孔距 7～8mm。

5）每孔中加入被检血清和不同稀释度的标准抗原（人 IgG）10μl，标准抗原稀释范围应包括标本最高含量和最低含量水平。

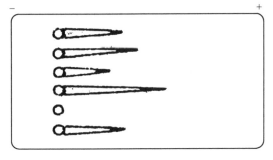

图 2-10-9　火箭电泳结果

6）加好样品的琼脂板立即置于电泳槽内，加样部位置于阴极端，通电 4 ～ 5 小时：电泳电流 1mA/cm、电压 6V/cm，电泳槽内为 0.025mol/L pH8.6 的巴比妥缓冲液。

（3）结果：电泳完毕，取出琼脂板，自孔中心至沉淀峰尖端准确量其长度，并与标准曲线相比，即可求得被检样品的抗原浓度，如图 2-10-9。

注意：用 IgG 作抗原时常因电渗作用产生双峰。处理方法：用 2.85ml 甲醛与 30ml 0.05mol/L pH8.6 巴比妥缓冲液混合后加水至 100ml，此缓冲液与血清标本（或标准抗原人 IgG）以 4∶1 混合，4℃放置 2 小时后再加样，双向峰现象可消失。

5. 对流免疫电泳　以检测 HBsAg 为例，简述实验过程。

（1）材料

1）pH8.6，0.05mol/L 巴比妥缓冲液：乙基巴比妥钠 10.3g；乙基巴比妥酸 1.84g；加蒸馏水至 1000ml。

2）1% 离子琼脂（优质琼脂 1g，加于 pH8.6 0.05mol/L 巴比妥缓冲液 100ml 中，水浴煮沸熔化即成）。

3）待检患者血清，HBsAg 阳性血清，HBsAg 阴性血清，抗 HBsAg 血清（抗体）。

4）玻璃板（面积为 7.5cm×2.5cm）、打孔器、滤纸、镊子、电泳仪等。

（2）方法

1）将熔化的 1% 离子琼脂制成 2 ～ 3mm 厚的琼脂板。琼脂凝固后，按图 2-10-10 所示打两排孔。

2）加样：按图所示，分别加入阳性血清、阴性血清和待检血清，其一侧孔加抗体（抗 HBsAg 血清）。

3）将琼脂板平置于电泳槽内，两端用滤纸与缓冲液相连接。抗原孔位于阴极电源一侧，抗体孔靠阳极端。

4）电泳 1 ～ 1.5 小时，所需的电流、电压根据具体情况而定。

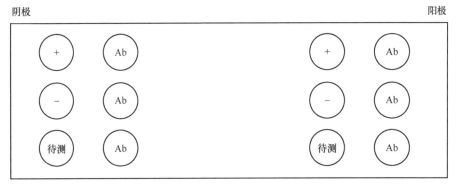

图 2-10-10　对流免疫电泳模式

（3）结果：电泳完毕后，取出琼脂板，在黑色背景下见到抗原与抗体二孔之间有白色沉淀线为阳性。若沉淀线不清晰，可置室温或 37℃温箱数小时后再观察结果。

6. 免疫电泳

（1）材料

1）巴比妥缓冲液（离子强度为 0.05mol/L，pH8.6），1% 巴比妥琼脂。

2）待检人血清，健康对照人血清，抗人血清抗体。

3）打孔器、电泳仪、载玻片等。

（2）方法

1）吸取加热的 1% 巴比妥琼脂 2ml 浇于放置水平面的载玻片上，制成均匀的琼脂板，厚度为 2mm。

2）打孔器按图 2-10-11 打孔。

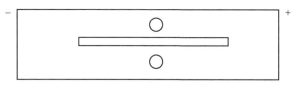

图 2-10-11 免疫电泳模式

3）于一小圆孔内加入待检人血清，另一小圆孔内加入健康对照人血清。

4）琼脂板置电泳槽内进行电泳，电压 4 ～ 6V/cm，电流 2 ～ 4mA/cm，电泳 1 ～ 2.5 小时。

5）电泳完毕，用小刀在琼脂板中央挖一小槽，在槽中加入抗人血清抗体。

6）将琼脂板放入湿盒中，置 37℃ 温箱内扩散 1 天。

（3）结果：扩散完成后，可直接观察结果或经染色处理后观察结果，不同蛋白抗原电泳后被分离，与血清抗体作用形成不同形状和位置的沉淀弧。待检人血清与健康对照人血清的沉淀弧进行比较得出诊断。

（三）免疫标记技术

1. ELISA 双抗体夹心法 以检测人血清总 IgE 为例进行介绍（试剂盒）。

（1）材料

1）羊抗人 IgE 抗体包被的聚苯乙烯 ELISA 反应板。

2）酶结合物：辣根过氧化物酶（HRP）标记的抗人 IgE 抗体。

3）待测血清标本，阳性对照试剂、阴性对照试剂。

4）洗涤液：PBS-0.05% 吐温 20（磷酸氢二钾 0.2g，磷酸氢二钠 2.9g，氯化钠 8.0g，吐温 20 0.5g，加去离子水至 1000ml）。

5）HRP 底物液：商品化出售的底物液 A 和底物液 B。

6）微量移液器、吸水纸等。

（2）方法

1）在反应孔分别加入待检血清、阳性对照、阴性对照各 100μl。37℃ 湿盒孵育 20 分钟。

2）弃去各反应孔中液体，用洗涤液洗涤 5 次，在吸水纸上拍干。

3）分别加入酶结合物每孔 100μl。37℃ 孵育 15 分钟。

4）洗涤（同第 2）步）。

5）每孔加入底物液 A 和 B 各 50μl。室温反应 5 分钟。

（3）结果

1）定性测定

目测：在白色背景上，结果显蓝色为阳性，无色为阴性。

机测：采用 450nm 波长，可以空白对照调零，读记各孔 OD 值。

2）定量测定：用一系列不同浓度的标准品同步进行实验：以标准品的浓度为横坐标，以 OD 值为纵坐标，将各浓度的值逐点连接即成标准曲线。通过标准曲线可计算待测样本的含量，再乘以稀释倍数，即得待测样品的实际含量。

2. 免疫荧光技术——间接法 本实验以用间接法检测抗核抗体（antinuclear antibody，ANA）为例，介绍免疫荧光技术。采用人喉癌上皮细胞（HEP-2）细胞作为抗原物质，加患者待检血清，若待检血清中有 ANA（一抗），则可与核抗原结合，再与 FITC 标记的羊抗人 IgG 抗体（二抗）结合，在荧光显微镜下可见细胞核显示黄绿色特异荧光。

（1）材料

1）待检血清：患者血清，阳性对照血清，正常人血清（阴性对照）。

2）HEP-2 细胞片。

3）FITC 标记的羊抗人 IgG 抗体。

4）封片剂，吐温 20（Tween-20），洗涤剂。

5）荧光显微镜、微量加样器、盖玻片、湿盒、吸水纸等。

（2）方法

1）将 HEP-2 细胞片从冰箱取出后，待其恢复至室温后再使用。

2）待测血清用洗涤液 1∶40 稀释后，随阳性对照和阴性对照分别加在细胞片的反应孔内，每孔 20μl，放置湿盒内室温孵育 30 分钟。

3）取出细胞片，用洗涤液轻轻从一端将反应液冲洗掉，浸泡 5 分钟后，再用蒸馏水冲洗 1 次。

4）将多余洗涤液擦去，滴加 1∶10 稀释的（用洗涤液稀释）FITC 标记的羊抗人 IgG 抗体，每孔 20μl，放置湿盒内室温孵育 30 分钟。

5）重复步骤 3）。

6）将多余洗涤液擦去，在反应孔内滴加封片剂（每孔 5～15μl）后封片。

7）荧光显微镜下观察结果。

（3）结果：荧光显微镜下可见 HEP-2 细胞分布均匀、胞质丰富、细胞呈多边形伸展。ANA 阴性时整个细胞无荧光或极弱的均匀荧光。ANA 阳性时因靶抗原在细胞内所处位置的不同而表现不同的荧光染色模型。

附　抗核抗体（antinuclear antibody，ANA）是自身抗体中的一组抗体，是抗细胞内所有抗原成分的自身抗体的总称。ANA 靶抗原分布于整个细胞，包括细胞核、细胞质、细胞骨架、细胞分裂周期蛋白等。常见 ANA 阳性的疾病有弥漫性结缔组织病，如系统性红斑狼疮（SLE）、干燥综合征（SS）、类风湿关节炎（RA）、系统性硬化病等。在某些非结缔组织病和正常老年人也可出现低滴度的阳性。ANA 检测在临床上是一个极重要的筛选试验，ANA 阳性（高滴度）标志了自身免疫性疾病的可能性，ANA 检测对风湿性疾病的诊断和鉴别具有重要意义。常见的阳性荧光染色模型有均质型（homogeneous，H）、斑点型（speckled，S）、核仁型（nucleolar，N）、核膜型（membranous，M）、核点型（dots）和胞质型（cytoplasmic）。

3. 胶体金免疫层析试验　本试验以早早孕妊娠诊断试纸条测定尿人绒毛膜促性腺激素（hCG）为例说明。

（1）材料

1）标本（孕妇尿）。

2）早早孕妊娠诊断试纸（验孕棒）。

（2）方法及结果

1）将试纸条下端标志部分插入尿液中 10 秒左右。

2）取出后放平，置室温下 3 分钟，目测观察结果。

3）若出现两条紫红色线为 hCG 阳性（妊娠），若只出现质控参照线为阴性（未妊娠）。

（3）注意事项

1）强阳性尿液中 hCG 含量较多，因此质控参照线可能不出现或极浅淡，而仅在测试区显示紫红色条带。

2）试纸条插入尿液过深或过浅，时间过长或过短均影响试验结果。

附　早早孕妊娠诊断试纸是用免疫层析技术通过双抗体夹心法来测定尿人绒毛膜促性腺激素（hCG）而初步判断受孕与否。所用试剂全部为干试剂，多个试剂被结合在验孕棒的试纸条上，两端附有吸水材料。其中，抗 hCG 免疫金复合物干片粘贴于验孕棒的下端，抗 hCG 单克隆抗体和抗小鼠 IgG 抗体分别固化于膜的测试区和质控参照区。当试纸条下端浸入尿液标本中，下端吸水材料即吸取液体向上端移动，流经干片使免疫金复合物复溶，并带动其向膜条渗移。若标本中有 hCG，可与抗 hCG 免疫金复合物结合。此抗原抗体复合物流至测试区时即被固相抗 hCG 单克隆抗体捕获，在膜上显出红色反应线条。过剩的免疫金复合物继续前行至质控参照区，与固相抗小鼠 IgG 抗体反应，呈现红色质控线条。

4. 免疫印迹技术 本次试验以现在仍广泛应用的 Western blotting 试剂盒检测可提取性核抗原（ENA）的抗体为例进行讲解。因为 SDS-PAGE 电泳和转印步骤操作复杂，技术性强，影响因素多，不容易掌握，不适合临床实验室常规开展。因此，试剂开发商完成了 SDS-PAGE 和转印步骤，制备了商品化的印迹膜。试验时使用这种制备好的印迹膜，检测方法非常简单，一般基层医院均能开展。

（1）材料

1）ENA 多肽抗体谱检测试剂盒：包括 ENA 印迹膜、酶标记抗人 IgG 抗体、显色剂 A、显色剂 B、浓缩洗涤液、终止液、ENA 肽抗体标准带图谱等。

2）待测血清和质控血清。

3）温箱、小型摇床、反应槽、吸管、微量移液器、滤纸等。

（2）方法

1）将浓缩洗涤液按说明书用蒸馏水稀释。

2）在含有印迹膜条的反应槽中加入 1ml 洗涤液，分别加入 10μl 待测血清和质控血清，充分混匀。将反应槽置摇床中，37℃温育 30 分钟。

3）取出反应槽，弃去槽内液体，用滤纸吸干。加入已 37℃预温的洗涤液 1ml，摇动洗涤 1 分钟，共洗涤 4 次。

4）每槽内加入洗涤液 0.5ml，酶标记抗人 IgG 抗体 10μl。混匀后，置摇床中，37℃温育 30 分钟。

5）同上法洗涤后，槽内加入显色剂 A 和显色剂 B 各 0.5ml 混匀后，置室温反应 5 ～ 10 分钟。

6）待阳性区带显色清晰，加入终止液 0.5ml，2 分钟后弃去。洗涤后，取出印迹膜，待干燥后，判断结果。

（3）结果：将印迹膜上出现的显色区带与标准图谱比较，判定是否有阳性自身抗体。

（4）注意事项

1）洗涤液需在 37℃预温，且均需预温洗涤液。

2）显色时，需摇动反应槽使染色均匀。显色时间可根据质控血清显色清晰为准调整。

三、淋巴细胞免疫相关检测

（一）免疫细胞分离方法

1. 外周血单个核细胞的分离

（1）材料

1）市售淋巴细胞分离液，即 ficoll-hypaque 分离液，相对密度为（1.077±0.001）。

2）标本：肝素抗凝静脉血。

3）汉克斯（Hanks）液（pH7.2 ～ 7.4），0.4% 的锥虫蓝染液。

4）水平式离心机、显微镜、细胞计数板等。

（2）方法

1）静脉血 2ml 加入含 0.1ml 肝素溶液的无菌试管中摇匀，加入等量 Hanks 液，混匀。

2）取 ficoll-hypaque 分离液 2ml 置于离心管中。用滴管将稀释的血液 3 ～ 4ml 沿管壁缓缓加入离心管，使血液叠加在分离液之上，二者间有一清晰界面。

3）水平离心机 2000r/min 离心 20 分钟。

4）离心后从离心管底部到液面分为四层，依次为红细胞层和粒细胞层、分离液层、单个核细胞层、血浆层，如图 2-10-12。

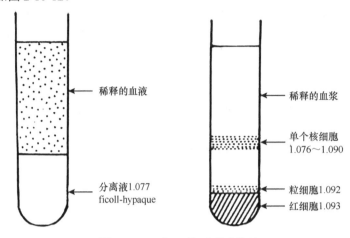

图 2-10-12 离心后细胞分离情况

5）用滴管小心地直接插入白色絮状的细胞层（含单个核细胞），吸出细胞，移入新的离心管内，加入 Hanks 液，用滴管轻轻上下冲洗混匀。

6）1000r/min 离心 10 分钟，弃去上清液，将沉淀细胞充分摇匀，再用 Hanks 液洗涤 2 次。

7）最后一次弃上清液后，用 1ml Hanks 液将沉淀细胞稀释，摇匀。

8）检查细胞活力：取细胞悬液 1 滴加入等量锥虫蓝染液于另一试管中充分混匀，用载玻片在显微镜下计数，活细胞排斥染料不着色，但染料可渗透死亡细胞使细胞呈蓝色。

9）细胞计数方法：用吸管吸取被稀释的细胞悬液，沿计数板与盖玻片的边缘充入计数室内，静置 1 分钟后，低倍镜观察。将计数室四角四个大方格内的全部细胞依次计数完。计算公式：细胞个数/mm^2=X/4×稀释倍数×10。式中 X 为四个大方格内的细胞总数（一个方格面积为 1mm^2），X/4 为 1 个方格内细胞平均数；10 为盖玻片与计数板的实际高度（计数时的高度）为 1/10mm，乘 10 后为 1mm 内细胞数。

（3）结果：显微镜下观察。正常情况活细胞的比例应不低于 95%。

2. 小鼠脾细胞的制备 小鼠脾脏中除含有各种组织细胞、红细胞外，还有许多免疫细胞，如淋巴细胞、抗原提呈细胞等。可将这些细胞分离出来以做进一步研究。

（1）材料

1）动物：6 ～ 8 周龄的巴比赛（BALB/c）小鼠或其他品系的小鼠。

2）新鲜灭活小牛血清（56℃，30 分钟灭活）。

3）罗斯韦尔公园纪念研究所（RPMI）-1640 细胞培养液（pH7.2 ～ 7.4，滤过除菌后 4℃保存备用）；Tris-NH_4Cl 红细胞裂解液；75% 乙醇。

4）200 目不锈钢筛网、烧杯、玻璃注射器针芯、镊子、吸管、离心管等。

（2）方法

1）无菌操作取脾：①轻微麻醉小鼠（腹腔注射 3% 戊巴比妥钠，0.1 ～ 0.2ml/10g 体重）。②固定小鼠，摘眼球放血后拉颈椎处死，放入装有 75% 乙醇的烧杯中浸泡 3 ～ 5 分钟。③取出小鼠放在无菌平皿中，剪开小鼠皮肤、腹膜，打开腹腔找到脾脏，分离剔除结缔组织和脂肪后摘除脾脏。

2）制备脾细胞悬液：①用 RPMI-1640 培养液洗涤脾脏。②取一个含少量培养液的平皿，将大小适中的 200 目钢网浸没其中，将洗涤后的脾置于网上，用注射器芯充分挤压研磨脾组织直至无肉眼可见的组织，可用适当培养液冲洗筛网，促进细胞通过钢网孔进入平皿内液体中，收集获得粗制脾细胞悬液。③将细胞悬液转移到 10ml 离心管中，低速离心（1000 ～ 1500r/min）10 分钟，弃上清液，重悬细胞。④加入红细胞裂解液 1ml，轻轻吹打混匀，室温静置 3 分钟，溶解红细胞；加入 5ml RPMI-1640 完全培养液终止反应。⑤低速离心后弃上清液，重复 2 ～ 3 次。⑥将细胞沉淀重悬于 2ml 培养液，取 1 滴于载玻片上，显微镜下观察细胞形态并计数。

（3）结果：所见脾细胞与前述单个核细胞基本一致：细胞形态良好（圆形）、有折光，不着色者为活细胞。

3. E 玫瑰花环试验

（1）材料

1）肝素抗凝血（每毫升全血中含无防腐剂肝素注射液 10 单位）。

2）Hanks 液、灭活小牛血清。

3）吸管、小试管、注射器、针头、碘酒、乙醇等。

（2）方法

1）绵羊红细胞悬液配制：无菌脱纤维绵羊红细胞置保存液中 4℃冰箱保存（限用 1 周），用前将绵羊红细胞用 pH7.2 Hanks 液洗 3 次（每次 2000r/min，离心 20 分钟）。末次洗后，将红细胞用 Hanks 液配成 0.5% 绵羊红细胞悬液，红细胞浓度约为 8×10^7/ml。

2）按前述方法分离出外周血中的单个核细胞，并调制成 10^6/0.1ml 的细胞悬液待用。

3）细胞悬液 0.1ml 加入等量灭活小牛血清 0.1ml，再加入 0.5% 绵羊红细胞悬液 0.2ml 混匀，置 37℃温箱 5 分钟，随后 1000r/min 离心 5 分钟，放 4℃冰箱 30 ～ 45 分钟。取出弃去大部分上清液，加 1 小滴 1% 亚甲蓝染液轻轻混匀。5 分钟后取 1 滴滴于玻片，高倍镜下观察花环形成细胞。

（3）结果：凡能结合三个以上绵羊红细胞者为玫瑰花环试验阳性，如图 2-10-13 所示。

（4）注意事项

1）当天采取血标本，即时分离细胞并与绵羊红细胞混合，以保证淋巴细胞的活性，不影响 E 玫瑰花形成率。

2）绵羊红细胞要新鲜，限一周内使用，超过 10 天者，玫瑰花形成减少。

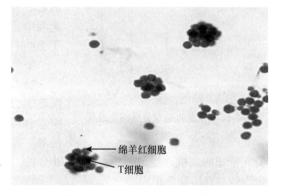

绵羊红细胞
T细胞

图 2-10-13　E 玫瑰花环试验结果

4. 免疫磁珠分离

（1）材料

1）磁性微球试剂盒。

2）待分离细胞悬液。

3）分选柱（seperation column）、分选器（seperator）等。

（2）方法

1）待分离的细胞悬液中加入一定比例的免疫磁珠（按说明书），充分混匀，4 ～ 8℃孵育 15 分钟。

2）用 PBS 润洗分离柱并将其放入分离器的磁场中。

3）将孵育后的细胞悬液加入分选柱顶部，利用重力作用让细胞流出。

4）用缓冲液洗涤 3 次分选柱（每次应待前次液体完全流出后再加入）。

5）将分选柱从分选器中移出，置于收集管上；从顶部加入洗脱缓冲液，将磁性标记细胞洗脱下来（也可用分选柱配备的活塞快速将磁性标记细胞推下来）。

6）为了得到更高纯度的细胞，可连续放两个分选柱，重复 3）～ 8）步骤。

7）可用流式细胞仪检测被分选细胞的数量和纯度。

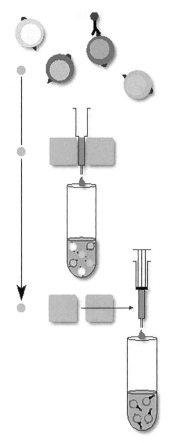

图 2-10-14　免疫磁珠分选细胞过程

整个分离过程如图 2-10-14 所示。

5. 流式细胞技术　流式细胞仪的操作均需要经过专业培训，不在此讲述。一般个人要准备的是经荧光抗体标记后的待测细胞样品。以细胞表面染色标记为例介绍。

（1）材料

1）待标记的细胞悬液（因组织块会堵塞流式细胞仪，所以一定要保证细胞悬液的纯度）。

2）荧光标记的单克隆抗体，抗人单克隆抗体，荧光标记的二抗。

3）染色洗液（PBS 中加入 5% 灭活的胎牛血清）；染色固定液（PBS 中加入 2% 的甲醛溶液）。

4）流式染色管、移液器等。

（2）方法

1）细胞染色标记直接染色法：①细胞悬液（10^6/ml）中加入 2ml 染色洗液，1600r/min 离心 5 分钟洗涤。②弃上清液，细胞沉淀重悬于 200μl 洗液中，加入 5μl 荧光标记的单克隆抗体，混匀，室温作用 10 分钟。③加入 2ml 洗液，1600r/min 离心 5 分钟洗涤。④弃上清液，细胞沉淀重悬于 2ml 染色固定液中，1600r/min 离心 5 分钟。⑤弃上清液，细胞沉淀重悬于 200μl 染色固定液中。⑥密封，避光，4℃保存。

染色后的细胞送流式细胞分析中心进行分析。

2）细胞染色标记间接染色法：①细胞洗涤后，重悬细胞沉淀于 200μl 洗液中。加入 5μl 纯化的抗人单克隆抗体，混匀，室温作用 10 分钟。②加入 2ml 洗液，1600r/min 离心 5 分钟洗涤。弃上清液，细胞沉淀重悬于 200μl 洗液中。③加入 1μl 荧光标记的二抗，混匀，室温作用 10 分钟。④加入 2ml 洗液，1600r/min 离心 5 分钟洗涤。⑤其余步骤与直接染色相同。

（3）结果：不同公司的流式细胞仪均配有专业的分析软件，按要求分析结果。

（二）免疫功能检测

1. 淋巴母细胞转化试验

（1）材料

1）植物血凝素（PHA）溶液（浓度为 50 ～ 200μg/ml）：建议预实验确定 PHA 最佳用量。如 PHA 加入量过多会对细胞有毒性；加入量过少则不足以刺激淋巴细胞转化。

2）RPMI-1640 培养液（含 20% 小牛血清、青霉素、链霉素各 100μg/ml）。

（2）方法

1）分离白细胞（可用自然沉淀法或用明胶、右旋糖酐使红细胞沉淀），每管培养的细胞数为 3×10^6/ml。

2）细胞分两管：实验管加 PHA 0.2ml，对照管加培养液 0.2ml。置 37℃培养 72 小时，每天旋转摇匀两次。

3）培养结束后，离心（1000r/min）10 分钟，弃上清液（待管壁残留少量液体回流至管底）用毛细滴管吹打使沉淀细胞分散。吸取 1 滴细胞悬液于清洁玻片上并将细胞液轻轻刮推向玻片一端，使各种细胞均匀分布，待干燥后用吉姆萨染料固定染色，用油镜观察计数。

（3）结果：用形态学方法判断、计数转化率。根据细胞的大小、核与胞质的比例、胞质的染色性、核结构和核仁的有无等特征进行判断。常见的淋巴细胞类型如下。

1）淋巴母细胞：细胞体积明显增大，直径为 12～20μm，达成熟淋巴细胞的 3～5 倍，形态不整齐。细胞核膜清楚，染色质疏松呈细网状结构，核内可见 1～4 个核仁，核与细胞比例变小。胞质变多，碱性明显增加，胞质内有时可见小空泡出现，个别边缘呈伪足状突起。

2）过渡性淋巴细胞：为未完全转化的细胞，已具有淋巴母细胞的基本特征，直径为 12～16μm，比淋巴细胞大；核染色质疏松，有的有核仁；胞质增多，嗜碱性增强。

3）有丝分裂相细胞：核体呈现有丝分裂，胞内可见染色体数对至数十对。

4）衰老退化母细胞：胞质已部分或全部破碎，有时仅存细胞核（裸核）。这类细胞一般不作计数。

5）成熟淋巴细胞：正常的未培养的淋巴细胞，核染色体致密，核与细胞比例大，胞质为轻度嗜碱性。为未转化细胞。

6）根据以上各种细胞形态，前三种作为转化细胞。

$$转化率 = \frac{转化的淋巴细胞计数}{转化的淋巴细胞计数 + 未转化的淋巴细胞计数} \times 100\%$$

7）注意事项：①淋巴细胞的各种培养条件对淋转试验结果有所影响：培养液的营养价值愈高，转化率相对较高，转化的淋巴母细胞也较典型。培养液的最适 pH 为 7.2～7.4，过酸或过碱均会影响细胞生长而降低转化率。培养容器以斜放为宜，可增加细胞与培养液的接触面，使细胞有足够的氧气以维持新陈代谢。培养时间与转化率相关：用 PHA 激发，推荐培养时间为 72 小时；用特异性抗原为刺激剂，需连续培养 5～7 天。②在细胞培养物内可见其他细胞，如多形核白细胞在培养过程中不断变形死亡，经 72 小时后绝大部分衰变或死亡呈碎片。注意在形态学上鉴别过渡型母细胞和单核细胞：后者核与细胞比例较小，核染色质较浓集，胞质呈蓝灰色或红褐色，内有大小不等的颗粒或吞噬物。③取细胞作涂片（特别是全血标本）必须注意将管内细胞充分混匀。只吸取上层细胞作推片，结果易偏高（因为大的细胞离心后居上层为多）。计数时应先行全片浏览，然后分别取玻片的前、中、后段计数或做城墙垛形计数取平均值以提高准确性。

　　附　PHA 粗制品液亦可自制：将红肾豆（*Phaseolus vulgaris*）研磨成粉末。10g 粉末加生理盐水 100ml，放置 4℃冰箱 48 小时，每隔数小时稍加搅拌。取出后用滤纸过滤后在 4℃ 500r/min 离心 30 分钟。取上清液加生理盐水补充至 100ml，细菌滤器过滤后无菌分装小瓶，冰冻保存可用半年。临用前加 10 倍量生理盐水配制成 1% 浓度。

2. 迟发型超敏反应检测　以结核菌素皮肤试验为例介绍。

（1）材料

1）标准 PPD 注射液。

2）注射器等。

（2）方法及结果

1）常规消毒后将 5 单位 PPD 注射于前臂屈侧皮内，72 小时（48～96 小时）观察注射局部有无硬结，不可单独以红晕为标准。

2）受试部位无红晕硬结或红肿硬结直径＜ 5mm 为阴性；红晕硬结直径≥ 5mm 为阳性；红晕硬结直径≥ 15mm 为强阳性，局部出现双圈、水疱及坏死亦为强阳性。

（3）临床意义

1）阴性反应表明未感染过结核分枝杆菌或未接种过卡介苗（BCG）。原发感染早期、正患严重结核病或其他严重疾病致细胞免疫功能低下者可出现阴性反应。

2）阳性反应表明机体已感染过结核分枝杆菌或 BCG 接种成功，对结核分枝杆菌有迟发型超敏反应，有特异性免疫力。

3）强阳性反应则表明可能有活动性结核病，尤其是婴儿。

3. 细胞因子检测 酶联免疫斑点（ELISPOT）试验是一种非常灵敏的免疫检测方法，常用于评估抗原特异 T 细胞的功效，可以在单细胞水平检测细胞因子的分泌。灵敏度可以达到 1：100 000。该试验是一种细胞因子检测方法。

以通用 ELISPOT 检测试剂盒为例进行介绍。

（1）材料

1）ELISPOT 试剂盒。

2）RPMI-1640 细胞培养液，洗涤液［10mmol/L Tris-HCl（pH 7.5），80% 乙醇］。

3）自动读板仪。

（2）方法及结果

1）预包被 ELISPOT 板激活：每孔加入无菌 RPMI-1640 细胞培养液 200μl，10 分钟后去除。

2）在无菌条件下，按实验设计分别加入待测细胞悬液，推荐每个孔加 100μl，并加入相应细胞刺激物。

3）把板置于 CO_2 浓度为 5% 的培养箱，37℃培养 12 ～ 48 小时。

4）培养后倒空板上液体，每个孔加 200μl 预冷去离子水，放置冰上 10 分钟。

5）去除液体，用洗涤液洗涤 5 次。

6）加入相应的生物素标记的检测抗体，37℃孵育 1 小时。

7）去除液体，用洗涤液洗涤 5 次。

8）加入相应酶亲和素液，37℃孵育 1 小时。

9）去除液体，用洗涤液洗涤 5 次。

10）加入相应显色剂，建议将板放在黑暗中反应，观察至斑点显示。

11）显色终止后用自动读板仪记录斑点，进行分析。

4. 溶血空斑形成试验 本试验以直接琼脂固相法为例介绍。

（1）材料

1）纯系小鼠，体重 18 ～ 22g，雌雄均可。

2）补体（豚鼠新鲜血清）。

3）SRBC 悬液（用 pH7.2 的 Hanks 液配制成 $2×10^9$/ml）。

4）1.4% 和 0.7% 琼脂（用 pH7.4 PBS 配制）。

5）pH7.2 的 Hanks 液、小牛血清（56℃ 30 分钟灭活）。

6）器材：37℃温箱、显微镜、离心机、刻度离心管、吸管、试管、平皿、锥形瓶、注射器等。

（2）方法

1）免疫小鼠：取 SRBC 悬液 0.2ml 经小鼠尾静脉注入，或腹腔注射 SRBC 悬液 0.5ml。

2）制备小鼠脾细胞悬液：4 天后，制备小鼠脾细胞悬液（方法如前所述），调整细胞数为 $1×10^7$/ml。锥虫蓝染色，确定细胞活率应大于 90%。置 4℃冰箱备用。

3）制备底层琼脂糖凝胶：用 Hanks 液配制 14g/ml 琼脂糖，加热熔化后取 3.5ml 倾注于直径 7.5cm 的平皿内，使其均匀平铺，待凝固后 4℃冰箱备用。

4）制备表层琼脂糖凝胶：实验组取 0.1ml 免疫小鼠脾细胞悬液（$1×10^7$/ml），对照组取等量的正常小鼠脾细胞悬液，分别与 0.1mlSRBC 悬液同时迅速加入保温于 47 ～ 49℃水浴中的 3.5ml 浓度为 0.7% 的琼脂糖管中，摇匀后立即将混合物倾入铺有底层琼脂糖凝胶的平皿内，轻摇使其铺开，待琼脂凝固后，37℃孵育 1 小时。

5）加入补体：取出上述平皿，每皿加 1：10 稀释的豚鼠新鲜血清 2ml 均匀覆盖表面，置于室温 1 小时后放入 4℃冰箱过夜。次日倾去表层液体，计数空斑。如需保存，则加入生理盐水或 PBS 配制的 0.25% 戊二醛 6ml 加以固定。

（3）结果判断

1）空斑大小均匀，边缘整齐，肉眼勉强可见。低倍镜下示空斑的中央有淋巴细胞，周围为透明区。

2）空斑计数：一般 3～5 个平皿上空斑的均数可为该组的空斑数，然后可推算出每百万细胞产生的空斑数。

（4）注意事项

1）为了保存脾细胞活力，所用 Hanks 液最好是临用时从 4℃冰箱中取出。

2）0.7% 琼脂糖应置 47～49℃水浴保持其熔化状态。温度过高会导致所加入的脾细胞死亡和 SRBC 溶血；温度过低则琼脂发生凝固，影响表层琼脂糖凝胶的制备。

3）倾注表层琼脂糖时，要充分混匀细胞并避免产生气泡。应在水平台上倾注琼脂以保证凝胶均匀光滑。加入补体应均匀覆盖于表层琼脂糖凝胶上。

四、补体参与的反应

（一）补体经典途径激活试验——溶血反应

1. 材料

（1）2% 绵羊红细胞（SRBC）。

（2）溶血素（即绵羊红细胞抗体），补体（新鲜豚鼠血清），生理盐水。

（3）小试管、移液枪、37℃水浴箱等。

2. 方法

（1）取小试管 4 支，按表 2-10-2 分别加入各种试验材料。

表 2-10-2　溶血反应试验加样表

管号	2%SRBC（ml）	溶血素（ml）	补体（ml）	生理盐水（ml）
1	0.25	0.25	0.25	0.25
2	0.25	0.25	—	0.50
3	0.25	—	0.25	0.50
4	0.25	—	—	0.75

（2）将上述各支试管充分摇匀后，放 37℃水浴箱内 15～30 分钟后，观察溶血现象。

3. 结果　如图 2-10-15 所示 1 号 SRBC 溶解，液体变成红色透明，标记为溶血反应"+"，2～4 号 SRBC 不溶解，液体仍均匀浑浊或有少量 SRBC 沉于管底，标记为溶血反应"−"。

（二）补体依赖的细胞毒试验

以 HLA-A，B，C 抗原型微量淋巴细胞毒试验为例讲解。

1. 材料

（1）抗 HLA 血清（马抗人类白细胞抗原血清）及人 AB 血清（健康男性无输血史，血清经 56℃，30 分钟灭活）。

（2）淋巴细胞悬液：取受检者肝素抗凝血 2ml，用前述方法分离外周血淋巴细胞。调淋巴细胞浓度至 2×10^6/ml。

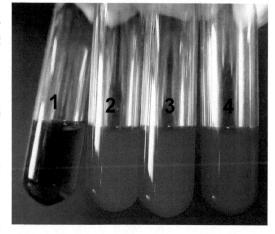

图 2-10-15　补体溶血反应结果

（3）补体：取正常家兔心脏血，分装后–20℃贮存（可用 2 个月左右）。注意：补体必须保证无淋巴细胞抗血清，对人淋巴细胞无细胞毒反应并有足够活性。

（4）20g/L 的锥虫蓝溶液：先用蒸馏水将锥虫蓝配成 40g/L 的溶液，贮存于 37℃温箱中，使用前加等量的 18g/L 氯化钠溶液，离心后使用。

（5）塑料试验盒与微量试验玻璃板：微量试验玻璃板可用普通载玻片制成。用无毒玻璃色素在其上印刷 52 孔为测定孔，另设阳性对照孔和阴性对照孔。

2. 方法

（1）在试验盒内加约 20ml 医用石蜡，然后将微量试验板沉于盒底，并完全浸于石蜡内。

（2）用微量注射器分别吸取抗 HLA-A，B，C 抗血清，通过石蜡层按事先编号于每孔加入 1μl 于孔中央处（勿使血清漂浮在石蜡油中）；阴性对照可加入 AB 血清，阳性对照可加抗淋巴细胞球蛋白。

（3）用同样方法于每孔中再加入淋巴细胞悬液 1μl，轻轻摇匀。20 ～ 25℃放置 30 分钟。

（4）每孔再加入补体 5μl，轻轻摇匀，20 ～ 25℃放置 1 小时。

（5）每孔加入 20g/L 的锥虫蓝溶液 3μl，轻轻摇匀，20 ～ 25℃放置 20 分钟。

（6）用注射器沿孔边轻轻吸除每孔内的染料上清液，显微镜观察并计算每孔中死亡细胞的百分数。

3. 结果　阴性结果（活细胞）细胞形态完整，不着色，发亮有折光；阳性结果（死亡细胞）细胞着色。

记分标准（上海市医学化验所试验室标准）见表 2-10-3。

表 2-10-3　微量淋巴细胞毒试验评分标准

死亡细胞百分率	结果	记分
0% ～ 10%	阴性	1 分
10% ～ 20%	微弱阳性	2 分
20% ～ 40%	弱阳性	4 分
40% ～ 80%	阳性	6 分
80% ～ 100%	强阳性	8 分

阴性对照死亡细胞百分率一般小于 10%，阳性对照死亡细胞百分率一般大于 80%。如不符合标准则需寻找原因，重新试验。

（袁竹青）

实验十一　病原生物的分子生物学检查

临床常见的标本有脓汁或者渗出液、咽拭子、尿液、血液及骨髓、痰及支气管分泌物、脑脊液、胆汁、培养细胞及组织等，在众多纷繁复杂的标本中提取病原微生物和寄生虫的 DNA 和/或 RNA，主要不同的是样品的采集和处理（见第三篇综合性实验部分）以及细胞的裂解和破碎方式不同，而后期的提取、纯化和扩增及鉴定方式大同小异。下面就以细菌为例来介绍核酸的提取以及常用的细菌种属鉴定法——核酸的 PCR 扩增法。

一、常用的细菌 DNA 提取和纯化方法

（一）快速提取 DNA 法

1. 碱裂解法　将 10mol/L NaOH 稀释成 100mmol/L，加入 SDS 使 NaOH 含 2%SDS。然后挑取细菌菌落于此溶液中，10 分钟后即可检测核酸。

2. 加热煮沸法　将大肠埃希菌、金黄色葡萄球菌、铜绿假单胞菌标准菌株分别在血平板上培养 18 小时，挑取单个菌落用生理盐水配制成不同浓度的菌液，各取 0.5ml 置无菌微型离心管中，100℃煮沸，10 分钟（金黄色葡萄球菌需要煮沸更长的时间），4℃高速低温（12 000r/min）离心 10 分钟，取上清液进行电泳检测，同时取 2μl 作为模板进行 PCR 检测。

3. 溶菌酶法　取 0.5ml 溶菌液（溶菌酶 10g/L）置无菌微型离心管中，37℃过夜，高速低温离心 10 分钟，取上清液进行电泳检测，同时取 2μl 作为模板进行 PCR 检测。

（二）CTAB/NaCl 法小量制备基因组 DNA

1. 材料

（1）TE 缓冲液（pH 为 7.4、7.5 或 8.0）：0.1g/ml 十二烷基硫酸钠（SDS）；20mg/ml 蛋白酶 K；5mol/LNaCl。

（2）CTAB/NaCl 溶液：10% 溴化十六烷基三甲胺（CTAB），0.7mol/L NaCl。80ml 水中溶解 4.1g NaCl，缓慢加入 CTAB，同时加热搅拌，定容至 100ml。

（3）三氯甲烷：异戊醇（24：1），酚：三氯甲烷：异戊醇（25：24：1），异丙醇；70% 乙醇；贝克曼（Beckman）JA-20 离心机及 VTi80 转子或相当转子，分光光度计和巴斯德管。

2. 方法

（1）细菌接种于 5ml 液体培养基中，37℃摇床（300r/min）培养 8 小时以上。取 1.5～4.5ml 培养物于 1.5ml 微型离心管中，室温 12 000r/min 离心 1 分钟，弃上清液，收集细菌。

（2）加入 567μl TE 悬浮沉淀，用吸管反复吹打使之重悬。

（3）加 30μl 10% SDS，3μl 20mg/ml（或 1mg 干粉）的蛋白酶 K，混匀，37℃保温 1 小时。

（4）加 100μl 5mol/L NaCl，混匀。加 80μl CTAB/NaCl 溶液，混匀，65℃保温 10 分钟。

（5）用等体积酚：三氯甲烷：异戊醇（25：24：1）抽提，12 000r/min 离心 10 分钟，将上清液移至干净离心管。

（6）用等体积三氯甲烷：异戊醇（24：1）抽提，12 000r/min 离心 10 分钟，取上清液移至干净管中。

（7）加 1 倍体积异丙醇，颠倒混合，室温下静止 10 分钟，沉淀 DNA。

（8）用玻璃棒捞出 DNA 沉淀，70% 乙醇漂洗后，吸干，溶解于 30μl TE 缓冲液，−20℃保存。

（三）CsCl 法大规模制备细菌基因组 DNA

1. 材料　氯化铯（CsCl）；10mg/ml 溴化乙锭；CsCl 饱和的异丙醇或饱和的丁醇；其他材料同

"快速提取 DNA 法"。

2. 方法

（1）培养 100ml 细菌培养物至饱和状态，用贝克曼 JA-20 转子 4000×g 离心 10 分钟。用 9.5ml 的 TE 缓冲液重悬沉淀，加 0.5ml 10% SDS，50μl 20mg/ml（或 1mg 干粉）蛋白酶 K，混匀，37℃ 保温 1 小时。

（2）加入 1.8ml 5mol/L NaCl，充分混匀，再加入 1.5ml CTAB/NaCl 溶液，混匀，65℃ 保温 20 分钟。

（3）用等体积三氯甲烷：异戊醇（24：1）抽提，混匀，室温下 6000×g 离心 10 分钟，用宽口管将上清液转入一个新管中。

（4）加入 0.6 倍体积的异戊醇，轻轻混匀至 DNA 沉淀下来，用一个封口的巴斯德吸管将沉淀转移到 1ml 70% 乙醇中洗涤。

（5）10 000×g 离心 5 分钟，弃上清液，用 4ml TE 缓冲液重悬沉淀。

（6）用分光光度计检测 DNA 的浓度，将其调到 50 ～ 100μg/ml。

（7）用 4ml 缓冲液加入 4.3g CsCl，并使之溶解。再加入 200μl 的 10mg/ml 的溴化乙锭。转移至 4ml 快封口离心管中，调节体积，用 TE 缓冲液配制的 CsCl（1.05g/ml）平衡离心管，封住管口，用贝克曼 VTi80 转子于 15℃，420 000×g 离心 4 小时，或 250 000×g 过夜。

（8）在长波紫外线下观察梯带，用 15 号针头和 3ml 塑料注射器移出条带。

（9）用 CsCl 饱和的异丙醇或饱和的丁醇离心抽提，以除去溴化乙锭。

（10）在 2L TE 缓冲液中透析过夜以除去 CsCl，如果必要，沉淀 DNA 并重新溶解至所需的浓度。

二、TRIzol 法提取和纯化细菌的 RNA

TRIzol 试剂适用于从各种细胞和组织中快速分离 RNA。TRIzol 试剂有多组分分离作用，与硫氰酸胍/酚法、盐酸胍法、酚/SDS 法、硫氰酸胍法等方法相比，最大特点是可同时分离一个样品的 RNA/DNA/蛋白质。TRIzol 使样品匀浆化，细胞裂解，溶解细胞内含物，同时因含有 RNase 抑制剂可保持 RNA 的完整性。在加入三氯甲烷离心后，溶液分为水相和有机相，RNA 在水相中。取出水相用异丙醇沉淀可回收 RNA。

（一）材料

TRIzol 试剂；三氯甲烷；异丙醇；75% 乙醇；无 RNase 的水或 0.5% SDS［溶液均需用 0.01%（*V*/*V*）DEPC 处理过的水配制］。

（二）方法

1. 挑取细菌单菌落接种到液体培养基，培养至稳定期，离心收集菌体，加入 1ml TRIzol（以 2ml 菌液为例），反复吸打。

2. 将处理好的样品在室温（15 ～ 30℃）放置 5 分钟，使核酸蛋白复合物完全分离。

3. 每使用 1ml TRIzol 加入 0.2ml 三氯甲烷，剧烈振荡 15 秒，室温放置 3 分钟。

4. 2 ～ 8℃ 10 000×g 离心 15 分钟。样品分为三层：底层为黄色有机相，上层为无色水相和一个中间层。RNA 主要在水相中，水相体积约为所用 TRIzol 试剂的 60%。

5. 把水相转移到新管中。用异丙醇沉淀水相中的 RNA。每使用 1ml TRIzol 加入 0.5ml 异丙醇，室温放置 10 分钟。

6. 2 ～ 8℃ 10 000×g 离心 10 分钟，离心前看不出 RNA 沉淀，离心后在管侧和管底出现胶状沉淀。移去上清液。

7. 用 75% 乙醇洗涤 RNA 沉淀。每使用 1ml TRIzol 至少加 1ml 75% 乙醇。2 ～ 8℃ 不超过 7500×g 离心 5 分钟，弃上清液。

8. 室温放置干燥或真空抽干 RNA 沉淀，晾 5 ~ 10 分钟即可。不要真空离心干燥，过于干燥会导致 RNA 的溶解性大大降低。加入 25 ~ 200μl 无 RNase 的水或 0.5%SDS，用枪头吸打几次，55 ~ 60℃放置 10 分钟使 RNA 溶解。如 RNA 用于酶切反应，勿使用 SDS 溶液。RNA 也可用 100% 的去离子甲酰胺溶解，–70℃保存。

三、质粒 DNA 的提取与纯化

质粒是染色体外能够进行自主复制的遗传单位，包括真核生物的细胞器和细菌细胞中染色体以外的脱氧核糖核酸（DNA）分子。质粒编码非细菌生命所必需的某些生物学性状，如性菌毛（如 F 因子等）、细菌素（大肠埃希菌素等）、毒素（如肠产毒素型大肠埃希菌的不耐热肠毒素 LT 和耐热肠毒素 ST 等）、侵袭力（志贺菌质粒等）和耐药性（如 R 质粒等）等。质粒具有可自主复制、传给子代、丢失及在细菌之间转移等特性，与细菌的遗传变异有关。因此有必要对质粒进行提取和纯化及分析，为研究病原生物奠定基础。质粒提取和纯化方法多样，市面也有很多品牌的试剂盒可以购买，在此介绍小量提取质粒的 SDS 碱裂解法。

（一）材料

1. 碱裂解液 I　50mmol/L 葡萄糖，25mmol/L Tris-HCl，10mmol/L EDTA，pH 8.0 溶液一次可配制 100ml，高压蒸汽灭菌 15 分钟，保存于 4℃。

2. 碱裂解液 II　0.2mol/L NaOH（从 10mol/L 贮存液中现用现稀释），10g/L SDS（溶液要现用现配，室温下使用）。

3. 碱裂解液 III　60ml 5mol/L 乙酸钾，11.5ml 冰醋酸，28.5ml H_2O 所配成的溶液中钾的浓度为 3mol/L，乙酸根的浓度为 5mol/L。保存于 4℃。用时置于冰浴中。

4. 乙醇。

5. TE 缓冲液含 20μg/ml RNase A。

6. 培养基　含用于筛选质粒抗生素的卢里亚–贝尔塔尼（LB）培养基。

（二）方法

1. 细胞的制备　挑取细菌单菌落，接种到 2ml 含有适当抗生素的 LB 培养基中，于 37℃剧烈振荡下培养过夜。并将 1.5ml 的培养物倒入微量离心管，用微量离心机以最大转速离心 30 秒，弃上清液。将剩余的培养物贮存于 4℃。

2. 细胞的裂解　将细菌沉淀重悬于 100μl 冰浴的碱裂解液 I 中，剧烈振荡，彻底重悬。为确保细菌沉淀在碱裂解液 I 中完全分散，将两个微量离心管的管底互相接触同时涡旋振荡，可以提高细菌沉淀重悬的速度和效率。加 200μl 新鲜配制的碱裂解液 II 于每管细菌悬液中，盖紧管口，快速颠倒 5 次，以混合内容物，动作要轻柔切勿振荡。将离心管放置于冰上，加 150μl 用冰预冷的碱裂解液 III，盖紧管口，反复颠倒数次，使溶液 III 在黏稠的细菌裂解物中分散均匀，之后将管置于冰上 3 ~ 5 分钟。离心 5 分钟，将上清液转移到另一离心管中。加等体积的酚：三氯甲烷（1：1），振荡混合有机相和水相，然后离心 2 分钟。将上清液转移到另一离心管中。

3. 质粒 DNA 的回收　用 2 倍体积的乙醇于室温沉淀核酸，振荡混合，于室温放置 2 分钟，离心 5 分钟，弃上清液，加 1ml 70% 乙醇清洗沉淀，离心 2 分钟，回收 DNA，除去管壁上的乙醇液滴，将开口的试管置于室温使乙醇挥发，直至试管内没有可见的液体存在（5 ~ 10 分钟）。如果使用真空干燥的方法，在某些情况下会使 DNA 变得难以溶解并且可能发生变性。

最后用 50μl TE 溶液重新溶解核酸，温和振荡几秒，贮存于–20℃。

四、核酸的 PCR 扩增和鉴定

核酸提取和纯化之后要对其进行扩增和鉴定，以确定病原生物的种属以及对病原生物的基因进行研究和改造。扩增方法主要是聚合酶链反应（PCR 技术）及其衍生的方法。鉴定方法主要包括 PCR 技术、凝胶电泳法、杂交技术、生物芯片技术等。因为 PCR 技术具有特异性强、灵敏度高、简便、快速、纯度要求低、成本低和一般实验室都具有 PCR 仪等特点，所以在此主要介绍 PCR 扩增和鉴定方法。

（一）材料

1. **DNA 模板**　致病性大肠埃希菌。
2. **裂解液**　pH8.0 的 50mmol/L Tris-HCl，0.5% 吐温-20，1mg/ml 蛋白酶 K。
3. **10×PCR 缓冲液**（含 MgCl₂）。
4. **50μmol/L 寡核苷酸引物 1**　50pmol/μl，溶于无菌水（储于–20℃）。
5. **50μmol/L 寡核苷酸引物 2**　50pmol/μl，溶于无菌水（储于–20℃）。
6. 25mmol/L 4×dNTP 混合液。
7. 5U/μl *Taq* DNA 聚合酶（天然或重组）。
8. 0.5ml 薄壁 PCR 管。
9. 自动化热循环反应仪（PCR 仪）。

（二）方法

1. 将适量的菌体重悬于 0.4ml 裂解液中裂解，经过 55℃ 孵育 3 小时，95℃ 加热 10 分钟，立即在冰水中冷却，离心去除细胞碎片，上清液用于制备 PCR 反应模板。

2. 一个典型的 PCR 反应可按以下步骤进行。

（1）将下列成分依序加入 0.5ml 灭菌 PCR 反应管中并混匀：10×PCR 缓冲液 10μl，4 种 dNTP 混合物各 200μmol，引物各 10～100pmol，模板 DNA 0.1～2μg，*Taq* DNA 聚合酶 2.5U，加双或三蒸水至 100μl。

（2）按所设定的反应条件进行循环反应（在 PCR 仪上进行）；

30 个循环：变性 94℃ 30 秒；退火 55℃ 30 秒（GC 含量 ≤ 50% 时）或者 60℃ 30 秒（GC 含量 > 50% 时）；延伸 72℃，延伸时间根据 DNA 长度不同而不同（一般 1kb，0.5～1 分钟）。

（3）反应终止后，取样品进行凝胶电泳鉴定是否得到特异的扩增产物。

（三）结果

电泳结果可显示是否有目的条带，如果使用的是种或者属的特异性引物进行扩增，出现目的条带即可初步鉴定出样本中存在何种病原生物，达到快速诊断的目的。如果使用的引物是属泛特异性引物，可通过对扩增产物进行进一步测序鉴定其核苷酸序列，通过序列分析，可能发现新的细菌种或者株。

（李美丽）

第三篇 病原生物学综合性实验

实验一 化脓性感染标本的病原学检查

化脓性感染是临床常见疾病，既有局部组织器官的感染，如皮肤、黏膜、皮下软组织、咽喉部感染及泌尿生殖道感染等，也有内脏器官脓肿，如肝脓肿、肾脓肿等，严重时还会有全身性感染，如败血症、脓毒血症等。可根据临床表现收集相应的脓汁或渗出液标本，通过下述病原体学检查手段来确定感染的病原体，以协助诊断和治疗。

一、化脓性感染常见病原体

引起化脓性感染的病原体种类繁多，常见为化脓性细菌，且以化脓性球菌最为多见，表 3-1-1 列出常见病原菌。

表 3-1-1　脓汁或渗出液标本常见病原菌

细菌种类	革兰氏阳性	革兰氏阴性
球菌	金黄色葡萄球菌、凝固酶阴性葡萄球菌、化脓性链球菌、肺炎链球菌、肠球菌、消化链球菌、四联球菌	肺炎克雷伯菌、脑膜炎球菌、淋病奈瑟球菌、卡他布兰汉菌
杆菌	结核分枝杆菌、非结核分枝杆菌、破伤风梭菌、产气荚膜梭菌、炭疽杆菌	大肠埃希菌、铜绿假单胞菌、流感嗜血杆菌、拟杆菌、具核梭形杆菌、变形杆菌

二、标本采集

标本的采集要根据感染灶的具体情况采取不同的方法，具体有以下几种方法。

1. 彻底清洗伤口　首先用灭菌生理盐水彻底清洗伤口上的脓液及病灶的杂菌，再采集标本，以免影响检验结果。

2. 注射器抽吸法　脓性标本用注射器抽吸采集，再移入无菌容器内，尽快送检。

3. 拭子采集法　用拭子在伤口深部采集渗出物。对于皮肤或下表皮的散播性感染，应收集病灶边缘而非中央处的感染组织送检。

4. 切开排脓法　先用 75% 乙醇擦拭病灶部位，待干燥后用一无菌刀片切开排脓，以无菌棉拭子采取，也可以将沾有脓汁的最内层敷料放入无菌平皿中送检。标本如不能及时送检，应将标本放在冰箱中冷藏，做厌氧菌培养的标本应放于室温。

5. 厌氧菌感染标本的采集　厌氧菌感染的脓液常有腐臭味，应予以特别注意。采集和运送标本是否合格，对厌氧培养是否成功至关重要，特别要注意避免正常菌群污染，由采集至接种前尽量避免接触空气。最好以针筒直接由病灶处抽取标本，采集完毕应做床边接种或置于厌氧运送培养基内送检。

三、检验流程

1. 鉴定程序（图 3-1-1）。

2. 标本直接检查

（1）直接显微镜检查：取创伤分泌物和脓液直接涂片，均匀涂成薄膜，自然干燥、经火焰固定后，革兰氏染色，油镜下观察，根据细菌形态大小、染色特点及排列特点，可初步报告。

（2）抗原检测：常用免疫荧光法、酶联免疫吸附试验等检测细菌特异性抗原，金黄色葡萄球菌或链球菌等细菌产生的毒素可用 ELISA 方法检测。

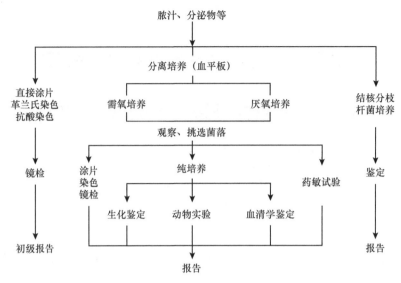

图 3-1-1　化脓性标本鉴定程序

（3）核酸检测：可用 PCR 方法对细菌 DNA 进行核酸检测，具有快速、敏感和特异性高的特点，适宜进行快速诊断。

3. 分离培养与鉴定

（1）普通细菌培养：取脓液标本接种于普通琼脂培养板、血琼脂平板，37℃培养 18 ～ 24 小时后，观察菌落特征、色素、溶血现象，可初步判断细菌的种类。

（2）厌氧菌的培养：取标本接种于厌氧血琼脂平板或厌氧选择培养基上，置厌氧环境中培养。

（3）结核分枝杆菌培养：将脓液标本直接接种于罗氏培养基中进行培养。

4. 生化反应鉴定　根据细菌涂片的革兰氏染色特征和分离培养的菌落特性，进一步做生化反应以进行细菌种属的鉴定。

5. 血清学鉴定　部分患者需进行血清抗体检测以协助诊断，常用 ELISA、间接免疫荧光技术、放射免疫测定、血凝抑制试验、中和试验等方法测定血清中特异性抗体，常在病程早期和晚期分别测定，抗体效价升高 4 倍及以上具有诊断意义。

6. 药敏试验　某些细菌，如金黄色葡萄球菌等，易于产生耐药性。临床分离的菌株，需进行药敏试验，可用纸片弥散法或试管稀释法进行药物敏感性的测定。

四、案　　例

1. 案例介绍　患儿，女，10 岁，咽喉疼痛、咳嗽 1 周，发热 2 天。查体：体温 39℃，心率 90 次/分，呼吸 22 次/分，血压 90/60mmHg。精神略差，面色潮红。心肺检查无异常。扁桃体红肿，有脓液渗出。血常规检查：WBC 21×10^9/L，中性粒细胞 > 90%。X 线检查肺部未见异常。既往史：有反复扁桃体发炎病史。

2. 检查

（1）直接镜检：用无菌棉签取咽喉部脓性分泌物，涂片，进行革兰氏染色，直接镜检，如发现大量革兰氏阳性球菌，呈葡萄串状排列（图 3-1-2），可初步考虑葡萄球菌感染；如发现大量革兰氏阳性球菌，呈链状排列，可初步考虑链球菌感染（图 3-1-3）。如发现大量革兰氏阳性球菌，呈成对排列（图 3-1-4），荚膜染色见成对排列有荚膜的细菌，可初步考虑肺炎链球菌感染（图 3-1-5）。

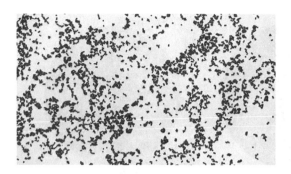

图 3-1-2 葡萄球菌革兰氏染色

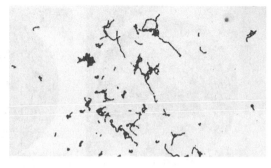

图 3-1-3 链球菌革兰氏染色

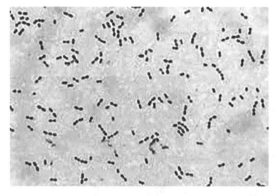

图 3-1-4 肺炎链球菌革兰氏染色

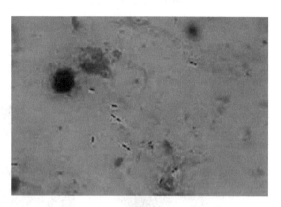

图 3-1-5 肺炎链球菌荚膜染色

（2）分离培养：初步鉴定为葡萄球菌或链球菌感染后，需进一步分离培养，接种至普通琼脂培养板或血琼脂平板，观察菌落特征、色素、溶血现象等，以进一步鉴定细菌种属。

若考虑为葡萄球感染，需要鉴定是否为致病性葡萄球菌的感染。首先需进行分离培养，通过三种葡萄球菌在血平板上的典型表现进行鉴别。三种葡萄球菌在血平板上的菌落、色素培养结果分别为：金黄色葡萄球菌为金黄色色素（图 3-1-6），腐生葡萄球菌为柠檬色色素（图 3-1-7），表皮葡萄球菌为白色色素（图 3-1-8）；三类葡萄球菌的溶血现象分别为：金黄色葡萄球菌可见完全溶血环（图 3-1-9），腐生葡萄球菌及表皮葡萄球菌均无溶血环出现（图 3-1-10、图 3-1-11）。

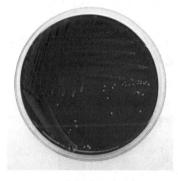

图 3-1-6 金黄色葡萄球菌的培养

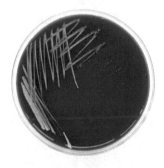

图 3-1-7 腐生葡萄球菌的培养

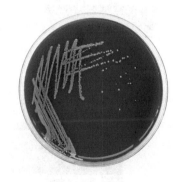

图 3-1-8 表皮葡萄球菌的培养

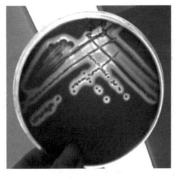 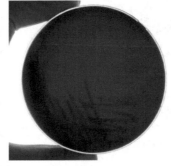 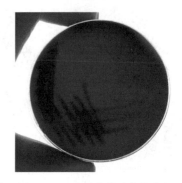

图 3-1-9　金黄色葡萄球菌的溶血现象　图 3-1-10　腐生葡萄球菌的溶血现象　图 3-1-11　表皮葡萄球菌的溶血现象

若考虑链球菌感染，需要通过接种到血平板上根据溶血现象来鉴定是哪一类链球菌的感染。三类链球菌的溶血现象分别为：甲型溶血性链球菌可见草绿色不完全溶血环（图 3-1-12），乙型溶血性链球菌可见完全溶血环（图 3-1-13），丙型链球菌不产生溶血环（图 3-1-14）。

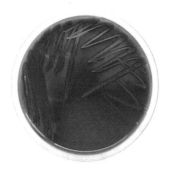 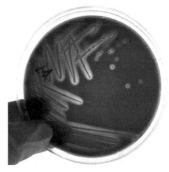 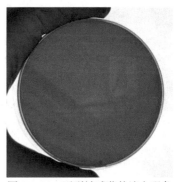

图 3-1-12　甲型溶血性链球菌的　　　图 3-1-13　乙型溶血性链球菌的　　　图 3-1-14　丙型链球菌的溶血现象
　　　　　　溶血现象　　　　　　　　　　　　　溶血现象

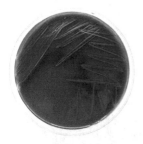

此外，由于肺炎链球菌与甲型溶血性链球菌在血平板上均可见草绿色不完全溶血环（图 3-1-15），需要通过生化反应进一步鉴别。

（3）生化鉴定：若考虑葡萄球菌感染，需要通过生化反应（如血浆凝固酶试验、甘露醇发酵试验等）把致病性葡萄球菌和非致病性葡萄球菌鉴别出来。

金黄色葡萄球菌和乙型溶血性链球菌在血平板上均可见完全溶血环，可通过过氧化氢酶试验把两者区别出来（图 3-1-16）。

图 3-1-15　肺炎链球菌的溶血现象

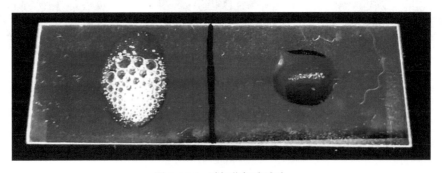

图 3-1-16　过氧化氢酶试验

肺炎链球菌与甲型溶血性链球菌在血平板上均可见草绿色不完全溶血环，可通过生化反应[如胆汁溶菌试验（图 3-1-17）、菊糖发酵试验（图 3-1-18）]把两者区别。

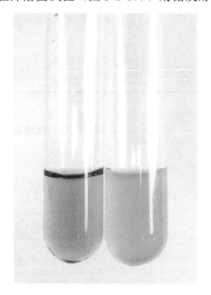
图 3-1-17　胆汁溶菌试验

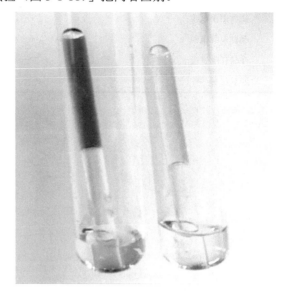
图 3-1-18　菊糖发酵试验

（4）血清学鉴定：若考虑链球菌感染，需进行抗 O 试验。因为链球菌感染者于感染后 2～3周至病愈后数月至一年内可检出抗链球菌溶血素 O（ASO）抗体。风湿热患者血清中 ASO 显著增高，活动性病例升高更显著。测定 ASO 抗体效价，可作为链球菌新近感染诊断指标之一；或作为风湿热及其活动性的辅助诊断。该病例中患儿有反复咽喉肿痛病史，若考虑链球菌感染，需进行抗 O 试验以排除风湿热。

（5）药敏试验：金黄色葡萄球菌易产生耐药性变异，若考虑金黄色葡萄球菌感染，需要进一步做药敏试验找出敏感抗生素（见第二篇实验四"三、药敏试验"）。

3. 鉴别诊断　本病例中，要明确咽喉部的化脓性球菌的类型。需要进行以下鉴别：致病性葡萄球菌的鉴别（表 3-1-2）；溶血性链球菌的鉴别；金黄色葡萄球菌与乙型溶血性链球菌的鉴别；甲型溶血性链球菌与肺炎链球菌的鉴别（表 3-1-3）。

表 3-1-2　致病性葡萄球菌的鉴别

主要性状	金黄色葡萄球菌	表皮葡萄球菌	腐生葡萄球菌
菌落色素	金黄色	白色	白色或柠檬色
血浆凝固酶	+	−	−
α 溶血素	+	−	−
金黄色葡萄球菌 A 蛋白（SPA）	+	−	−
甘露醇发酵	+	−	−
致病性	强	弱	无

表 3-1-3　肺炎链球菌和甲型溶血性链球菌的鉴别

鉴别项目	肺炎链球菌	甲型溶血性链球菌
菌落形态	扁平或呈脐状	隆起
荚膜	+	−

鉴别项目	肺炎链球菌	甲型溶血性链球菌
胆汁溶菌试验	+	−
菊糖发酵试验	+	−
奥普托欣试验	> 20mm	< 12mm
小鼠接种	死亡	存活

（张雪雁）

实验二　消化系统病原体的鉴定

消化系统感染常见的病原体见表 3-2-1。

表 3-2-1　消化系统中常见的病原体

种类	病原体
细菌	大肠埃希菌、金黄色葡萄球菌、志贺菌、沙门菌、霍乱弧菌、艰难梭菌、产气荚膜梭菌、弯曲菌、副溶血弧菌、小肠结肠炎耶尔森菌、结核分枝杆菌等
病毒	轮状病毒、埃可病毒、诺如病毒、甲型肝炎病毒、戊型肝炎病毒、腺病毒等
寄生虫	十二指肠钩口线虫、美洲板口线虫、似蚓蛔线虫、牛带绦虫、猪带绦虫、布氏姜片吸虫、隐孢子虫、蠕形住肠线虫、毛首鞭形线虫、蓝氏贾第鞭毛虫、溶组织内阿米巴、华支睾吸虫、日本血吸虫、卫氏并殖吸虫等

不同病原体标本的采集和送检各有其相应的步骤，基本注意事项如下。

（一）采集方法

用药前自然排便，采集脓血、黏液部分 2 ～ 3g，外观无异常的粪便应从粪便的表面不同部位取材，液体便取絮状物 1 ～ 2ml，置无菌容器内送检。排便困难或婴幼儿患者，可用直肠拭子法采集标本。

（二）送检要求

对住院的腹泻成人患者，应采集住院 3 日内粪便标本送检，采集后应尽快送检。消化道溃疡、幽门螺杆菌标本可取胃窦和胃体等部位各一块胃黏膜活检标本，置入无菌生理盐水中立即送检；或将标本放于运送培养基，于 4℃保存 24 小时内送检。如检查肠内原虫滋养体，最好立即检查并注意保暖，可暂存于 35 ～ 37℃环境。

1. 细菌检查流程　见图 3-2-1。

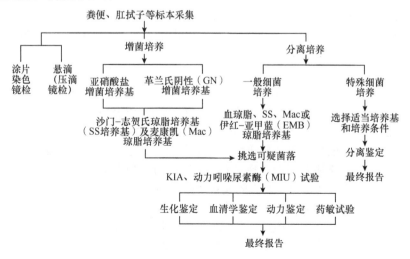

图 3-2-1　细菌检查流程

2.病毒检查流程　见图 3-2-2。

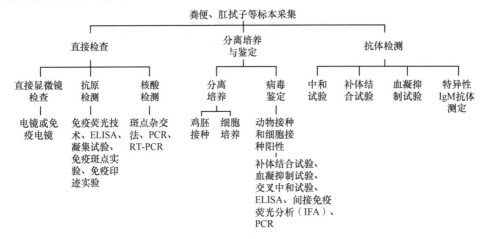

图 3-2-2　病毒检查流程

3.寄生虫检查流程　见图 3-2-3。

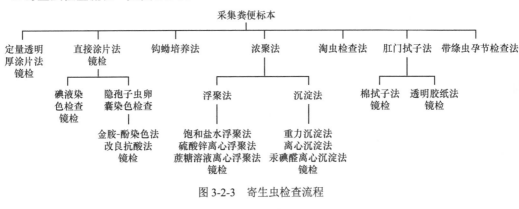

图 3-2-3　寄生虫检查流程

四、案　　例

（一）细菌感染案例

1.案例介绍　阿红近 3 日出现腹泻、呕吐、腹痛、头痛、寒战、高热症状，急诊入院。病史询问得知患者 9 天前从东南亚旅游归来，其间多次进食街头小吃。

2.结合案例　思考可行的病原学检测方案，并根据检测结果做出病原学诊断。

3.参考资料　常见的肠道致病菌的鉴别。

（1）染色镜检：肠道内有多种、大量正常菌群，仅从形态上难以区分，因此，一般情况下涂片镜检可省略。对一些特殊病原菌（如霍乱弧菌、葡萄球菌、结核分枝杆菌、艰难梭菌、副溶血弧菌、真菌等）感染时涂片镜检才有一定参考价值。疑似幽门螺杆菌感染者可取胃黏膜标本做革兰氏染色后油镜下检查，或组织切片银染显微镜下观察细菌形态。

（2）培养特性：一般细菌可在普通培养基或血平板上分离培养，适当增菌后进行生化鉴定。根据疑似致病菌的特点选用合适的选择培养基：①沙门菌和志贺菌：在 SS 培养基上伤寒沙门菌和痢疾志贺菌为无色半透明菌落，而大肠埃希菌菌落为红色菌落。②致病性大肠埃希菌：增菌后接种于 Mac 琼脂培养基或 EMB 琼脂培养基、中国蓝及血琼脂平板，35℃培养 18 ～ 24 小时后挑取可疑菌落 5 个接种于 KIA 和 MIU 上，35℃过夜培养后，利用生化及血清学方法对肠产毒性大肠埃希菌（ETEC）、肠侵袭性大肠埃希菌（EIEC）、肠致病性大肠埃希菌（EPEC）、肠出血性大肠埃希菌（EHEC）、肠聚集性大肠埃希菌（EAEC）五型进行分型鉴定。③霍乱弧菌、副溶血弧菌、小肠结肠炎耶尔森菌、弯曲菌、艰难梭菌、结核分枝杆菌、白念珠菌等均可选用选择培养基。④幽门螺杆菌标本接种于选择培养基和非选择培养基中，特殊环境下培养。

（3）生化反应

1）大肠埃希菌、伤寒沙门菌和痢疾志贺菌在双糖含铁培养基的生化反应特性见表3-2-2。

表 3-2-2　肠道杆菌半固体双糖含铁培养基上生长特性

种类	上层	下层
大肠埃希菌	分解乳糖	分解葡萄糖、产酸、产气；有动力、不产生 H_2S
伤寒沙门菌	不分解乳糖	分解葡萄糖、产酸、不产气；有动力、产生 H_2S 或不产生
甲型副伤寒沙门菌	不分解乳糖	分解葡萄糖、产酸、产气；有动力、不产生 H_2S
乙型副伤寒沙门菌	不分解乳糖	分解葡萄糖、产酸、产气；有动力、产生 H_2S
福氏志贺菌	不分解乳糖	分解葡萄糖、产酸、不产气；无动力、不产生 H_2S
宋氏志贺菌	迟缓分解乳糖	分解葡萄糖、产酸、不产气；无动力、不产生 H_2S

2）沙门菌通常在分解葡萄糖、麦芽糖、甘露醇及山梨醇中均产酸产气（伤寒沙门菌不产气）；不分解乳糖、蔗糖及水杨素；不产生靛基质、不液化明胶；硫化氢反应通常为阳性。

（4）血清学鉴定：血清学鉴定方法有多种，如肥达反应、玻片凝集反应、ELISA、胶乳凝集试验等，在此主要介绍肥达反应和玻片凝集反应。

1）肥达反应

实验原理：人患伤寒后，经过一定的时间，血清内出现特异性抗体，此种抗体与伤寒沙门菌结合时，能使细菌发生凝集。肥达反应即利用此原理来作为伤寒病或副伤寒病的辅助诊断。简而言之，用已知伤寒沙门菌菌体 O 抗原和鞭毛 H 抗原，检测患者血清中有无相应抗体及其效价的定量凝集试验。

结果分析：由于隐性感染或预防接种，人们血清中有一定量相关抗体。正常人伤寒沙门菌 O 抗原的凝集效价＜1∶80，H 抗原的凝集效价＜1∶160，副伤寒沙门菌 H 抗原凝集效价＜1∶80。当所检测数值分别高于正常值才有诊断意义。

2）玻片凝集反应

实验原理：玻片凝集反应是在载玻片上将细菌等颗粒性抗原与其相应的抗体混合后，在适当温度、pH、电解质等存在的情况下，如两者匹配则可发生特异性结合而形成肉眼可见的凝集块，即为阳性反应；混合后均匀浑浊，无凝集块出现者为阴性反应。本方法为定性试验，应用于已知抗体（免疫血清如伤寒沙门菌免疫血清或痢疾志贺菌免疫血清等）检测未知细菌抗原，可用于细菌鉴定和分型。

结果分析：阳性反应组证明所检测的细菌是该血清所对应的细菌。

（二）寄生虫感染案例

1. 案例介绍　黄某，男，40 岁，因"腹胀，纳差，疲乏，精神不佳 1 个月余"就诊。患者既往体健，吃生鱼较多，尤其喜欢吃鲩鱼生片。

2. 结合案例　思考可行的病原学检测方案，并根据检测结果做出病原学诊断。

3. 参考资料　常见肠道寄生虫的鉴别。

4. 粪便检查

（1）生理盐水直接涂片法（direct smear method）：用以检查蠕虫虫卵、原虫的包囊和滋养体。本方法简便，连续做 3 次涂片，可提高检出率。

1）蠕虫虫卵检查：滴 1 ～ 2 滴生理盐水于洁净的载玻片上，用牙签挑取绿豆大小的粪便块，在生理盐水中涂抹均匀；涂片的厚度以透过玻片约可辨认书上的字迹为宜。检查时应先用低倍镜找出虫卵，如有疑问，于涂片上加盖玻片，再换高倍镜观察，检查时应移动推进器，按上下左右顺序观察检查完整个涂片。需注意鉴别虫卵与粪便中异物。虫卵都具有一定形状和大小，卵壳表面光滑整齐，具固有的色泽，卵内可见卵细胞或幼虫。

本法简便易作，但检出率不如沉淀集卵法及饱和盐水浮聚法高。

2）原虫检查：滋养体检查涂片应较薄，方法同蠕虫虫卵检查。温度愈接近体温，滋养体的活动愈明显，必要时可将涂片置保温台保持温度。

（2）沉降法（sedimentation method）：原虫包囊和蠕虫虫卵的比重大，可沉积于水底，有助于提高检出率。但比重较小的钩虫虫卵和某些原虫包囊则效果较差。

1）重力沉降法：又称自然沉降法（图3-2-4）。本法主要用于蠕虫虫卵检查，蠕虫虫卵比重大于水，可沉于水底，使虫卵浓集。经水洗后，视野清晰，易于检查。取粪便 20～30g，加水制成混悬液，经金属筛（40～60 孔）或 2～3 层湿纱布过滤，再加清水冲洗残渣；过滤后的粪液在容器中静置25分钟，倒去上层液，重新加满清水，以后每隔15～20分钟换水1次（共3～4次），直至上层液清晰为止。最后倒去上层液，取沉渣做涂片镜检。如检查包囊，换水间隔时间宜延长至约 6 小时换一次。

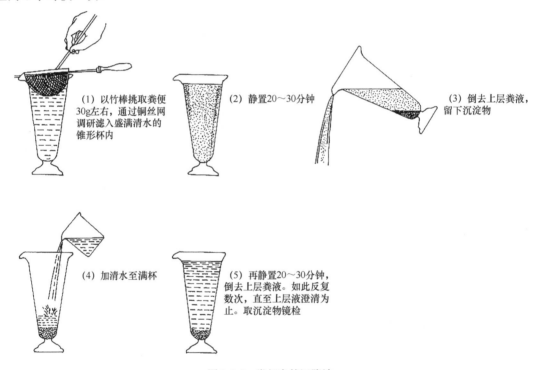

（1）以竹棒挑取粪便30g左右，通过铜丝网调研滤入盛满清水的锥形杯内

（2）静置20～30分钟

（3）倒去上层粪液，留下沉淀物

（4）加清水至满杯

（5）再静置20～30分钟，倒去上层粪液。如此反复数次，直至上层液澄清为止。取沉淀物镜检

图 3-2-4　粪便自然沉降法

2）离心沉降法（centrifuge sedimentation）：将上述滤去粗渣的粪液离心（1500～2000r/min）1～2分钟，倒去上层液，注入清水，再离心沉降，如此反复沉降3～4次，直至上层液澄清为止，最后倒去上层液，取沉渣镜检。本法省时、省力，适用于临床检验。

（3）碘液染色法：包囊碘液染色检查，以1滴碘液代替生理盐水，涂片方法同上。如碘液过多，可用吸水纸从盖片边缘吸去过多的液体。若同时需检查活滋养体，可在玻片的另一侧滴1滴生理盐水，同上法涂抹粪便标本，再加盖玻片。这样涂片染色的一半查包囊；未染色的一半查活滋养体。

碘液配方：碘化钾 4g，碘 2g，蒸馏水 100ml。

附　进行粪检时，在镜下可见粪便内有许多动植物细胞、纤维、花粉等，易与虫卵相混，初学时应特别注意（图3-2-5，图3-2-6）。

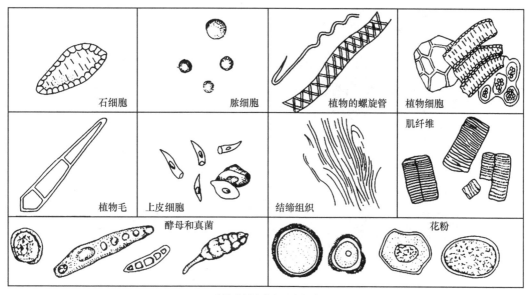

人体粪便中的杂质和细胞

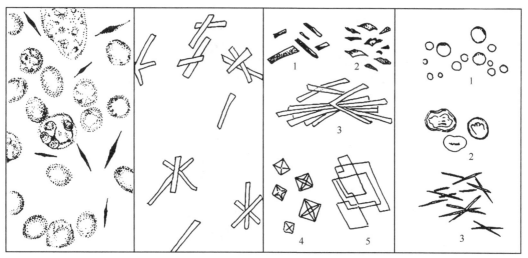

夏科-莱登结晶　　　　　棱形结晶　　　　　一般结晶　　　　　脂肪类
　　　　　　　　　　　　　　　　　　　　　　　　1. 次氧化铋结晶　　1. 中性脂肪
　　　　　　　　　　　　　　　　　　　　　　　　2. 炭粉末　　　　　2. 结合脂肪
　　　　　　　　　　　　　　　　　　　　　　　　3. 硫酸钙结晶　　　3. 脂酸
　　　　　　　　　　　　　　　　　　　　　　　　4. 草酸钙结晶
　　　　　　　　　　　　　　　　　　　　　　　　5. 胆固醇结晶

人体粪便中的结晶和脂肪形状

图 3-2-5　人体粪便常见的似寄生虫虫卵成分

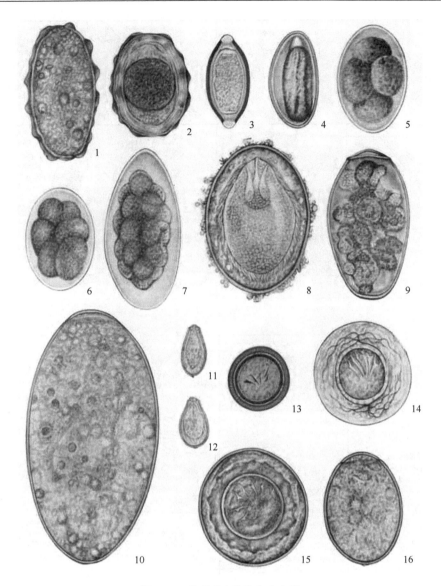

图 3-2-6 常见的人体寄生虫虫卵

1.蛔虫虫卵（未受精）；2.蛔虫虫卵（受精）；3.鞭虫虫卵；4.蛲虫虫卵；5，6.钩虫虫卵；7.东方毛圆线虫虫卵；8.血吸虫虫卵；9.肺吸虫虫卵；10.姜片虫虫卵；11.华支睾吸虫虫卵；12.横川后殖吸虫虫卵；13.猪带绦虫虫卵；14.微小膜壳绦虫虫卵；15.缩小膜壳绦虫虫卵；16.阔节裂头绦虫虫卵

（李美丽　陈新宇）

实验三　呼吸系统感染病原体的鉴定

一、呼吸道感染常见病原体

呼吸道感染常见病原体见表 3-3-1。

表 3-3-1　呼吸道感染常见病原体

种类	病原体
细菌	金黄色葡萄球菌、凝固酶阴性葡萄球菌、化脓链球菌、肺炎链球菌、肠球菌、卡他布兰汉球菌、脑膜炎球菌、结核分枝杆菌、白喉棒状杆菌、厌氧菌、麻风分枝杆菌、炭疽杆菌、肺炎克雷伯菌、大肠埃希菌、拟杆菌、流感嗜血杆菌、不动杆菌、肠杆菌、军团菌、百日咳鲍特菌、铜绿假单胞菌、梭形杆菌、肺炎衣原体、支原体等
病毒	鼻病毒、冠状病毒、副流感病毒、流感病毒、呼吸道合胞病毒、腮腺炎病毒、腺病毒等
真菌及其他	白念珠菌、曲霉菌、毛霉菌、放线菌、奋森氏螺旋体等

二、标本采集

呼吸道感染病原体采集方法有多种，其中常用方法如下。

1. 自然咳痰法

（1）采集标本前用清水漱口或用牙刷清洁口腔。尽可能在用抗菌药物之前采集标本。

（2）用力咳出呼吸道深部的痰，将痰液直接吐入无菌、清洁、干燥、不渗漏、不吸水的广口带盖的容器中，标本量应≥1ml。

（3）咳痰困难者可用雾化吸入 45℃的 100g/L NaCl 水溶液，使痰液易于排出。对难于自然咳痰患者可用无菌吸痰管抽取气管深部分泌物。痰标本中鳞状上皮细胞＜10 个/低倍视野、白细胞＞25 个/低倍视野为合格标本，采集合格标本对细菌的诊断尤为重要。

（4）标本应尽快送检，对不能及时送检的标本，室温保存不超过 2 小时。

2. 特殊器械采集法　支气管镜采集法、防污染毛刷采集法、环甲膜穿刺经气管吸引法、经胸壁针穿刺吸引法和支气管肺泡灌洗法，均由临床医生按相应操作规程采集，但必须注意采集标本时尽可能避免咽喉部正常菌群的污染。

3. 小儿取痰法　用弯压舌板向后压舌，将拭子伸入咽部，小儿经压舌刺激咳痰时，可喷出肺部或气管分泌物粘在拭子上送检。幼儿还可用手指轻叩胸骨柄上方，以诱发咳痰。

4. 鼻咽拭子采集法　请患者头部保持不动，去除鼻前孔中表面的分泌物；通过鼻腔轻轻、缓缓插入拭子至鼻咽部；当遇到阻力后即到达后鼻咽，停留数秒吸取分泌物；轻轻旋转取出拭子，置于转运培养基中。

三、检查流程

1. 细菌检查流程　见图 3-3-1。

2. 病毒检查流程　见图 3-3-2。

3. 真菌检查流程　见图 3-3-3。

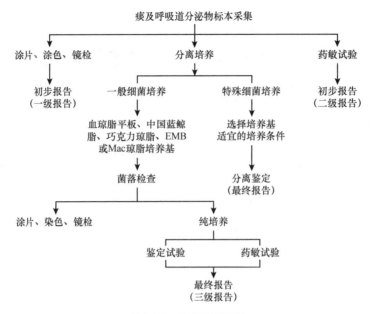

图 3-3-1　细菌检查流程

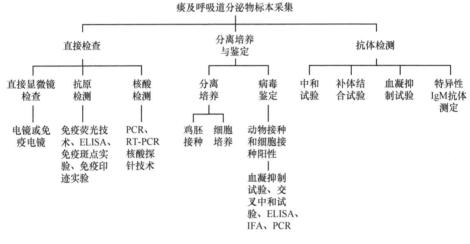

图 3-3-2　病毒检查流程

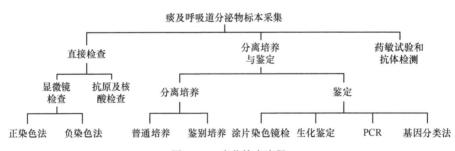

图 3-3-3　真菌检查流程

四、案　例

1. 案例介绍　患者，男，57 岁。间断咳嗽、咳痰 6 个月，伴有低热、食欲不振、乏力、夜间大汗淋漓等，2 周前劳累后加重伴咯血。查体：体温 37.5℃，心率 90 次/分，呼吸 22 次/分，血压 130/80mmHg。血常规检查显示轻度贫血。X 线胸片显示上肺部出现云雾状、片状模糊阴影。

2. 结合案例　思考可行的病原学检测方案，并根据检测结果做出病原学诊断。

3. 参考资料　常见的呼吸系统致病菌的鉴别。

（1）染色镜检：观察镜下患者痰标本涂片，如结核分枝杆菌抗酸染色的特点是抗酸性染色阳性呈红色的细菌。肺炎链球菌经革兰氏和特殊染色以后镜检，呈现为革兰氏染色阳性具有荚膜的双球菌。

（2）培养特性：结核分枝杆菌在罗氏培养基上可形成表面呈干燥颗粒状、乳白色或米黄色、形似椰菜花样的菌落（图 3-3-4）。肺炎链球菌在血琼脂平板上可形成细小、灰色、有光泽的扁平或"脐状"菌落，菌落周围有草绿色溶血环。

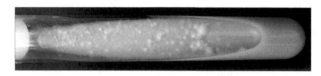

图 3-3-4　结核分枝杆菌在罗氏培养基上的生长现象

（3）生化鉴定：结核分枝杆菌过氧化氢酶试验、尿素水解和中性红试验阳性，糖类发酵和热过氧化氢酶试验阴性。肺炎链球菌菊糖发酵试验、胆汁溶菌试验和奥普托欣试验阳性。

（4）血清学鉴定

1）结核菌素试验

实验原理：皮肤迟发型超敏反应。

结果分析：取 5 单位结核菌素纯蛋白衍生物（PPD）注入受试者前臂掌侧皮内，72 小时（48 ～ 96 小时）后，注射部位红肿硬结直径 ≥ 5mm 者为阳性，表示 BCG 接种成功，或未接种卡介苗（BCG）和非结核分枝杆菌（NTM）流行地区结核分枝杆菌感染；≥ 15mm 者为强阳性，表明可能有活动性结核病，尤其是婴儿。

2）荚膜膨胀试验

实验原理：利用特异性抗血清与相应细菌的荚膜抗原特异性结合形成复合物，可使细菌荚膜显著增大出现肿胀，用以检测肺炎链球菌、流感嗜血杆菌和炭疽芽孢梭菌等。

结果分析：在细菌周围可见厚薄不等、边界清晰的无色环状物而对照无此现象，则为荚膜膨胀试验阳性；试验组与对照组均不产生无色环状物则为荚膜膨胀试验阴性。

3）其他方法：ELISA 检测血清抗结核分枝杆菌和肺炎链球菌等细菌特异性抗体。凝集反应、沉淀反应等检测细菌特异性抗体和抗原。实验原理及结果分析见"病原生物的免疫学检测"部分。

（蔡铭升）

实验四　疟原虫感染动物模型

疟原虫主要致病阶段是寄生于宿主红细胞内的裂体增殖期，其致病力的强弱与侵入的虫种、数量以及宿主的免疫状态密切相关。在临床检验中，取待检患者的耳垂或手尖血制成厚、薄血涂片，再进行吉姆萨或瑞氏染色后显微镜下观察疟原虫形态，以此作为疟原虫感染的确诊及鉴别不同疟原虫种的依据。而在实验室里，多以人工感染约氏疟原虫或伯氏疟原虫小鼠为实验对象，开展疟原虫的病原学检查和小鼠免疫细胞功能检测等研究，以此来加强相关检查的临床及检验技能。

一、实验目的及要求

1. 掌握疟原虫厚/薄血膜检查方法。
2. 熟悉疟原虫分子生物学诊断方法。
3. 了解鼠疟原虫实验动物模型的建立。
4. 了解感染疟原虫宿主免疫功能检测方法。

二、疟原虫动物模型的建立

（一）主要实验材料

伯氏疟原虫、6～8周大小雌性昆明鼠（体重为20～30g）、瑞氏染液（或吉姆萨染液）、血液DNA提取试剂盒、PCR反应试剂盒、免疫细胞检测试剂等。

（二）感染方法

1. **复苏**　从–80℃冰箱或者液氮罐中取出冷冻保存的待复苏鼠疟［伯氏疟原虫ANKA株（*Plasmodium berghei* ANKA）］红细胞，置于37℃水浴锅中快速解冻1～2分钟。全部解冻后，吸取至一次性注射器中。用酒精棉球消毒处理待感染昆明鼠腹部皮肤，每只小鼠腹腔注射200 μl冻存鼠疟红细胞。接种小鼠放回动物间继续饲养，2～3天后，取尾静脉血做检查，当小鼠外周血原虫率达10%～15%时，即可作为复苏种鼠继续后续实验。

2. **按量接种**　取已复苏成功的鼠疟原虫小鼠，精确统计原虫率和小鼠此时的红细胞密度。从眼眶、尾巴或心脏取需要的血量，用无菌PBS按照一定比例稀释小鼠含原虫血液，置于冰上备用。用注射器吸取0.2ml已稀释的血液（含有10^6个疟原虫），经尾静脉注射感染正常小鼠。感染后，做标记并置饲养笼内喂养，留待后续实验使用。

三、实验内容

（一）病原学检查（厚、薄血膜瑞氏染色）

1. **涂片**　将感染鼠疟原虫的小鼠进行固定露出尾巴，用剪刀剪去小鼠尾尖1～2mm，并从小鼠尾巴根部轻轻地向尖端推挤。待剪端形成血滴后，将血液滴于干净载玻片上，制作厚、薄血膜涂片。在厚、薄血膜之间用蜡笔画一条线，在同一张载玻片上制作厚血膜和薄血膜涂片（图3-4-1）。

（1）薄血膜的制作：取一小滴血（约1/2火柴头大小）置于洁净载玻片的后1/3处的中央，此片即为血涂片载片；用左手拇指与示指握持该片的两短边端，另取一张边缘光滑的载玻片作为推片。右手握住推片的长边的中部，将其短边的一端置于血滴的前方。然后慢慢将推片的下端边缘中点与血滴接触，此时血液将沿载玻片边缘向两侧扩散。待血滴均匀地分布在推片接触处的后缘时，将载玻片和推片调整至30°～45°夹角，然后迅速均匀地将推片自右向左快速推进，即成薄血膜，自然晾干。较理想的薄血膜应是一层相对均匀分布的血细胞，血细胞间无空隙，在末端呈彗星尾状。在制作薄血膜时，注意操作必须迅速，以免血液凝固。

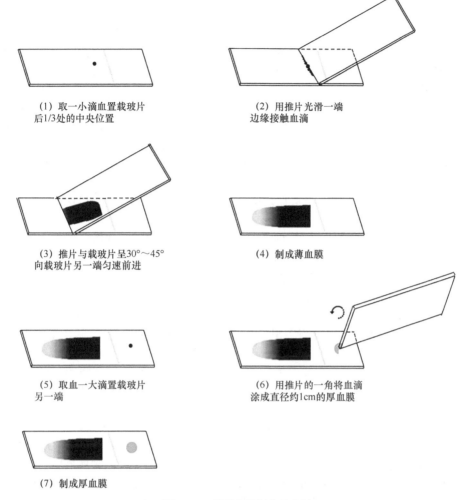

（1）取一小滴血置载玻片
后1/3处的中央位置

（2）用推片光滑一端
边缘接触血滴

（3）推片与载玻片呈30°～45°
向载玻片另一端匀速前进

（4）制成薄血膜

（5）取血一大滴置载玻片
另一端

（6）用推片的一角将血滴
涂成直径约1cm的厚血膜

（7）制成厚血膜

图 3-4-1　厚薄血膜制作示意图

（2）厚血膜的制作：取一大滴血，滴加在上述薄血膜涂片另一端，用干净推片的一角将血滴自内向外做螺旋形推开，使其最终形成直径为 0.8～1cm、厚薄均匀的厚血膜。等待厚血膜彻底干后，加 2～3 滴双蒸水在厚血膜上使红细胞溶解，待血膜呈灰白色，去掉血膜上的水，血膜干后染色。厚血膜的厚度约为薄血膜的 20 倍，血细胞多层重叠。

2. 染色　主要采用瑞氏染色（Wright's staining）。具体染色方法详见第一篇第三章第二节"染色标本的检查"。

3. 观察标本　油镜下观察疟原虫基本结构及形态特点。伯氏疟原虫 ANKA 株红内期各发育阶段均可出现在外周血液，虫体的胞核染成紫红色或红色，胞质染成蓝色，棕黄色的疟色素散布或集中于细胞质内。与人类疟原虫相比较，鼠疟原虫红内期可见在同一个红细胞内有 2～3 个疟原虫寄生的现象，寄生于着色深、体积大的网织红细胞（图 3-4-2）。

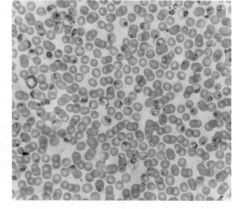

图 3-4-2　伯氏疟原虫 ANKA 株红内期

（二）PCR 检测

采用 PCR 技术特异扩增不同种属的疟原虫基因，有效鉴定不同种属疟原虫的感染以及混合感染。本方法可应用于原虫率密度低镜检呈阴性的疑似患者、镜检难以区分虫种以及大规模筛查等领域，在一定程度上对厚、薄血片的检查起到辅助作用。目前检测的扩增基因有 18S rRNA 以及编码 HRP-2 的基因。

1. 红内期疟原虫 DNA 的制备　DNA 的制备方法主要有三种：采用 DNA 常规提取法、DNA 快速提取方法、DNA 提取试剂盒。由于 DNA 快速提取方法和试剂盒提取法所使用的时间基本一致，所以当需要尽快得到疟原虫的 DNA 的时候，我们主要采用的便是试剂盒提取的方法。而 DNA 常规提取法获得的 DNA 纯度和量相对来讲，都比较高，所以实验室主要采用的还是常规提取法。常规法提取约氏疟原虫 DNA 步骤如下。

（1）小鼠麻醉后，眼眶或者心脏取血。这一过程需要抗凝剂的存在，以保证得到的血液不会凝固。

（2）取 100 ～ 200μl 含有疟原虫的血液样本，加入 1ml 1% 的皂素/PBS，充分混匀。在冰上放置 30 分钟，以保证红细胞膜能够充分裂解。

（3）室温下 13 000r/min 离心 10 分钟，弃上清液。最后得到的沉淀便是我们用来提取 DNA 的虫体。加入 800μl PBS 清洗，至少三次。以洗去血红素，降低对后续 DNA 提取的影响。

（4）加入 400μl 消化缓冲液［终浓度为 100 mmol/L NaCl；10 mmol/L Tris-HCl，pH 8.0；25 mmol/L EDTA，pH 8.0；0.5%（m/V）SDS］，2μl 蛋白酶 K（20mg/ml）至终浓度为 100μg/ml。50℃水浴过夜。

（5）加入等体积的酚：三氯甲烷：异戊醇（25：24：1）抽提，10 000r/min 离心 5 分钟，取上清液。加入 2 倍体积 100% 乙醇，1/2 体积 7.5mol/L 乙酸铵，1μl 糖原；–20℃过夜。

（6）13 000r/min 离心 15 分钟。加入 500μl 70% 乙醇；–20℃，30 分钟，再次进行 13 000r/min 离心 15 分钟。最后加 100μl ddH$_2$O 溶解 DNA，–20℃保存。

2. PCR 扩增　采用 PCR 技术可以特异性地扩增不同属的疟原虫基因，目前研究中采用的基因有 18S rRNA 以及编码 HRP-2 的基因，这两种基因可以有效鉴定不同种属疟原虫的感染以及混合感染。根据伯氏疟原虫 18S rRNA 或 HRP-2 的基因序列，设计特异引物，进行 PCR 扩增。

3. PCR 产物电泳检测分析　取 10μl PCR 产物加适量溴酚蓝，混匀，进行琼脂糖凝胶电泳。电泳结束后，置凝胶分析系统中观察。结果判定时，针对不同的扩增引物，得到相对应的产物长度，即可进行判定。

（三）感染后小鼠 T 细胞功能检测

疟原虫入侵人体并导致疟疾感染和发作的免疫反应过程复杂，并且由于人疟原虫实验模型的相对局限性，目前多通过感染疟原虫的啮齿动物模型进行有关疟原虫免疫学研究。宿主感染疟原虫后，主要通过特异性免疫应答发挥保护作用。脾脏是重要的参与免疫作用的器官，其内含有多种免疫细胞及其细胞因子，在抵抗疟原虫感染过程发挥重要作用。T 细胞是主要的免疫细胞，参与并调节免疫应答。活化的 T 细胞可以产生 IFN-γ 等细胞因子，对机体杀死特定疟原虫有重要作用，且其在抵抗恶性疟原虫发展为重症疟疾过程中发挥关键作用。下面以脾脏为例，简要介绍感染小鼠宿主免疫功能检测的方法。

1. 脾细胞悬液制备　详见第二篇实验十"病原生物免疫学检测"。

2. 细胞亚群流式检测　以 T 细胞亚群为例，将不同荧光标记的抗小鼠 CD3 单克隆抗体、抗小鼠 CD19 单克隆抗体各 0.5μl 分别加到相应的流式细胞管中，通过流式细胞仪检测细胞亚群情况（CD3$^-$CD19$^+$细胞群即为 T 细胞亚群）。用流式细胞数据采集与分析软件分析检测结果，用统计分析软件进行统计分析，计量资料比较采用双侧检验，两独立样本均数比较的 t 检验，以 $P < 0.05$ 为差异有统计学意义。

（齐艳伟）

实验五　日本血吸虫感染模型

尾蚴期是日本血吸虫的感染阶段，尾蚴可在极短时间内侵入终宿主皮肤，进而在终宿主体内发育为成虫。虫卵期是其最主要的致病阶段，可沉积在宿主肝、肠等组织中引起虫卵肉芽肿病变。本实验通过建立日本血吸虫感染小鼠模型，掌握日本血吸虫病的病原学诊断方法和免疫学诊断方法以及致病特点，熟悉急性血吸虫病引起的组织病理损伤，了解日本血吸虫致肝纤维化的机制。

一、实验目的与要求

1. 掌握日本血吸虫病的病原学诊断方法和免疫学诊断方法。

2. 掌握日本血吸虫的致病特点。

3. 了解日本血吸虫感染实验动物模型的建立。

4. 通过检测纤维化相关因子 IL-4 表达水平，了解日本血吸虫引起肝纤维化的机制。

二、血吸虫病动物模型的建立

（一）实验材料

实验材料包括昆明小鼠、阳性钉螺、光学显微镜、剪刀、镊子、日光灯、接种环等。

（二）感染方法

1. 阳性钉螺释放尾蚴及计数　将 10～20 只阳性钉螺放入 100ml 三角烧瓶中，加去氯水至瓶口，为防止钉螺外爬，可将小块窗纱压入水面下 1cm 处，将三角瓶置于有光源的 20～25℃孵箱中 2～3 小时。用接种环蘸取三角瓶液面液体至洁净的载玻片上，于光学显微镜下观察并计数，即可见运动活跃的尾蚴。

2. 尾蚴感染小鼠

（1）固定动物：①将小鼠固定于接种板上。②用剪刀剪去腹部毛发，剪毛范围一般为 1.5cm²，慎勿剪破皮肤。③用接种环挑取尾蚴至盖玻片的水滴中，并在显微镜下计数。以每只小鼠感染尾蚴 20～30 条为宜。

（2）接种动物：①用棉签蘸取去氯水湿润小鼠腹部去毛处，将含有尾蚴的盖玻片贴于湿润的小鼠腹部。其间不时用小吸管从盖玻片边缘滴加去氯水，保持湿润，敷贴 5～10 分钟，盖玻片勿脱落，室温尽量保持在 25℃左右。②接种完毕取下盖玻片，集中放在盛有乙醇的烧杯中，以杀灭残余的尾蚴。③松开小鼠，填写接种卡片，雌、雄分笼饲养，40～45 天后解剖。

注意事项：①严防实验室污染，接种后所有用过的实验器械应煮沸或高温高压后，再做其他清洁工作；②操作者全程佩戴口罩手套，穿白大衣，有条件的可在生物安全柜中接种动物；③若不慎使含有尾蚴污染的水接触到操作者的皮肤，应立即擦干或用酒精棉球擦洗。

三、实验内容

（一）血吸虫病动物模型的病理学观察

1. 解剖动物模型　用颈椎脱臼法处死小鼠，剖开腹腔后观察并记录有无腹水；在肠系膜静脉血管中查找并取出日本血吸虫成虫；取出肝脏、脾脏、直肠等组织。

2. 肝脏病变

（1）观察肝脏大体病变。

（2）镜下观察肝脏染色切片。①切片：取病变肝脏组织，加水洗净血污，10% 甲醛溶液中固定 48 小时，并经流水冲洗，用 50%、60%、70%、80%、90%、95% 及无水乙醇脱水，二甲苯透明，浸蜡 48 小时，石蜡包埋。用组织切片机切成厚度为 4μm 的连续切片，漂片后贴于载玻片上，60℃熔蜡。②染色：置于苏木精染液中染色 1 分钟，水洗，1% 盐酸乙醇分色，经流水冲洗后用 1% 伊红染色 2 秒，乙醇脱水，二甲苯透明，中性树胶封固。

（3）观察脾脏的大体病变。

（4）观察直肠、结肠大体病变。

（二）病原学诊断

1. 粪便生理盐水直接涂片法　收集感染小鼠粪便于小烧杯中，加适量生理盐水调匀。滴 1～2 滴生理盐水于洁净的载玻片上，用牙签挑取绿豆大小的粪便，在生理盐水中涂抹均匀，于涂片上加盖玻片，镜下查找虫卵。

2. 毛蚴孵化法　收集感染小鼠粪便约 30g，放入烧杯中加适量去氯水调匀，将粪便沉渣过滤入三角烧瓶内，加去氯水至瓶口，将瓶子蒙上黑布，留瓶口处透明，在 20～30℃的光照条件下经 4～6 小时孵育后，肉眼或放大镜观察结果。

3. 直肠黏膜、肝组织、脾组织压片检查　分别取米粒大小的直肠黏膜、肝组织、脾组织，置于载玻片上，取另一载玻片压片检查，镜下观察虫卵如何排列，以及有哪些时期的虫卵。

（三）免疫学诊断——酶联免疫吸附试验（ELISA）

1. 收集感染小鼠的血清　感染 40～45 天后，经腹腔注入 100μl 25% 乌拉坦麻醉药，待小鼠麻醉后用眼科镊对其眼球进行摘取采血，将血液装入 EP 管中，待血清与红细胞自然分离后吸取上层淡黄色清液于消毒试管中，置 0～4℃冰箱保存待用。

2. 应用血吸虫病 ELISA 诊断试剂盒检测。

（四）血吸虫感染动物肝纤维化相关因子 IL-4 表达分析

研究表明，IL-4 表达水平与肝纤维化程度呈正相关关系。感染日本血吸虫小鼠的 IL-4 表达水平可通过 ELISA 和实时逆转录 PCR（real time RT-PCR）进行检测。

1. ELISA　收集感染小鼠血清，应用 IL-4 ELISA 试剂盒检测 IL-4 水平。

2. 实时 RT-PCR　收集正常和日本血吸虫感染小鼠的肝脏，用剪刀剪碎，用细胞网筛（200 目）过滤，无菌 PBS 冲洗，获取肝脏组织单细胞悬液。提取总 RNA，应用实时 RT-PCR 方法检测 IL-4 表达水平。

参考资料：感染日本血吸虫动物组织病变特点。

1. 肝脏病变　虫卵随门静脉血液流入肝，抵达于门静脉小分支，在门管区等形成急性虫卵结节。肝脏变黑变暗，质硬，表面可见沟纹；表面和切面可见粟米或绿豆样的虫卵结节。病理切片显示，门管区内可见多数略显同心圆排列的纤维性虫卵结节和少数新旧程度不等的虫卵结节。门管区因大量的纤维结缔组织增生而显著增宽，其中小叶间胆管增生，并有嗜酸性粒细胞、单核细胞、淋巴细胞和浆细胞浸润。少数纤维性虫卵结节和门管区增生的纤维组织发生玻璃样变，肝细胞未见明显病变。

2. 脾脏病变　感染动物脾脏明显变大，变黑变暗。早期脾大与成虫代谢产物刺激有关。晚期因肝硬化引起门脉高压和长期淤血，致脾脏呈进行性肿大，并伴有脾功能亢进。镜检可见脾窦扩张充血，脾髓内、血管周围及脾小梁的结缔组织增生，脾小体萎缩减少，中央动脉管壁增厚发生玻璃样变。

3. 其他脏器病变　成虫大多寄生于肠系膜下静脉，移行至肠壁的血管末梢在黏膜及黏膜下层产卵，故活体检查时发现虫卵成堆排列，以结肠，尤其是直肠、降结肠和乙状结肠最为显著，小肠病变极少，仅见于重度感染者。早期变化为黏膜水肿，片状充血，黏膜有浅溃疡及黄色或棕色颗粒。由于溃疡与充血，可见有痢疾症状。此时，大便检查易于发现虫卵。晚期变化主要为肠壁因纤维组织增生而增厚，黏膜高低不平，有萎缩，息肉形成、瘢痕形成等病理变化。由于肠壁增厚，肠腔狭窄,可致机械性梗阻。另外,血吸虫异位损害主要由于急性感染时大量虫卵随血液进行播散,以脑和肺的异位损害为多见。肺部可有大量虫卵沉积,发生出血性肺炎。脑部病变多见于顶叶皮质部位,脑组织有虫卵肉芽肿和水肿。

(魏海霞)

第四篇　病原生物学设计性实验

实验一　TLR7 在疟原虫感染中对炎症反应的作用及其机制的研究

一、研究目的和基本思路

（一）目的

本项目研究的目的是探究 Toll 样受体 7（Toll-like receptor 7，TLR7）对疟原虫感染中炎症反应的作用及其机制。

（二）基本思路

1. 通过腹腔注射的方法用约氏疟原虫感染 TLR7 基因敲除小鼠和野生型小鼠。

2. 于感染第 2 天开始尾静脉取血，涂片，动态监测红细胞感染率并观察生存率。

3. 感染 10～14 天后进行如下操作。

（1）观察不同感染天数小鼠脏器（肝脏、肺脏和脾脏）大体观，拍照，称重，取组织块，苏木精–伊红（HE）染色，观察组织病变情况。

（2）眼眶取血，留血清，使用 ELISA 检测血清中疟原虫特异性 IgG、IgM 和 IgE 类型抗体的含量。

（3）制备不同组织细胞悬液，通过流式细胞技术检测脾细胞悬液中树突状细胞（DC）、调节性 T 细胞（Tr cell）、辅助性 T 细胞 17（Th17）等炎症细胞的百分含量。

（4）制备细胞悬液，疟原虫抗原刺激 3 天，利用 ELISA 试剂盒检测小鼠脾细胞培养上清液中肿瘤坏死因子（TNF）-α、干扰素（IFN）-γ、IL-6、IL-10 等炎症因子的含量。

（5）采用 PCR 和蛋白质印迹法分析不同组别小鼠细胞中 TLR7 相关接头分子髓样分化因子 88（MyD88）表达水平。

根据上述实验比较 TLR7 敲除小鼠与野生型小鼠在疟原虫感染过程中炎症反应的异同，以此推断 TLR7 在疟原虫感染中对炎症反应产生的作用，并可大致推断出 TLR7 识别配体后通过依赖的髓样分化因子 88（myeloid differentiation factor 88，MyD88）信号通路活化免疫细胞，且诱导免疫细胞表达不同炎症因子，进而影响炎症反应。

二、前沿性、学术性及独特之处

疟疾是经按蚊叮咬或输入带疟原虫者的血液而感染疟原虫所引起的虫媒传染病，是全球广泛关注的疾病之一。疟疾在非洲、东南亚和中南美洲的多数国家和地区仍然危害严重，但目前尚无确属高效、安全的疟疾疫苗可供实际应用。在疟疾中，炎症反应是一把双刃剑，在初期它抑制疟原虫侵染和繁殖，但是后期致命的炎症反应却给机体造成了严重损伤。Toll 样受体在疟疾的炎症反应中究竟起着怎样的作用，抑制 TLR 能否减轻炎症反应的危害，抑或会加速疟原虫的繁殖速度，这些问题的答案尚不清晰。研究发现，在疟疾的感染过程中随着 TLR2、TLR9、TLR11 的表达增强，其下游的各类炎症因子（如 IL-6、TNF-α、IL-12、IL-18 等）也剧烈升高。但 TLR7 在疟原虫感染中与炎症的关系仍待进一步的研究。

本次实验将从先天免疫方面入手，在疟原虫感染正常小鼠和 TLR7 敲除小鼠后，探究 TLR7

在疟疾的炎症反应中的所起的作用及其机制，从先天性免疫方面为疟疾探究新的治疗与预防的可能方案。

三、实际应用价值和现实指导意义

疟疾（malaria）是严重危害人们身体健康的虫媒传染病。据世界卫生组织（WHO）报告，2015 年全球共有 2.14 亿疟疾病例，其中有 88% 的疟疾病例和 90% 的病例死亡发生在非洲撒哈拉沙漠以南地区。疟疾曾经在中国广泛流行，近 20 年来得到了很好的控制，近年随着社会经济的发展，国际贸易往来日益频繁，每年我国有大量的劳务人员赴非洲、东南亚等疟疾流行区务工，导致境外输入性疟疾病例呈逐年增加趋势。疟疾已成为世界广泛关注的重要公共卫生问题之一，给全球尤其是发展中国家带来了严重的健康危害和经济负担。如今境外输入性疟疾疫情给我国消除疟疾工作带来巨大挑战。

疟原虫感染后需要宿主通过免疫效应机制控制其增殖和消除。由于疟疾保护反应和病理损伤的本质特征均与宿主的免疫调控作用密切相关，因此对于疟原虫感染后宿主的免疫效应机制的阐明，是开发新抗疟药和研发有效疫苗的基础和前提。虽然目前关于疟疾发病的免疫学机制尚不清楚，但是探索疟疾发生的免疫、细胞和分子机制仍具有重要的实际意义。

天然免疫分子 Toll 样受体（Toll-like receptor，TLR）是一个广泛存在于昆虫、脊椎动物和植物中序列高度保守而古老的家族，迄今为止已发现的人类 TLR 成员有 11 个（TLR1 ～ TLR11）。TLR 在发挥重要的抗感染免疫功能，并与免疫耐受以及一些疾病具有相关性。

在疟原虫感染的过程时，相应器官会出现严重的炎症反应。目前，人们普遍接受这样一种观点，即许多急性传染病之间的相似性，无论是病毒、细菌还是寄生虫的起源，都是由于机体与先天免疫系统相互作用时产生的炎症细胞因子过量造成的。因此，研究 TLR7 在疟原虫感染过程中炎症发生的作用和机制，可以从先天免疫方面提供改进治疗疟疾的方法。

四、当前国内外同类课题情况

Toll 样受体是一种模式识别受体，Toll 样受体可同时激活先天性免疫及调节获得性免疫，是连接先天性免疫与获得性免疫的桥梁。到目前为止，已经陆续发现 13 种 Toll 样受体，其中人类拥有的有 11 种。TLR 介导天然免疫反应主要是通过对病原微生物及其产物的特定病原相关分子模式的识别，识别信号通过 TLR 传导，导致干扰素-γ、炎症细胞因子、化学增活素的产生，继而诱导机体免疫系统清除病原微生物，并且分泌炎症介质（如细胞因子等）和某些杀菌分子，介导炎症反应并发挥杀菌作用。

TLR7 是 TLR 家族的重要成员之一，它不仅具有抗病毒和抗肿瘤作用，还能识别病毒 ssRNA，并通过依赖的髓样分化因子 88（myeloid differentiation factor 88，MyD88）信号通路活化免疫细胞，诱导免疫细胞高水平表达 IFN-I、TNF-α、IL-12 和其他细胞因子，TLR7 被激活后可以向胞内传递信号，引起一系列级联反应，激活转录因子，引起多种炎症因子（如 IL-1、IL-6、IL-12 和 TNF-α 等）的分泌，在机体介导抗病毒免疫应答、抗肿瘤免疫和免疫调节中发挥重要的作用。

炎症细胞因子是指机体的免疫细胞（淋巴细胞、单核细胞/巨噬细胞等）、非免疫细胞（血管内皮细胞、表皮细胞、成纤维细胞等）合成和分泌的一组具有广泛生物学活性的小分子多肽，它们调节多种细胞的炎症和免疫应答，参与细胞生长、分化、修复、炎症和免疫。炎症因子主要分为促炎细胞因子和抗炎细胞因子。促炎细胞因子（包括 IFN-γ 和 TNF-α 等）过度升高是过度炎症反应的主要原因；抗炎细胞因子（包括 IL-10 和 IL-13 等）减少也是一个原因。例如，在疟原虫感染宿主中，DC 可通过分泌多种细胞因子，主要针对肝内期产生以 CD8⁺T 细胞反应为主的保护性免疫。而疟原虫一旦感染红细胞，则可引起红细胞表达异常物质，抑制 DC 的成熟，产生免疫逃避。

已有研究发现，在脑疟疾中 TLR7 基因的敲除通过影响抗炎因子的平衡，给予了机体一定的保护作用。而在日本血吸虫的实验中，有研究认为 TLR7 缺失并不影响虫荷数和产卵数，而是使感染小鼠更偏向于 Th2 免疫反应。此外，有学者认为 TLR7 可以通过诱导细胞因子（如 INF-I、IL-12 及 INF-γ 干扰素）使机体在疟原虫感染时产生一个快速系统的免疫反应，并且在疟疾感染的早期免疫中，TLR7 发挥了核心的作用，而随着病情的发展，TLR7 和 TLR9 将一起对免疫反应发挥作用。

实验二　香蕉皮单宁对米曲霉菌和大肠埃希菌抑菌机制研究

一、内容、意义特色和创新

（一）本课题国内外研究现状述评、选题意义和价值

香蕉为芭蕉科芭属树状草本植物的热带水果，具有极高的食用和药用等价值。由于我国香蕉产量丰富，香蕉皮一般作为废弃物，所以香蕉皮的来源丰富，香蕉皮研究以及深加工得到迅速发展。研究表明，香蕉皮内富含糖类、蛋白质、有机酸、维生素和多种酚类化合物，因此具有较高的营养保健功能。同时，香蕉皮还具有降血压、治瘊子、治皮肤瘙痒等医用作用。综上所述，对于香蕉皮的研究是非常有意义的。

大肠埃希菌分属于肠杆菌科革兰氏阴性无芽孢杆菌，作为人、动物肠道中的正常菌群附着在肠道中，可随人和动物肠道排泄物排出。少数具有毒性，容易污染食品、饮水等，从而引发腹泻、水肿、肠出血等胃肠道疾病和鼻炎、哮喘、上下气道应变性炎症等呼吸道疾病。米曲霉菌是常见的曲霉属真菌，主要存在于普通粮食、发酵食品、腐败有机物中，是我国传统酿造食品酱、酱油、酒的生产菌种。同时米曲霉菌也是美国食品药品监督管理局公布的安全微生物菌种之一，产生的米曲霉素不具有任何毒性，是生产使用中重要的微生物。

香蕉皮单宁，是香蕉皮内的多元酚类衍生物，在香蕉皮中含量仅有1.02%，由于香蕉皮的来源十分丰富，因此香蕉皮单宁的产量也十分的丰富。单宁具有止血、抑菌、抗过敏、抗突变、抗癌、抗氧化、抗衰老等多种生理和药理活性。目前国内外关于香蕉皮单宁抑菌机制的研究尚未报道，因此本课题研究存在一定的空间和探讨价值。相关文献中的抑菌实验结果显示，香蕉皮单宁对于米曲霉菌和大肠埃希菌具有较强的抑菌效果，却未对香蕉皮单宁为何对于这两种菌产生抑制效应进行研究探讨。因此，本课题旨在探究香蕉皮单宁对米曲霉菌和大肠埃希菌的抑菌机制的研究，为香蕉皮单宁作为食品天然防腐剂、抑菌剂这一应用前景提供合理的科学理论基础和依据。

综上所述，基于香蕉皮单宁对大肠埃希菌和米曲霉菌具有较强的抑制效果，提出假设：香蕉皮单宁可影响菌体的细胞膜通透性和胞内分子代谢从而起到抑制作用，香蕉皮单宁兼备食用安全性，可作为一种天然植物防腐剂应用于食品防腐剂和抑菌剂。因此，本课题将通过测量细胞膜通透性、细胞膜完整性、细胞壁完整性、菌体消耗糖量来综合分析香蕉皮单宁对大肠埃希菌和米曲霉菌的抑菌机制。

（二）本课题研究的主要目的和重点难点、主要观点和创新、基本思路和方法

1. 主要目的　探究香蕉皮单宁对大肠埃希菌和米曲菌的具体抑菌机制，明确系统地考察香蕉皮单宁对细胞内分子代谢的影响和菌体细胞膜和细胞壁的通透性变化作用，进而探讨香蕉皮单宁的抑菌机制和模式，为香蕉皮单宁作为食品天然防腐剂、抑菌剂这一应用前景提供合理的理论基础和依据。

2. 重点难点　该实验以测定细胞膜通透性、细胞膜完整性、细胞壁完整性、菌体消耗糖量来综合分析香蕉皮单宁对大肠埃希菌和米曲霉菌的抑菌机制。其中，通过该实验的测定结果来综合分析香蕉皮单宁对大肠埃希菌和米曲霉菌的抑菌机制，这是本实验的重点和难点，需要查阅大量相关资料和专家解疑来进行分析。由于实验操作流程较多，并且实验所要求的精确率高，因此需要考验课题组成员的耐心和细心。

3. 主要观点和创新　目前，国内外尚无香蕉皮单宁对细菌的抑菌机制的相关报道。率先探究香蕉皮单宁对大肠埃希菌和米曲霉菌抑菌机制，通过测定细胞膜通透性、细胞膜完整性、细胞壁完整性、菌体消耗糖量分析香蕉皮单宁对大肠埃希菌和米曲霉菌的抑菌机制，从而推断香蕉皮单

宁的抑菌谱。一旦有所突破，将为香蕉皮单宁作为食品天然防腐剂、抑菌剂这一应用提供合理的科学理论基础和依据。

4. 基本思路和方法

（1）探明香蕉皮单宁对大肠埃希菌和米曲霉菌的细胞膜通透性、细胞膜完整性、细胞壁完整性、菌体消耗糖量的影响。

通过文献查阅得知，香蕉皮单宁对于大肠埃希菌和米曲霉菌均具有较好的抑制效果，对大肠埃希菌和米曲霉菌的抑菌效果明显。我们在此基础上进一步探究香蕉皮单宁对大肠埃希菌和米曲霉菌的抑菌机制。以香蕉皮单宁作为抑菌剂，实验室大肠埃希菌和米曲霉菌为对象，细胞膜通透性、细胞膜完整性、细胞壁完整性、菌体消耗糖量作为分析指标，以不添加香蕉皮单宁作为空白对照，通过这些评价指标的实验组与对照组的数据分析，明确香蕉皮单宁对大肠埃希菌和米曲霉菌的抑菌作用机制，从而推测香蕉皮单宁的抑菌谱。

上述四个检测指标的具体检测方法和原理如下。

1）细胞膜通透性：测定菌悬液中相对电导率的变化反映菌体膜的通透性变化。因为细胞膜是细菌的保护膜，抑菌剂攻击细菌细胞膜使之破坏，使其内部电解质外泄至培养液中，进而使得培养液的电导率升高。因此可通过测定相对电导率的变化来反映菌体膜的通透性变化。

2）细胞膜完整性：测定菌液中核酸含量来反映细胞膜是否完整。细胞膜的完整性是菌体的正常生长代谢的一个主要影响因素。核酸、蛋白质等大分子物质贯穿于整个细胞膜和胞质膜当中，是重要的单位结构物质，核酸、蛋白质的释放则表明细胞膜的完整性遭到破坏。

3）细胞壁完整性：测定菌液中的碱性磷酸酶（ALP）含量变化反映香蕉皮单宁对细菌细胞壁的影响。细菌细胞壁位于细胞最外层，具有保持菌体形状的完整性及维持渗透压的作用。ALP存在于细胞壁和细胞膜之间，正常情况下该酶不能透过细胞壁渗透到细胞外。但当细胞壁遭到一定程度的破坏后细胞壁的通透性增加，ALP会大量渗透到细胞外，因此，通过检测细胞外ALP含量变化可以反映细菌细胞壁被破坏的情况。

4）菌体消耗糖量：根据蒽酮比色法测定培养液中的糖含量来计算菌体消耗糖量。因为糖作为微生物生长所需要的碳源和首要的能量储备物质，当微生物处于正常生长状态时，会吸收和利用外源糖，微生物对培养液中糖的消耗越多，说明生长越旺盛，当微生物的吸收代谢受阻或死亡，其对糖的利用率会下降。

（2）通过测定的四个指标结果分析香蕉皮单宁对大肠埃希菌和米曲霉菌的抑菌机制。

在取得上述四个指标实验结果的基础上，即探明香蕉皮单宁分别对大肠埃希菌和米曲霉菌的细胞膜通透性的影响、对细胞膜完整性的影响、对细胞壁完整性的影响以及对菌体糖的消耗的影响结果。通过对这些指标的数据进行综合性分析，查阅相关文献资料和书籍，明确香蕉皮单宁对大肠埃希菌和米曲霉菌的抑菌机制。

二、解决主要问题的途径和方法

1. 细胞膜通透性的测定

（1）调菌液：使用无菌水调节对数期菌液浓度为 $1 \times 10^7 CFU^{①}/ml$。

（2）移液：使用灭菌移液枪移取1.5ml菌液于50ml烧杯中，后加入30ml去离子水，轻微振荡。

（3）添加提取物：在步骤2的烧杯中分别依次加入1.5ml最低抑菌浓度（MIC）香蕉皮单宁溶液、等量的无菌水后，于37℃下培养。

（4）测定电导率：分别在0、5、15、30、60、90、120、150和180分钟的时间点取出步骤3的香蕉皮单宁组和无菌水组，使用电导率仪测定并记录每个时间点香蕉皮单宁组电导率L1和无菌水组电导率L2。

（5）绘制图表：使用步骤4所测定出的在每个时间点的电导率L1和L2。以时间为横坐标，

---

① CFU为集落形成单位

电导率为纵坐标绘制折线图。

（6）平行实验：重复上述步骤，平行实验 3 次。

2. 细胞膜完整性的测定

（1）调菌液，使用无菌水调节对数期菌液浓度为 1×10^7CFU/ml。

（2）离心：将所得菌液在低速离心机中以 4000r/min 离心 15 分钟，收集菌液。

（3）重悬液制备：将收集的菌液用磷酸缓冲液冲洗 3 次后，加磷酸缓冲液重悬，制得重悬液。

（4）添加提取物：取 10ml 重悬液于烧杯中，依次取 450μl 不同浓度香蕉皮单宁（0MIC、1/2MIC 和 1MIC）加入。随后在 37℃培养 3 小时。

（5）离心：将步骤 4 获得的菌液在 8000r/min 离心 3 分钟，取上清液。

（6）吸光度测定：使用紫外分光光度法测定 260nm 下上清液吸光度，最后进行记录分析。

（7）蛋白质测定：另取上清液，采用考马斯亮蓝法，测定蛋白质含量，最后记录分析。

（8）平行实验：重复上述步骤，平行实验 3 次。

3. 细胞壁完整性的测定

（1）调菌液：使用无菌水调节对数期菌液浓度为 1×10^7CFU/ml。

（2）添加提取物：取 5ml 菌液与香蕉皮单宁溶液和等体积无菌水混合，使得香蕉皮单宁最终浓度为 0MIC、1/2MIC 和 1MIC，并于 37℃、150r/min 条件下培养。

（3）离心：分别在培养 0、0.5 小时、1.0 小时、2.0 小时、3.0 小时、4.0 小时、5.0 小时、6.0 小时的时间点取菌液，并于 3500r/min 的条件下离心 10 分钟，取上清液。

（4）ALP 含量的测定：取步骤 3 所得上清液，依照碱性磷酸酶（ALP）试剂盒说明书要求，测定 ALP 含量并记录。

（5）绘图：以步骤 3 所得的每个时间点所得的数据，绘制以时间为横坐标，ALP 含量为纵坐标的折线图。

（6）平行实验：重复上述步骤，平行实验 3 次。

4. 菌体耗糖量的测定

（1）调菌液：使用无菌水调节对数期菌液浓度为 1×10^7CFU/ml。

（2）添加提取物：取 5ml 菌液分别依次加入香蕉皮单宁溶液和等体积无菌水混合液，使得最后香蕉皮单宁溶液浓度为 0MIC、1/2MIC 和 1MIC，并于 37℃、150r/min 条件下培养。

（3）离心：分别在 0、1、2、4、6、8、10、12 小时，取 1ml，稀释至 20% 后于 11 000r/min 的条件下离心 2 分钟，取上清液。

（4）吸光度测定：取上清液稀释 5 倍后，取 50μl 于离心管中，加入 200μl 蒽酮试剂，迅速置于冰浴中冷却 5 分钟，再置于沸水浴中精确煮沸 10 分钟，室温放置 10 分钟（冷却），通过酶标仪测定 620nm 处的吸光值。

（5）标准曲线制作：以葡萄糖溶液作为标准品制作标准曲线。

（6）绘制折线图：将步骤 4、5 所得的每个时间点所得的数据，绘制以时间为横坐标，以含糖量为纵坐标的折线图表。

（7）平行实验：重复上述步骤，平行实验 3 次。

实验三　黄芪在青蒿琥酯治疗鼠疟中的辅助免疫作用

一、研究目的

本项目研究的目的是探究黄芪在青蒿琥酯治疗鼠疟中的辅助作用，确定黄芪的浓度，缓解青蒿琥酯治疗的副作用。

二、研究方法

1. 动物模型的建立　健康 C57BL/6 小鼠（6～8 周大小，体重 18～23g，雌鼠），用注射器给正常组以外的每只小鼠腹腔接种 $1×10^6$ 个伯氏疟原虫 ANKA 株。

2. 实验分组　取 50 只正常小鼠。随机分为 10 小组，每组均为 5 只小鼠。第 1 组为正常对照组；第 2 组正常组加黄芪；第 3 组为感染对照组；第 4、5、6 组为感染组分别加黄芪、青蒿琥酯、黄芪和青蒿琥酯；第 7、8、9、10 组分别与 3、4、5、6 组相同处理。第 1～6 组于第 6 天处死，第 7～10 组继续观察。

第 6 天时第 1～6 组全部小鼠取血，分离血清。处死后取脾脏称重，观察大体。然后取脾细胞，进行流式细胞仪分析。第 7～10 组小鼠继续涂片观察直到原虫消失（约 25 天）。

3. 检测和整理实验结果

（1）检测疟原虫的原虫感染率：每天取小鼠尾部血制作薄血膜，血片充分晾干，用甲醇固定，用缓冲液将吉姆萨染液稀释，将稀释的吉姆萨染液滴于固定的薄血膜上，染色半小时，再用上述缓冲液冲洗，晾干后在油镜（10×100）下查找疟原虫，得出疟原虫的密度，然后算出疟原虫密度的平均值，再算出其原虫感染率（感染疟原虫的红细胞数/红细胞总数）×100%。

原虫感染率均值：组内原虫感染率求均值。

平均原虫感染率：组内原虫密度均值×100%。原虫抑制率=（对照组平均原虫感染率−给药组平均原虫感染率）/给药组平均原虫感染率×100%。

（2）各种细胞含量及其表达因子水平的测定：第 8 天脱颈椎处死小鼠，无菌操作取脾脏并分离脾脏，剔除外膜和结缔组织，常规制备单细胞悬液进行培养。测定不同类型细胞含量及其表达因子水平。

三、项目的前沿性、学术性及独特之处

（一）前沿性

黄芪是我国最古老的补气中药材之一，目前对其研究非常多，发现其功能巨大，不仅对免疫系统有调节作用，而且在其他方面作用也比较多，如其对物质代谢也有影响、具有抗炎作用、对机体造血功能也具有一定促进作用等。我们的预实验结果表明：对正常小鼠给予一定剂量的黄芪，能够改变小鼠脾脏细胞中不同种类细胞的比例。其中能够显著降低 T 细胞和 B 细胞所占的比例；对自然杀伤细胞来说，黄芪处理之后，能够降低其比例。但对其抗寄生虫的研究比较少，有些学者通过实验发现其对弓形虫感染有一定的效果，另外，也有研究报道，黄芪联合其他青蒿琥酯类似物在对疟疾的治疗中有极大的促进疗效的作用。青蒿琥酯是目前临床治疗疟疾的首选药，但是随着青蒿琥酯的广泛用药，出现了一个令人头疼的问题——抗药性。目前有一些虫株，已经出现了抗药性，其机制还没明朗，为临床治疗疟疾带来了难题。本课题通过黄芪与青蒿琥酯联合用药，来探究黄芪在青蒿琥酯治疗鼠疟中的辅助作用，进一步发掘黄芪的药理作用，发掘其巨大的功效，发掘中药的巨大潜力，为临床用药提供新的指导方向。

（二）学术性

黄芪在青蒿琥酯治疗鼠疟中能起到一定的辅助作用，能提高青蒿琥酯的治疗效果，降低其副作用。

（三）独特之处

采取黄芪与青蒿琥酯合用治疗疟疾，期望能提高青蒿琥酯的疗效、减缓青蒿琥酯治疗中带来的副作用、增强患者的免疫功能，为临床用药提供指导。

四、项目研究的实际应用价值和现实指导意义

（一）实际应用价值

疟疾是我国五大寄生虫病之一，目前其主要治疗用药是青蒿琥酯，治疗效果明显，但是近年来，逐渐出现了一些抗药虫株，这给临床治疗带来了一定的困难。本课题采用黄芪和青蒿琥酯联合用药，以期望能提高青蒿琥酯的治愈率，改善患者的免疫功能，减低患者的不适感。如若实验结果理想，则为临床治疗疟疾提供了一条新的思路，同时黄芪价格低廉，加工工艺目前已成熟，而且黄芪有多种功效，所以在提高患者的治疗效果的同时，不会明显增加患者的经济压力。

（二）现实指导意义

本课题通过实验结果可得出黄芪对青蒿琥酯所具有的辅助效果以及黄芪的合适剂量，提升鼠疟治疗中小鼠的免疫能力，进而辅助青蒿琥酯发挥功能，提高治愈率。另外，青蒿琥酯作用迅速，疗效确切，但副作用也较为明显，如呕吐、腹泻、食欲减退、荨麻疹等，因此本课题还观察黄芪能否缓和青蒿琥酯的副作用。如果能用黄芪配伍青蒿琥酯进行治疗提高其疗效，减少其副作用，就可以帮助提高其治疗效果，减少患者的痛苦，将具有重要的临床意义。

参考文献

傅行礼, 高传虎. 2007. 血吸虫病虫卵肉芽肿与肝纤维化的动态观察 [J]. 江苏大学学报 (医学版), 17(3): 209-211.

胡建华, 姚明, 崔淑芳. 2009. 实验动物学教程 [M]. 上海: 上海科学技术出版社.

李朝品. 2008. 人体寄生虫学实验研究技术 [M]. 北京: 人民卫生出版社.

李朝品, 程彦斌. 2018. 人体寄生虫学实验指导 [M]. 第 3 版. 北京: 人民卫生出版社.

李剑. 2014. 实验病原生物学 [M]. 北京: 科学出版社.

丘丰, 张红. 2020. 实验室生物安全基本要求与操作指南 [M]. 北京: 人民卫生出版社.

孙敬方. 2001. 动物实验方法学 [M]. 北京: 人民卫生出版社.

魏秋华. 2015. 生物安全实验室消毒与灭菌 [J]. 中国消毒学杂志, 32(1): 55-58.

夏超明. 2010. 临床寄生虫学检验实验指导 [M]. 北京: 中国医药科技出版社.

徐丽, 董磊. 2017. 大学实验室管理对学生安全的重要性 [J]. 现代职业教育, 25: 168.

杨致邦, 叶彬. 2008. 病原生物学实验 [M]. 北京: 科学出版社.

诸欣平. 2018. 人体寄生虫学 [M]. 第 9 版. 北京: 人民卫生出版社.

訾自强, 杨秀珍. 2009. 病原生物学实验教程 [M]. 北京: 人民卫生出版社.

附　　录

一、常用仪器的使用与维护

（一）普通光学显微镜

1. 使用方法

（1）对光：于自然光线下观察时，应用平面反光镜；在人工光源（如日光灯）或弱光处则应用凹面反光镜。检查不染色标本宜用弱光，即将聚光器降低或缩小光圈；检查染色标本时光线宜强，应将光圈完全打开并升高聚光器。

（2）观察：将载玻片放在载物台上，用夹片器固定，先用低倍镜找到标本所在处，再换油镜观察。使用油镜时，须在载玻片的标本部位滴香柏油1滴，从旁观察并扭动粗调螺旋使载物台上升，将油镜头浸入油内接近标本表面，但不要碰到玻片，再反向转动粗调螺旋使载物台徐徐下降，至视野中看到标本轮廓，然后转动微调螺旋至清晰。微调螺旋是显微镜机械装置中较精细又容易损坏的元件，拧到了限位以后，就拧不动了，此时决不能强拧，否则必然损坏。调焦时，如果遇到这种情况，应将微调退回3～5圈，先用粗调螺旋调焦，待初见物像后，再改用微调螺旋。可以事先将微调螺旋调至中间位置，使正反两个方向都有大体相等的调节余地。

2. 维护与保养

（1）物镜及目镜须经常保持清洁，特别是油镜，使用完毕后，应立即用擦镜纸滴加少许二甲苯将镜头上的香柏油擦掉，再用干的擦镜纸擦干（注意：擦的时候，只能沿镜头直径朝一个方向擦）。

（2）显微镜使用完毕后应将物镜转成"八"字形，使之不正对光线，降下聚光器，避免物镜与聚光器相撞，损坏透镜，并登记使用情况后送入镜箱。

（二）暗视野显微镜

1. 使用方法

（1）将普通显微镜聚光器卸下，装上暗视野聚光器，置暗室，使用人工光源。

（2）先用低倍物镜观察，调节光环置中央后，在暗视野聚光器表面滴上石蜡油（或水），再将标本夹在标本夹上。

（3）调节暗视野聚光器，使油滴（或水滴）与镜台上的载玻片底面接触。

（4）其余操作同普通显微镜。

2. 维护与保养

（1）防尘光学元件表面落入灰尘，不仅影响光线通过，而且经光学系统放大后，会生成很大的污斑，影响观察。除此之外，灰尘、砂粒落入机械部分，还会增加磨损，引起运动受阻，危害很大。所以应注意保持防尘及显微镜的清洁。

（2）防潮：光学镜片就容易生霉、生雾。机械零件受潮后，容易生锈。显微镜箱内应放置1～2袋硅胶作干燥剂。

（3）防热：为避免热胀冷缩引起镜片的开胶与脱落，生物显微镜应放置在干燥阴凉、无尘、无腐蚀的地方。使用后，要立即擦拭干净，用防尘透气罩罩好或放在箱子内。并储放在干燥的地方防尘防霉。或可将物镜和目镜单独保存在干燥器之类的容器中，并放入干燥剂。

（4）防腐蚀：显微镜不能和具有腐蚀性的化学试剂放在一起，如硫酸、盐酸、强碱等。

（三）荧光显微镜

1. 使用方法

（1）将荧光显微镜置暗室，开启光源，待光源稳定并达到一定亮度（5～10分钟）后，对准光轴。

（2）装好配对的激发滤光片和吸收滤光片后，再做观察。其余操作同普通显微镜。

（3）若观察时间较长，应使用电扇等散热设备。

2. 维护与保养

（1）如用高压汞灯作光源，使用时一经开启不宜中断，断电后需待汞灯冷却后（约15分钟）方能再启动。

（2）观察同一标本的时间不宜太长，因为标本在高压汞灯下照射超过3分钟，会有荧光减弱现象。

（四）倒置显微镜

1. 使用方法

（1）接连电源，打开镜体下端的电控开关。将待观察对象置于载物台上。旋转三孔转换器，选择较小的物镜。观察，并调节铰链式双目镜，以舒适为宜。

（2）调节光源：推拉调节镜体下端的亮度调节器至适宜。通过调节聚光镜下面的光栅来调节光源的大小。

（3）调节像距：转三孔转换器，选择合适倍数的物镜；更换并选择合适的目镜；同时调节升降，以消除或减小图像周围的光晕，提高图像的衬度。

（4）调整载物台，选择观察视野；通过目镜进行观察结果。

（5）取下观察对象，推拉光源亮度调节器至最暗。关闭镜体下端的电源开关。旋转三孔转换器，使物镜镜片置于载物台下侧，防止灰尘的沉降。

2. 维护与保养

（1）所有镜头表面必须保持清洁，落在镜头表面的灰尘，可用吸耳球吹去，也可用软毛刷轻轻地掸去。

（2）当镜头表面沾有油污或指纹时，可用脱脂棉蘸少许无水乙醇和乙醚的混合液（3∶7）轻轻擦拭。

（3）不能用有机溶液擦拭其他部件表面，特别是塑料零件，可用软布蘸取少量中性洗涤剂擦拭。

（4）在任何情况下操作人员不能用棉团、干布块或干镜头纸擦拭镜头表面，否则会刮伤镜头表面，严重损坏镜头，也不要用水擦拭镜头，这样会在镜头表面残留一些水迹，因而可能滋生霉菌，严重损坏显微镜。

（5）仪器工作的间歇期间，为了防止灰尘进入镜筒或透镜表面，可将目镜留在镜筒上，或盖上防尘塞，或用防尘罩将仪器罩住。

（6）显微镜尽可能不移动，若需移动应轻拿轻放，避免碰撞。

（7）不允许随意拆卸仪器，特别是中间光学系统或重要的机械部件，以免降低仪器的使用性能。

（五）生物安全柜

1. 使用方法

（1）操作前应将本次操作所需的全部物品移入安全柜，避免双臂频繁穿过气幕破坏气流；并且在移入前用75%乙醇擦拭表面消毒，以去除污染。

（2）打开风机5～10分钟，待柜内空气净化并气流稳定后再进行实验操作。将双臂缓缓伸入安全柜内，至少静止1分钟，使柜内气流稳定后再进行操作。

（3）安全柜内不放与本次实验无关的物品。柜内物品摆放应做到清洁区、半污染区与污染区基本分开，操作过程中物品取用方便，且三区之间无交叉。物品应尽量靠后放置，但不得挡住气道口，以免干扰气流正常流动。

（4）操作时应按照从清洁区到污染区进行，避免交叉污染。为防止液滴溅出，可在台面上铺一用消毒剂浸泡过的毛巾或纱布，但不能覆盖住安全柜格栅。

（5）柜内操作期间，严禁使用酒精灯等明火，以避免产生的热量产生气流，干扰柜内气流稳定；且明火可能损坏高效空气过滤器（HEPA）。

（6）工作时尽量减少身后人员走动以及开关房门，以防止安全柜内气流不稳定。

（7）在实验操作时，不可打开玻璃视窗，应保证操作者脸部在工作窗口之上。在柜内操作时动作应轻柔、舒缓，防止影响柜内气流。

2. 维护与保养

（1）安全柜应定期进行检测与保养，以保证其正常工作。工作中一旦发现安全柜工作异常，应立即停止工作，采取相应处理措施，并通知相关人员。

（2）工作完全后，关闭玻璃窗，保持风机继续运转 10～15 分钟，同时打开紫外灯，照射 30 分钟。

（3）安全柜应定期进行清洁消毒，柜内台面污染物可在工作完成且紫外灯消毒后用 2% 的 84 消毒液擦拭。柜体外表面则应每天用 1% 的 84 消毒液擦拭。

（4）柜内使用的物品应在消毒后再取出，以防止将病原微生物带出而污染环境。

（六）超净工作台

1. 使用方法

（1）使用工作台时，应提前 50 分钟开机，同时开启紫外灯，处理操作区内表面积累的微生物，30 分钟后关闭紫外灯（此时日光灯即开启），启动风机。

（2）对新安装的或长期未使用的工作台，使用前必须对工作台和周围环境先用超静真空吸尘器或用不产生纤维的工具进行清洁工作，再采用药物灭菌法或紫外线灭菌法进行灭菌处理。

（3）操作区内不允许存放不必要的物品，保持工作区的洁净气流流动不受干扰。

（4）操作区内尽量避免明显扰乱气流流动的动作。

（5）操作区的使用温度不可以超过 60℃。

2. 维护与保养

（1）根据环境的洁净程度，可定期（一般 2～3 个月）将粗滤布（涤纶无纺布）拆下清洗或给予更换。

（2）定期（一般为一周）对环境周围进行灭菌工作，同时经常用纱布蘸乙醇或丙酮等有机溶剂将紫外线杀菌灯表面擦干净，保持表面清洁，否则会影响杀菌效果。

（3）操作区平均风速需保持在 0.32～0.48m/s。

（七）恒温培养箱

1. 使用方法

（1）接通电源，开启电源开关。

（2）调节调节器按钮，至调节温度档，并调节至所需温度，点击确认按钮，加热指示灯亮，培养箱进入升温状态。

（3）如温度已超过所需温度时，可将调节器按钮，至调节温度档，并调节至所需温度，待温度降至所需温度时再使用。

（4）箱内之温度应按照温度表指示为准。

2. 维护与保养

（1）恒温培养箱必须有效接地，以保证使用安全。

（2）在通电使用时忌用手触及箱左侧空间内的电器部分，也不可用湿布揩抹及用水冲洗。

（3）电源线不可缠绕在金属物上或放置在潮湿的地方，防止橡胶老化以及漏电。

（4）实验物放置在箱内不宜过挤，需保持空气流动畅通，箱内平均受热，在实验时，应将顶部适当旋开，使湿空气外逸以利于调节箱内温度。

（5）箱内外应每日保持清洁，每次使用完毕应当进行清洁。

（6）若长时间停用，应将电源切断。

（八）厌氧培养箱

1. 使用方法

（1）首先将所有气阀全部关闭。开启真空泵阀，再开启 A 罐体阀，将 A 罐体门敞开。

（2）迅速将已接种细菌的培养基放入罐内，同时将 105 型脱氧催化剂约 50g 与高效干燥剂分子筛 3A 约 15g 混合后放入 2 只不加盖玻璃皿内，而后放入 A 罐内。

（3）将预先备好的厌氧环境指示剂放入罐门真空玻璃前（以利于观察颜色变化），迅速关闭罐门、扭紧。

（4）开动真空泵，当真空达到 700mmHg 时，将泵阀门关闭后，再关停真空泵电源。

（5）开启输气总阀（即输入 N_2、H_2、CO_2），开启气体盘铜阀（N_2 阀），用氮气（N_2）冲洗罐床及管路，轻轻开启 N_2 瓶阀及减压器阀。

（6）当真空表针由 700mmHg 回复到 0 位时，关闭氮气（N_2）铜阀，再开启真空泵阀，按上述操作重复两次，以除去残余氧气。

（7）再按"4、5"操作，按需要比例通入氮气（N_2）、氢气（H_2）、二氧化碳（CO_2）。

（8）真空表指针回复到 0 位时，即将铜瓶阀门关闭，再次检查，所有气阀需一律关闭。

（9）在已放有接种之培养基的罐门上，挂一标牌，注明放物日期，并在化验单上也注明罐体号。

2. 维护和保养

（1）厌氧培养箱尽可能安装在空气清洁处，温度变化小的地方。

（2）开机前应全面熟悉和了解各组成套仪器、仪表的使用说明书，掌握正确使用方法。

（3）培养物必须在培养操作室达到绝对无氧环境后放入。

（4）如发生故障（停气等原因）培养操作室内仍可保持 12 小时厌氧状态（超过 12 小时需把培养物取出另行处理）。

（5）经常注意气路有无漏气现象。

（6）当气瓶气体用尽，总输出压力小于 0.1MPa 时，应尽快调换气瓶，调换气瓶时注意要扎紧气管，避免管内流入含氧气体。

（九）空气恒温摇床

以 SHK-99-Ⅱ型台式空气恒温摇床为例。

1. 使用方法

（1）LED 屏幕上各段数据如下。

RPM　　　Temp　　　Time
1000　　　00.0　　　00:00

屏幕上"1"表示第一段，如果是第二段则为"2"，"RPM"表示每分钟转速，"Temp"表示温度，"Time"表示时间，不设定时可自动累计时间一直运行。"RPM""Temp""Time"的值随时可以修改，随时按新值运行。

（2）工作程序设置。按"F1"键，进入设置状态。可在速度、温度、时间、运行等四部分之间切换。在每一部分按"F2"键输入数据，输入完十位数据，再输入个位数据，按"F2"键，到小数位，再按"F2"键，又到十位，以此循环。

（3）再按"F1"键，转回运行状态，按"Start"键，电机开始运行，时间开始计时。

（4）按"End"键，结束系统运行。

2. 维护与保养

（1）打开电源，系统开始自检，等待 LCD 屏幕出现"WELCOME"字样，系统自检完毕，可以进行第 2 步参数设置。若屏幕出现：a. "TEMP ERROR"，表示温度检测线路有错误；b. "MOTOR ERROR"，表示电机部分有错误。

（2）运行过程可以打开箱盖，这样电机不运行，时间也停止，盖上盖接着运行。

（3）工作完毕，关闭电源。关机后，下次使用要等一段时间再开机。

（十）消毒设备

以立式自动压力蒸汽灭菌器（LDZX-40BI）为例。

1. 使用方法

（1）开盖：转动手轮，使锅盖离开密封圈。

（2）通电：连接自动进水装置。接通电源，将控制面板上电源开关按至 ON 处，若水位低（LOW）红灯亮，蒸发锅内属断水状态；缺水（LACK）黄灯亮，电源已正常输入。

（3）加水：打开水源，水位达到低水位，控制面板上低水位红灯和缺水黄灯相继熄灭，继续加水至高水位（HIGH）绿灯亮，自动停止加水。

（4）堆放物品：需包扎的灭菌物品，以体积不超过 200mm×100mm×100mm 为宜，各包装之间留有间隙，堆放在金属框内，这样有利于蒸汽的穿透，提高灭菌效果。

（5）密封高压锅：推横梁入立柱内，旋转手轮，使锅盖下压，充分压紧。

（6）设定温度：通电后数显窗灯亮，上层为红色，显示温度，下层为绿色，设定温度和时间。先按控制面板上确认键，绿色数显闪烁，进入温度设定状态。按一次移位键所指相应位置闪烁，根据所需数据位置进行（单项循环）移位。按"△"增加键或"▽"减少键，进行所需温度设定。设定完毕，按两次确认键，进行温度确认。

（7）设定时间：按一次确认键，将温度设定切换成时间设定；再按一次移位键，所指相应位置闪烁，根据所需数据位置进行移位；按增加键或减少键，进行所需时间设定。设定完毕，按两次确认键，进行时间设定确认。时间采用倒计时，当灭菌锅内温度达到设定温度，定时器开始倒计时。

（8）灭菌：在加热初，将下排气阀打开至垂直位置；下排气阀待蒸汽冒出时，压力表显示指示为 100℃ 时，将下排气阀推向水平关闭位置；留有微量蒸汽逸出，以控制总气流量的 15% 为宜。使用最高灭菌温度为 124～126℃，压力在 0.145～0.165MPa 范围内属于安全阀设定数，超出压力部分，安全阀将自动泄压，并开始计数灭菌所需时间。灭菌完成，电控装置将自动关闭加热系统，伴有蜂鸣提醒，并将保温时间切换成"END"显示。此时，将控制面板上电源开关按至"OFF"处，关闭电源，停止加热待其冷却。

（9）干燥：物品灭菌后需要迅速干燥，须打开放气阀和下排气阀，将灭菌器内的蒸汽迅速排出，使物品上残留水蒸气快速挥发。

（10）将盖开启，取出已灭菌物品。关闭水源，打开下排水阀，排尽灭菌室的水与水垢，以备下次使用。

2. 维护与保养

（1）堆放灭菌物品时，严禁堵塞安全阀的出气孔，必须留出空位保证其空气畅通，否则安全阀因出气孔堵塞不能工作，造成事故。

（2）液体灭菌时，应将液体灌装在硬质的耐热玻璃瓶中，以不超过 3/4 体积为好，瓶口选用棉塞，切勿使用未打孔的橡胶或软木塞，特别注意，在灭菌液体结束时不可立即释放蒸汽，必须待压力表指针回零位方可排放余气。

（3）对不同类型，不同灭菌要求的物品，切勿放在一起灭菌，以免顾此失彼，造成损失。

（十一）电泳仪和电泳槽

1. 使用方法

（1）首先用导线将电泳槽的两个电极与电泳仪的直流输出端连接，注意极性不要接反。

（2）电泳仪电源开关调至关的位置，电压旋钮转到最小，根据工作需要选择稳压稳流方式及电压电流范围。

（3）接通电源，缓缓旋转电压调节钮直到达到的所需电压为止，设定电泳终止时间，此时电泳即开始进行。

（4）工作完毕后，应将各旋钮、开关旋至零位或关闭状态，并拔出电泳插头。

2. 维护与保养

（1）电泳仪通电进入工作状态后，禁止人体接触电极、电泳物及其他可能带电部分，也不能到电泳槽内取放东西，如需要应先断电，以免触电。同时要求仪器必须有良好的接地端，以防漏电。

（2）仪器通电后，不要临时增加或拔除输出导线插头，以防短路现象发生，虽然仪器内部附有保险丝，但短路现象仍有可能导致仪器损坏。

（3）由于不同介质支持物的电阻值不同，电泳时所通过的电流量也不同，其泳动速度及泳至终点所需时间也不同，故不同介质支持物的电泳不要同时在同一电泳仪上进行。

（4）在总电流不超过仪器额定电流时（最大电流范围），可以多槽关联使用，但要注意不能超载，否则容易影响仪器寿命。

（5）某些特殊情况下需检查仪器电泳输入情况时，允许在稳压状态下空载开机，但在稳流状态下必须先接好负载再开机，否则电压表指针将大幅度跳动，容易造成不必要的人为机器损坏。

（6）使用过程中发现异常现象，如较大噪声、放电或异常气味，须立即切断电源，进行检修，以免发生意外事故。

（十二）紫外透射反射仪

DNA 经电泳分开后，不能直接观察，DNA 能与溴化乙锭结合，DNA-溴化乙锭复合物在紫外光下呈红色荧光，所以电泳分离后的 DNA 经溴化乙锭染色后可以在紫外光下进行观察。紫外透射反射仪就是用来观察电泳分离并经溴化乙锭染色后的核酸的仪器。它有两组光源：一组是反射式光源，另一组是透射式光源。反射式光源不会直接照射到操作者，对操作者的影响较小，但照相时不方便。透射式光源能直接照射到操作者，需用特种玻璃进行防护，但其十分有利于照相。实际应用中可综合考虑。

1. 使用方法

（1）电泳结束后，将凝胶板置紫外透射反射仪的石英台面上，盖上特制的紫外线防护罩。

（2）开启电源开关，进行观察。如需照相，则将相机固定在相机固定杆上，进行拍照。

（3）观察完毕，关闭电源，取下凝胶板，清洁石英台面。

2. 维护与保养

（1）本仪器应放置在阴凉、干燥、无灰尘和无酸碱、蒸汽的地方，仪器使用环境应清洁。长时间不用应拔下电源插头，并盖上防护罩。

（2）不要将水和液体溅到仪器上。

（3）灯箱上放置被观察物的玻璃如有污秽，可用酒精棉球擦干净。

（十三）酶标仪

以 Bio-tek ELx800 酶标仪为例。

1. 使用方法

（1）先从试剂说明书上获得以下信息：①使用什么波长；②如何判断结果。例如，样本 OD 值 Sod ≥阴性对照值 Xod×2.1，为阳性；阴性对照值 Xod 小于 0.05 时，以 0.05 计算。

（2）给酶标仪上参数，即 DEFINE 定义：在 MainMenu 下，选 DEFINE SELECT ASSAY NUMBER：02 NAME：HIV。进入定义编号为 02，名称为 HIV 的项目编程，其中 DEFINE 下有三个部件构成。定性有 METHOD（方法）、MAP（排板）、FORMULA（公式），定量有 METHOD（方法）、MAP（排板）、CURVE（曲线）。其中 METHOD（方法）可定义波长及板类型；MAP（排板）可定义板的加样位置、数量、标准或对照物；FORMULA（公式）可定义 CUTOFF 定性临界公式、中介值，进行结果判断；CURVE（曲线）：可定义定量下所使用的曲线类型。

（3）开机 → 机器自检 → 进入主菜单 MainMenu→ 按 READ 功能键 → 选择要做项目的编号及名称 → 输入要做的样本数量 → 按 ENTER 键 → 把检测板放入机器运载台上 → 打印机打印出结果（打印机要打开并放好纸）→ 取走检测板，按 ENTER 键 → 选择要做项目的编号及名称 → 按 MainMenu 键，进入主菜单 MainMenu→ 操作结束。

2. 维护与保养　酶标仪是一种精密的光学仪器，因此良好的工作环境不仅能确保其准确性和稳定性，还能够延长其使用寿命。根据 DINVDE0871 条例，仪器应放置在无磁场和干扰电压的位置。依据 DIN45635-19 条例：酶标仪仪器应放置在低于 40 分贝的环境下；为延缓光学部件的老化，应避免阳光直射；操作时环境温度应在 15 ～ 40℃，环境湿度在 15% ～ 85%；操作电压应保持稳定；操作环境空气清洁，避免水汽，烟尘；保持干燥、干净、水平的工作台面，以及足够的操作空间。

（十四）电子天平

1. 使用方法

（1）接通电源开关，预热 30 分钟。

（2）打开"开始"键，仪器自检后面板出现 0.0000g 读数时说明仪器处于"Standby"状态。

（3）放入称量纸或容器后调零。

（4）放置样品进行称量，天平稳定后的读数为样品重量。

（5）断开电源。

（6）完毕后小心清扫散落的残余试剂，关好天平门并罩好外罩。

2. 维护与保养

（1）将天平置于稳定的工作台上避免震动、气流及阳光照射。

（2）电子天平应按说明书的要求进行预热。

（3）称量易挥发和具有腐蚀性的物品时，要盛放在密闭的容器中，以免腐蚀和损坏电子天平。

（4）经常对电子天平进行自校或定期外校，保证其处于最佳状态。

（5）如果电子天平出现故障应及时检修，不可使其带"病"工作。

（6）不可过载使用以免损坏天平。电子天平长期不用时应妥善收藏。

（十五）制冰机

1. 使用方法

（1）将进水管一端安放于自来水水嘴，另一端接在制冰机后部的进水口。

（2）打开自来水开关，当水槽内水满后，打开电源开关，制冰工作启动，机器进入自动上水、制冰、脱冰状态。

（3）当长时间不用或挪动位置时，应先关掉电源，再打开储冰盒底部泄水孔上的泄水螺母，排尽残余水分（平时严禁松动或拧开螺母），完毕后拧紧螺母。

2. 维护与保养

（1）箱体表面请勿放置较重或较热的物体，以免箱体变形。

（2）清洁前，请先切断电源，用软棉布蘸少许无腐蚀的中性清洗剂擦洗内外表面，清洗后用干布擦干，不可使用有机溶剂、开水及洗衣粉等对箱体有害的物质，且不得用喷溅水进行清洗。

（3）油类、果汁等极易粘在门封条上，要注意经常用温水擦洗，以使门封条保持弹性，并擦上少许滑石粉延长寿命。

（4）制冰机停用前应将开关关闭，彻底清洗箱内，用干抹布擦干，使箱内干燥。

（5）定期用毛刷打扫冷凝器和压缩机表面的灰尘，以保持高效换热。

（6）不要在储冰室内存放除冰块外的任何物品，更不准在储冰室内冷冻或冰镇任何物品。

（十六）恒温干燥箱

1. 使用方法

（1）打开电源开关。

（2）设置加热温度。

（3）待温度达到设置温度并且稳定无异常情况后，放入样品，开始计时至所需干燥程度。

2. 维护与保养

（1）设置温度时，通常将温度设置稍低于实验温度，待温度达到设置温度后，再设置到实验温度。

（2）新购电热恒温干燥箱应校检合格方能使用，所有电热恒温干燥箱每年由计量所校检一次。

（3）干燥箱安装在室内干燥和水平处，禁止震动和腐蚀。

（4）使用时注意安全用电，电源刀闸容量和电源导线容量要足够，并要有良好的接地线。

（5）箱内放入试品时不能太密，散热板上不能放试品，以免影响热气向上流动。

（十七）低温离心机

1. 使用方法

（1）离心机应放置在水平坚固的地板或平台上，并力求使机器处于水平位置以免离心时造成机器震动。

（2）打开电源开关，按要求装上所需的转头，将预先以托盘天平平衡好的样品放置于转头样品架上（离心筒须与样品同时平衡），关闭机盖。

（3）按功能选择键，设置各项要求，即温度、速度、时间、加速度及减速度，带电脑控制的机器还需按储存键，以便记忆输入的各项信息。

（4）按启动键，离心机将执行上述参数进行运作，到预定时间自动关机。

（5）待离心机完全停止转动后打开机盖，取出离心样品，用柔软干净的布擦净转头和机腔内壁，待离心机腔内温度与室温平衡后方可盖上机盖。

2. 维护与保养

（1）机体应始终处于水平位置，外接电源系统的电压要匹配，并要求有良好的接地线。

（2）开机前应检查转头安装是否牢固，机腔有无异物掉入。

（3）样品应预先平衡，使用离心筒离心时离心筒与样品应同时平衡。

（4）挥发性或腐蚀性液体离心时，应使用带盖的离心管，并确保液体不外漏，以免腐蚀机腔或造成事故。

（5）擦拭离心机机腔时动作要轻，以免损坏机腔内温度感应器。

（6）每次操作完毕应做好使用情况记录，并定期对机器各项性能进行检修。

（7）离心过程中若发现异常现象，应立即关闭电源，报请有关技术人员检修。

（十八）数字式酸度计

1. 使用方法

（1）将 pH 电极和温度探头与主机连接，主机与电源连接。

（2）取出电极保护套，如果有结晶盐出现，这是电极常见现象，浸入水后就会消逝。如果薄膜玻璃或透析膜发干，可在 HI170300 电极保存液中浸泡 1 小时。

（3）pH 校准。将 pH 电极和温度探棒浸泡在所选的标准缓冲液内 4cm（建议用 pH 6.86、7.01），缓冲液值可通过 "D℃" 或 "Ñ℃" 键来调节。按 "CAL" 键，仪器将显示 "CAL" 和 "BUF" 符号及"7.01"数据。当读数不稳定时，屏幕会显示"NOTREADY"；当读数稳定时，屏幕会显示"READY"和"CFM"，按"CFM"键确认校准值。确认第一校准点后，将 pH 电极与温度探棒浸泡在标准缓冲液内 4cm（建议用 pH 4.01、9.18、10.01）；再按"CAL"键，仪器将显示"CAL"和"BUF"符号及"4.01"数据。按"CFM"键确认校正值。

（4）pH 测量。校准完毕后，仪器自动进入 pH 测量状态，将电极与温度探棒浸泡在待测溶液中约 4cm，停几分钟让电极读数稳定。

2. 维护与保养

（1）由于 pH211 酸度计内装有可充电电池，在刚购买或长时间放置后，再使用时，通电校正测量完毕后，可将电源继续插入电源插座，只需关闭开关，这样可以保证电池充电，使校正值得以储存，下次测量时无须校正即可进入精确测量。

（2）不可用蒸馏水、去离子水和纯水浸泡电极。如果读数偏差太大（±1pH），则是由于没有校正或电极变干。为避免电极受损，在关机前要将 pH 电极从溶液中拿出。当处于关机状态时，在电极浸入电极保存液前，电极要与机器分开。

（3）如仪器已测过几种不同的样品溶液，请用自来水清洗，或在插入样品溶液前，用待测样品清洗电极。

（4）温度会影响 pH 的读数，为测量准确的 pH，温度要在适合的范围内进行自动温度补偿，用 HI7669/2W 温度探棒浸入样品中，紧靠电极并停几分钟，如果被测溶液的温度已知或测量是在相同温度下进行，只需动手补偿，那么此时温度探棒不用连接，屏幕上会显示温度读数伴有"℃"信号闪烁。温度可通过"Ñ℃"或"D℃"来调节。

（十九）分光光度计

1. 使用方法

（1）接通稳压器电源，待稳压器输出电压稳定至 200V 后打开光度计电源，仪器自动进入初始化。

（2）初始化约需时 10 分钟。内容包括：①寻找零级光；②建立基线；③最后当显示器指示××nm 时，表明仪器完成初始化程序，可进入检测状态。

（3）按要求输入各项参数，选择相应比色杯（玻璃或石英），将空白管、标准管及待测管依次放入比色皿架内，关上比色池盖。

（4）以空白管自动调零。

（5）试样槽依次移至样品位置，待数据显示稳定后按"START/STOP"键，打印机自动打印所测数据，重复上述步骤，直到所有样品检测完毕。

（6）检测结束后应及时取出比色杯，并清洗干净放回原处，同时关上仪器电源开关及稳压器电源开关，做好使用情况登记。

2. 维护与保养

（1）仪器初次使用或使用较长时间（一般为一年），需检查波长准确度，以确保检测结果的可靠性。

（2）由于长途运输或室内搬运可能造成光源位置偏移，导致亮电流漂移增大。此时对光源位置进行调整，直至达到有关技术指标为止。若经调整校正后波长准确度、暗电源漂移及亮电流漂移三项关键指标仍未符合要求，则应停止使用，并及时通知有关技术人员检修。

（3）每次检测结束后应检查比色池内是否有溶液溢出，若有溢出应随时用滤纸吸干，以免引起测量误差或影响仪器使用寿命。

（4）仪器每次使用完毕，应于灯室内放置数袋硅胶（或其他干燥剂），以免反射镜受潮霉变或沾污，影响仪器使用，同时盖好防尘罩。

（5）仪器室应通常保持洁净干燥，室温以 5～35℃为宜，相对湿度不得超过 85%。有条件者应于室内配备空调机及除湿机，以确保仪器性能稳定。

（6）仪器室不得存放酸、碱、挥发性或腐蚀性等物质，以免损坏仪器。

（7）仪器长时间不用时，应定时通电预热，每周 1 次，每次 30 分钟，以保证仪器处于良好使用状态。

（二十）分析天平

1. 使用方法

（1）检查并调整天平至水平位置。

（2）事先检查电源电压是否匹配（必要时配置稳压器），按仪器要求通电预热至所需时间。

（3）预热足够时间后打开天平开关，天平则自动进行灵敏度及零点调节。待稳定标志显示后，可进行正式称量。

（4）称量时将洁净称量瓶或称量纸置于秤盘上，关上侧门，轻按一下校正键，天平将自动校对零点，然后逐渐加入待称物质，直到所需重量为止。

（5）被称物质的重量是显示屏左下角出现"→"标志时，显示屏所显示的实际数值。

（6）称量结束应及时除去称量瓶（纸），关上侧门，切断电源，并做好使用情况登记。

2. 维护与保养

（1）天平应放置在牢固平稳水泥台或木台上，室内要求清洁、干燥及保持较恒定的温度，同时应避免光线直接照射到天平上。

（2）称量时应从侧门取放物质，读数时应关闭箱门以免空气流动引起天平摆动。前门仅在检修或清除残留物质时使用。

（3）电子分析天平若长时间不使用，则应定时通电预热，每周一次，每次预热 2 小时，以确保仪器始终处于良好使用状态。

（4）天平箱内应放置干燥剂（如硅胶），当干燥剂吸水变色，应立即高温烘烤更换，以确保吸湿性能。

（5）挥发性、腐蚀性、强酸强碱类物质应盛于带盖称量瓶内称量，防止腐蚀天平。

二、常用培养基的制备与应用

（一）普通培养基

1. 营养肉汤培养基

（1）成分：蛋白胨 1g，氯化钠 0.5g，牛肉膏 0.3g，蒸馏水 100ml。

（2）制法：将以上成分加热溶解，矫正 pH 为 7.4 ～ 7.6，过滤，分装试管，包扎，高压蒸汽 121.5℃ 20 ～ 30 分钟灭菌。待无菌试验合格，备用。

（3）用途：供培养一般细菌用，还可作为其他培养基的基础液。

2. 营养琼脂培养基

（1）成分：营养肉汤 100ml，琼脂 2 ～ 2.5g。

（2）制法：营养肉汤矫正 pH 为 7.4 ～ 7.6，加入琼脂浸泡片刻，加热至琼脂全部熔化，补充加热所失水分，趁热过滤，分装试管或三角瓶；包扎，高压蒸汽灭菌 121.5℃ 20 ～ 30 分钟。取出后，试管倾斜摆斜成面，三角瓶内的培养基以无菌操作倒入平皿，每个平皿 15 ～ 20ml，冷却后翻皿。置 37℃ 温箱无菌检验，合格后方可使用。

（3）用途：供一般细菌分离、培养、药敏试验用。

3. 斜面琼脂培养基

（1）成分：同"营养琼脂培养基"。

（2）制法：对蛋白胨、肉膏等物质加热熔化，调整 pH，趁热定量分装于加塞的试管内。再经高压灭菌后，在实验台上放 1 支长 0.5 ～ 1m 的木条，厚度为 1cm 左右。将试管头部枕在木条上，使管内培养基自然倾斜，凝固后即成斜面培养基。

（3）用途：用于菌种扩大转管及菌种保藏。

4. 血琼脂培养基

（1）成分：营养琼脂培养基 100ml，无菌脱纤维血 5～10ml。

（2）制法：预先准备灭菌三角瓶（内盛玻璃珠），无菌操作采集动物（羊、家兔、马等）血于三角瓶内，轻轻平稳地晃动瓶内玻璃珠，脱去纤维蛋白，制成脱纤维血。营养琼脂灭菌后冷却至 50℃，以无菌操作加入脱纤维血，迅速混匀，倾注平皿或分装试管摆成斜面，凝固后无菌检验，备用。

（3）用途：供细菌分离、培养。观察细菌溶血现象。

（二）真菌培养基

1. 沙氏培养基

（1）成分：蛋白胨 1g，水 100ml，琼脂 1.5g，葡萄糖或麦芽糖 4g。

（2）制法：将上述物质称好，放入水中煮沸溶解（不必调 pH 即有 5 左右）分装中号试管（约 4ml）包扎，高压 121.5℃ 20 分钟。

（3）用途：作分离培养霉菌用。

2. 恰佩克培养基（察氏培养基）

（1）成分：硝酸钠 3g，磷酸氢二钾 1g，硫酸镁（$MgSO_2 \cdot 7H_2O$）0.5g，氯化钾 0.5g，硫酸亚铁 0.01g，蔗糖 30g，琼脂 20g，蒸馏水 1000ml。

（2）制法：加热溶解，分装后 121.5℃高压蒸汽灭菌 20 分钟，保存备用。

（3）用途：霉菌的分离鉴定及保存菌种。

（三）特殊培养基

1. SS 培养基

（1）基础培养基：牛肉膏 5g，脲胨 5g，琼脂 17g，三号胆盐 3.5g，蒸馏水 1000ml。将牛肉膏、脲胨和胆盐溶解于 400ml 蒸馏水中，将琼脂加入 600ml 蒸馏水中，煮沸使其熔化，再将两液混合，121.5℃高压蒸汽灭菌 15 分钟（时间可根据情况调整），保存备用。

（2）完全培养基：乳糖 10g，柠檬酸钠 8.5g，硫代硫酸钠 8.5g，10%柠檬酸铁溶液 10ml，1%中性红溶液 2.5ml，0.1%煌绿溶液，0.2ml。按比例加入上述染料以外的各种成分，加入基础培养基至 1000ml，充分均匀，矫正 pH 至 7.0，加入中性红和煌绿溶液倾注平板。

（3）用途：分离培养志贺菌和沙门菌。

2. 麦康凯琼脂培养基

（1）成分：蛋白胨 17g，脲胨 3g，猪胆盐（或牛、羊胆盐）5g，氯化钠 5g，琼脂 17g，蒸馏水 1000ml，乳糖 10g，0.01% 结晶紫水溶液 10ml，0.5% 中性红水溶液 5ml。

（2）制法：将蛋白胨、脲胨、胆盐和氯化钠溶解于 400ml 蒸馏水中，校正 pH 为 7.2。将琼脂加入 600ml 蒸馏水中，加热熔化。再将两液混合，分装于烧瓶内，121.5℃高压蒸汽灭菌 15 分钟，保存备用。临用时加热熔化琼脂，趁热加入乳糖，冷至 50～55℃时，加入结晶紫和中性红水溶液（结晶紫和中性红水溶液配好后须经高压灭菌），摇匀后倾注平板。

（3）用途：分离培养志贺菌和沙门菌。

3. 克氏双糖铁琼脂培养基

（1）成分

1）下层：蛋白胨 1g，氯化钠 0.5g，葡萄糖 0.2g，琼脂 0.3～0.5g，加水至 100ml。将上述物质混匀调 pH 至 7.6 后加 1.2% 酚红 0.4ml。

2）上层：蛋白胨 1g，氯化钠 0.5g，乳糖 1g，硫代硫酸钠 0.03g，硫酸亚铁 0.02g，琼脂 1g，加水至 100ml。

（2）制法

1）将下层配好，分装中号试管（1ml），塞好包扎，高压灭菌半小时，使凝固后备用。

2）制上层时，先将蛋白胨水制好，加入硫酸亚铁，硫代硫酸钠，加热溶解 pH 至 8.1，再加入酚红后分瓶（每瓶 300ml，称取琼脂包扎灭菌，趁热加入乳糖隔水煮沸 30 分钟或 121.5℃消毒 15 分钟）。

3）取已制好的下层管，每管用无菌法倒入上层液体约 1.5ml，边斜放置成斜面，凝固后备用。

（3）用途：分离培养肠道致病菌。

4. 伊红-亚甲兰琼脂培养基

（1）成分：蛋白胨 10g，乳糖 10g，氯化钠 5g，琼脂 22～25g，水 1000ml，2% 伊红溶液 20ml，0.5% 亚甲蓝溶液 20ml。

（2）制法：将蛋白胨、氯化钠、琼脂称好，加水 1000ml 使溶解，校正 pH 至 7.4 过滤，补足失水，加入 2% 伊红溶液 20ml，0.5% 亚甲蓝溶液 20ml，（121.5℃高压 20 分钟），冷却至 50℃左右倾注平板，凝固后存冰箱备用（高压以后方可再加乳糖）。

（3）用途：用作分离沙门、志贺菌属，也作菌群调查。

5. 碱性蛋白胨水

（1）成分：蛋白胨 20g，氯化钠 5g，硝酸钾 0.1g，结晶碳酸钠 0.2g，水 1000ml。

（2）制法：将蛋白胨、氯化钠、硝酸钾、结晶碳酸钠称好，溶于 1000ml 水中，校正 pH 至 8.4 分装试管，121.5℃高压灭菌 15 分钟后备用。

（3）用途：用于霍乱弧菌培养。

6. 尿素培养基

（1）成分：蛋白胨 0.1g，氯化钠 0.5g，磷酸二氢钾 0.2g，尿素 0.2g，葡萄糖 0.01g，水 100ml，酚红溶液（0.2%）0.4ml。

（2）制法

1）除葡萄糖、尿素外，把其他药品称好放入水中煮沸，使溶解，调 pH 至 7.2 过滤，高压灭菌 15 分钟。

2）配制尿素（灭菌）液：每 100ml 基液内加 2ml。

3）配制 10% 葡萄糖（灭菌）每 100ml 加 0.1ml。

4）分装小试管待用。

（3）用途：鉴定变形杆菌用。

7. 蛋白胨水培养基

（1）成分：蛋白胨 1g，氯化钠 0.5g，蒸馏水 100ml。

（2）制法：将各成分加热溶解，矫正 pH 为 7.6，滤过，分装试管，高压蒸汽灭菌 121.5℃ 20 分钟。

（3）用途：靛基质（吲哚）产生试验。

8. 单糖发酵管培养基（半固体）

（1）成分：pH 7.6～7.8 蛋白胨水 1000ml（0.3g/100ml），1.6% 溴甲酚紫乙醇溶液 1ml，琼脂 0.4～0.5g，10% 糖或醇 10ml。

（2）制备：把蛋白胨水、琼脂加热熔化，然后加 1.6% 溴甲酚紫乙醇溶液 1ml，10% 糖 10ml，混匀，分装试管，每管为 2～3ml，经 121.5℃高压灭菌 20 分钟后，分置于试管架上，贴上各类糖或醇类标签备用。

（3）用途：检验细菌对各类糖或醇的分解能力。

9. 葡萄糖蛋白胨水培养基

（1）成分：蛋白胨 0.5g，葡萄糖 0.5g，磷酸氢二钾 0.5g，蒸馏水 100ml。

（2）制法：将以上成分混合加热溶解，矫正 pH 为 7.2，过滤分装试管，每支 2ml，高压蒸汽

121.5℃ 15 分钟灭菌。

（3）用途：用于甲基红（MR）试验和伏-波试验。

10. 乙酸铅培养基

（1）成分：营养肉汤培养基 100ml，硫代硫酸钠 0.25g，琼脂 2 ～ 2.5g，10% 乙酸铅水溶液。

（2）制法：将前 3 种成分混合，加热溶解，分装试管，每支 5ml，高压蒸汽 121.5℃ 15 分钟灭菌（10% 乙酸铅水溶液同时灭菌），取出晾至 60℃，以无菌操作加入 10% 乙酸铅水溶液，每支 0.5ml，混匀，直立凝固。

（3）用途：硫化氢产生试验。

11. 明胶培养基

（1）成分：营养肉汤培养基 100ml，明胶 10 ～ 15g。

（2）制法：先将营养肉汤培养基煮沸，加入明胶，置水浴锅中加热熔化约 15 分钟（时间不宜过长，勿以火焰直接烧煮）。矫正 pH 至 7.2，分装试管 5 ～ 10ml，高压蒸汽 121.5℃ 15 分钟灭菌，取出直立凝固，无菌检验合格，置 20℃ 以下贮存备用。

（3）用途：明胶液化试验。

12. 柠檬酸钠琼脂培养基

（1）成分：磷酸二氢铵 0.1g，磷酸氢二钾 0.1g，无水硫酸镁 0.02g，氯化钠 0.5g，柠檬酸钠 0.23g，琼脂 2g，蒸馏水 100ml，1% 溴百里酚蓝乙醇溶液 1ml。

（2）制法：先将前 5 种盐类溶于蒸馏水中，矫正 pH 至 6.8 过滤。加入琼脂加热熔化后，最后加入溴百里酚蓝乙醇溶液。分装试管，每支 3ml，高压蒸汽 121.5℃ 15 分钟灭菌，取出趁热摆斜面。凝固后，无菌检验合格方可使用。此时培养基呈绿色。

（3）用途：柠檬酸盐利用试验，检测细菌利用碳源的能力。

13. 巧克力平板培养基

（1）成分：蛋白胨 10g，牛肉粉 3g，氯化钠 5g，脱纤维羊血 50ml，琼脂 15g，蒸馏水 1000ml。

（2）制法

1）将除脱纤维羊血（兔血）外的主要成分混合，校正 pH 在 7.2 ～ 7.4，高压灭菌后，冷却至 85℃。

2）无菌方法加入脱纤维羊血（兔血），摇匀后置于 85℃ 水浴中，维持该温度 10 分钟，使血液的颜色由鲜红转变成巧克力色。

3）取出，置于室温冷却至约 50℃，倾制平板。

（3）用途：主要是用于奈瑟菌属和嗜血杆菌等需氧菌的分离和培养。

14. 罗文斯坦培养基

（1）成分：磷酸二氢钾 2.4g，硫酸镁 0.24g，柠檬酸钠 0.6g，天冬素 3.6g，纯甘油（丙三醇）12ml，水 600ml，马铃薯粉 30g，鸡蛋 1000ml（约 3kg），2% 孔雀绿水溶液 20ml。

（2）制法

1）除鸡蛋和孔雀绿外，将其他物品称好，放入大三角瓶包扎好，高压灭菌。

2）鸡蛋用 75% 乙醇泡 30 分钟，无菌法打蛋，倒入盛有玻璃珠的灭菌三角烧瓶内充分将鸡蛋摇散。

3）将各成分按比例配好，分装每管约 5 毫升。

4）间歇灭菌第一次 90℃ 1 小时，第二次 80℃ 半小时，第三次 80℃ 半小时（或放 85℃ 烤箱内连续二次）。

（3）用途：作结核分枝杆菌培养用。

15. 亚碲酸钾血琼脂平板

（1）成分：琼脂基础培养基 100ml，10% 葡萄糖 2ml，1% 亚碲酸钾 4.5ml，绵羊血 10ml。

（2）制法

1）将琼脂基础培养基熔化好，加入羊血。

2）马上加热使成咖啡色后，稍冷再加入 10% 葡萄糖 2ml 与 1% 亚碲酸钾 4.5ml 混合后倒入无菌平板，凝固后存冰箱备用。

3）用途：供培养及鉴别白喉杆菌用。

16. 肉渣培养基

（1）成分：牛肉渣，牛肉浸液（牛肉膏）。

（2）制法：将牛肉渣装入试管，高约 3ml，加入牛肉浸液或牛肉膏汤（pH 7.6）约 5ml，比肉渣高一倍，液面上加入已溶解的凡士林，高约 0.5cm（不加也可），121.5℃高压灭菌 20 ~ 30 分钟后保存于冰箱内备用。

（3）用途：用于厌氧菌培养。

注意：如无肉渣也可用牛、羊血等代替，将血块先放入水内煮沸，取出成小块，血块在加热后摇匀成碎颗粒状。